Das Dritte in Kunst und Therapie

wissenschaftliche grundlagen
der kunsttherapie / band 4

Herausgegeben von Peter Sinapius,
Marion Wendlandt-Baumeister und Harald Gruber

Band 4

PETER LANG
Frankfurt am Main · Berlin · Bern · Bruxelles · New York · Oxford · Wien

Peter Sinapius / Annika Niemann (Hrsg.)

Das Dritte in Kunst und Therapie

PETER LANG
Internationaler Verlag der Wissenschaften

Bibliografische Information der Deutschen Nationalbibliothek
Die Deutsche Nationalbibliothek verzeichnet diese Publikation in der Deutschen Nationalbibliografie; detaillierte bibliografische Daten sind im Internet über http://dnb.d-nb.de abrufbar.

Umschlaggestaltung: Mike Müller

Gedruckt mit Unterstützung
der Fachhochschule Ottersberg.

Gedruckt auf alterungsbeständigem,
säurefreiem Papier.

ISSN 1861-9762
ISBN 978-3-631-61542-3

www.peterlang.de

Inhalt

Einleitung

Das Dritte ist mehr als eine beliebige Ordnungszahl. Im Märchen werden dem Dritten magische Kräfte zugeschrieben, als Trias oder Trinität wird die Dreiheit in den verschiedenen Epochen und Kulturkreisen mit religiösen oder mythischen Vorstellungen verbunden, in der Literatur fällt der dritten Figur als Rivale, Zeuge oder Fremder eine tragende Rolle zu. Ein Buch mit dem Titel „Das Dritte" ruft damit unweigerlich Assoziationen an etwas Mysteriöses und Geheimnisvolles wach.

Der dritte Mann in Graham Greenes verfilmter gleichnamiger Erzählung aus dem Jahr 1949 ist ein unfreiwilliger Zeuge für ein Verbrechen, bei dem es um die Vertuschung krimineller Machenschaften geht. Ohne eine dritte Figur wie den Mitwisser gäbe es keinen Grund, die Geschichte zu erzählen. Der Dritte ist eine unersetzliche Figur, wenn die Geschichte von zweien auf die Bühne gebracht wird: „Er ist der Wandschirm, hinter dem ein Drama sich abspielt. Er ist der Lärm am Eingang zu der stimmlosen Stille eines wirklichen Konfliktes…Wie, Herr Dramatiker, und du, Publikum, welches das Leben kennt, wie, wenn er verschollen wäre, dieser beliebte Lebemann oder dieser anmaßende junge Mensch, der in allen Ehen schließt wie ein Nachschlüssel?" (Rilke 1976, 725)

Die Figur des Dritten wurde 1908 durch Georg Simmel in die Soziologie eingeführt (Simmel 1908). Damit wurden die bisher vorherrschenden Konzepte dyadischer Beziehungen, die sich dem Verhältnis von Ich und dem Anderen widmeten, durch ein drittes Element, das einer Handlung oder Interaktion ihre Dynamik verleiht, erweitert. In der Nachfolge wurde dieser Dritte durch andere Autoren spezifiziert als der Parasit, der Trickser oder der Rivale (vgl. Esslinger et al. 2010), und als Figur in die Literaturwissenschaften, Soziologie oder Ethnologie integriert.

Im Zusammengang mit der psychotherapeutischen oder kunsttherapeutischen Theoriebildung verweist der Begriff „*das* Dritte" zunächst auf das Medium im Rahmen einer dialogischen Interaktion. Das kann die Sprache oder ein künstlerisches Medium sein. In der Kunsttherapie scheint das Dritte so auf den ersten Blick eindeutig identifizierbar zu sein als das Werk, auf das sich TherapeutIn und PatientIn gemeinsam beziehen. Insofern es aber Schauplatz für Imaginationen, Geschichten und Inszenierungen ist, die sich zwischen TherapeutIn und PatientIn vollziehen, ist es auf den zweiten Blick nicht weniger mehrdeutig und geheimnisvoll als *der* Dritte. Es verweist auf etwas, das selbst nicht dingfest zu machen ist: einen Klang, eine Geste, ein sich einstellendes Bild. Es gehört der intersubjektiven Erfahrungswelt von PatientIn und TherapeutIn an und wird in der performativen Ästhetik als „Widerfahrnis" beschrieben: *Es* widerfährt einem, *es* schlägt ein wie der Blitz, *es* geschieht (Mersch 2002). Das Dritte ist daher nicht nur unter dem Aspekt eines sinnlich erfahrbaren Objekts zu verstehen, sondern auch unter den verschiedenen konzeptionellen Blickwinkeln, unter denen es erscheint oder in unser Bewusstsein tritt.

Der vorliegende Band verfolgt nicht das Ziel, das Dritte theoretisch oder kategorial zu erschließen. Solche Versuche gehören in das Gebiet der Sozialtheorie als in einen Band, der das Dritte aus einer eher praxis- und anwendungsorientierten Perspektive betrachtet. Die folgenden Beiträge kreisen um das Verborgene, das Unvorhersehbare, das Differente und Mehrdeutige, auf das der Begriff des Dritten im Zusammenhang mit künstlerischen und kunsttherapeutischen Prozessen weist und das ihr unverzichtbares Agens ist. Mit dem Ziel, einen differenzierten Blick für dieses Dritte aus den unterschiedlichen theoretischen Perspektiven zu gewinnen, soll hier versucht werden, das Dritte aus psychodynamischer, rezeptionsästhetischer oder kunst- und kulturphilosophischer Sicht in den Blick zu nehmen.

Wir haben uns dabei für eine Gliederung entschieden, die die Beiträge inhaltlich unter verschiedenen Gesichtspunkten ordnet und damit auch bereits kommentiert und aufeinander bezieht: Der Fremde, das Dritte, der Kairosmoment, der Dritte Raum und die Figur des Dritten. Wir haben diesen fünf Abschnitten kurze Einführungen vorangestellt, um eine Orientierung auf das Thema zu erleichtern, epistemologisch übergeordnete Bezüge herzustellen und inhaltliche Zusammenhänge oder unterschiedliche Ansatzpunkte zwischen den verschiedenen Beiträgen und den damit verbundenen Positionen sichtbar zu machen.

Wer am Ende der Lektüre genauer erfahren will, was das Dritte ist, möge sich Mythologien, Märchen oder der Kunst zuwenden. Sie sind der Stoff, aus dem das Dritte ist.

Dank

Wir haben den Autorinnen und Autoren zu danken für ihre Beiträge, dem Herausgebergremium der Buchreihe für seine Unterstützung, Mike Müller für die Gestaltung des Einbandes und Michael Rücker im Verlag Peter Lang für die stets ermutigende und geduldige Begleitung unseres Projekts. Schließlich gilt unser Dank dem Förderverein Fachhochschule Ottersberg e.V., ohne dessen finanzielle Förderung eine solche Publikation nicht möglich gewesen wäre.

Die Herausgeber

im August 2011

Literatur

Eßlinger, Eva; Schlechtriemen, Tobias; Schweitzer, Doris; Zons, Alexander (Hg.) (2010): Die Figur des Dritten – Ein kulturwissenschaftliches Paradigma. Frankfurt am Main: Suhrkamp

Mersch, Dieter (2002): Ereignis und Aura – Untersuchungen zu einer Ästhetik des Performativen. Frankfurt am Main: Suhrkamp

Rilke, Rainer Maria (1976): Die Aufzeichnungen des Malte Laurids Brigge. In: ders., Sämtliche Werke, Werkausgabe, Band II, hg. vom Rilke-Archiv, Frankfurt am Main. S. 725

Simmel, Georg (1908): Soziologie. Untersuchungen über die Formen der Vergesellschaftung. Erstausgabe. Berlin: Duncker & Humblot

Das Fremde

Die Figur des Fremden hat Georg Simmel im „Exkurs über den Fremden" (1908) eingeführt: „Die Einheit von Nähe und Entferntheit, die jegliches Verhältnis zwischen Menschen enthält, ist hier zu einer, am kürzesten so zu formulierenden Konstellation gelangt: die Distanz innerhalb des Verhältnisses bedeutet, dass der Nahe fern ist, das Fremdsein aber, dass der Ferne nah ist" (ebd., 509). Die Figur des Fremden ist ambivalent. Der Fremde kommt aus der Ferne und ist dennoch eine verborgene Seite unserer Identität. Er steht, wie sich Bernhard Waldenfels ausdrückt, für eine Ferne in der nächsten Nähe. Er ist, so Julia Kristeva, widerspenstig gegen Bindungen und Gemeinschaften. „Wir" als ein Drittes in einer Begegnung ist mehr als die Summe von „Ich" und „Du". „Als Symptom, das gerade das 'wir' problematisch, vielleicht sogar unmöglich macht, entsteht der Fremde, wenn in mir das Bewusstsein meiner Differenz auftaucht", schreibt Julia Kristeva in „Fremde sind wir uns selbst" (Kristeva 1990, 11). Wenn wir uns selbst als Fremde erkennen, heißt das, dass wir alle fremd sind, und folglich: „Wenn ich Fremder bin, gibt es keine Fremden" (ebd., 209). Damit verändern sich die Voraussetzungen menschlicher Interaktionen. An die Stelle des monologisch-subjektzentrierten Ich tritt ein Ich, dessen Wirklichkeit durch das dialogische Verhältnis zu einem Anderen bestimmt ist.

In der postkolonialen Theorie wird der Diskurs des „Fremdmachens" (Othering) als eine gewaltvolle, hegemoniale Praxis beschrieben (vgl. Said 2009). Indem die Fremden zu Fremden gemacht werden, wird gleichzeitig ein „Wir" imaginiert: „Sind die 'Fremden' wild, so sind 'wir' zivilisiert. Sind die 'Fremden' emotional, so sind 'wir' rational. (...) Die 'Anderen' sind reizend und irritierend zugleich – in der Fantasie der 'Nicht-Anderen' " (Mecheril 2010, 42)

Wenn in den folgenden Abschnitten vom Dritten, vom Kairosmoment, vom dritten Raum oder der Figur des Dritten gesprochen wird, geht es zugleich um das Unbekannte, das Andere, das mit einem Gewahrsein für den Augenblick verbunden ist. Bei einer Bezugnahme auf ein Anderes in diesem Sinne handelt es sich „um eine mehr oder weniger produktive, kreative Antwort, die sich auf eine Sache bezieht, auf die Wittgensteins Bemerkung zutrifft: 'Ich kenne mich nicht aus.'" (Waldenfels 1994, 76) Wer so antwortet, gibt etwas, „was er nicht hat, sondern im Geben der Antwort erfindet." (ebd., 76)

Der Beitrag von Bernhard Waldenfels führt in die Thematik ein, indem er das Fremde denkt. Das Erkennen der Figur des Fremden eröffnet die Möglichkeit, mit den Augen eines Anderen zu sehen oder mit den Ohren eines Anderen zu hören, anstatt das Eigene zu verteidigen. Der Beitrag von Eva Schürmann knüpft daran an und thematisiert Wahrnehmungsperspektiven und Sichtweisen, aus denen sich Selbst- und Weltverhältnisse speisen und sich neue Sichtweisen auf das Fremde eröffnen. Das Fremde als Ausgangspunkt für eine Betrachtung des Dritten gewinnt damit erkenntnistheoretisch sein Gegenstück: das Anderssehen.

Literatur

Kristeva, Julia (1990): Fremde sind wir uns selbst. Frankfurt am Main: Suhrkamp

Mecheril, Paul u.a. (2010): Migrationspädagogik. Weinheim und Basel: Beltz

Said, Edward W. (2009): Orientalismus. Frankfurt am Main: S. Fischer

Simmel, Georg (1908): Soziologie. Untersuchungen über die Formen der Vergesellschaftung. Erstausgabe. Berlin: Duncker & Humblot

Mersch, Dieter (2002): Ereignis und Aura – Untersuchungen zu einer Ästhetik des Performativen. Frankfurt am Main: Suhrkamp

Waldenfels, Bernhard (1994): Response und Responsivität in der Psychologie. In: Journal für Psychologie, 2 (2). Lengerich: Pabst Science Publishers. 71-80

Bernhard Waldenfels

Das Fremde denken*

Das Fremde ist einerseits etwas Uraltes, andererseits etwas höchst Aktuelles. Was das Uralte angeht, so genügt es, auf zwei Quellen der westlichen Kultur hinzuweisen. In Mose 2,22 heißt es: „Die Fremdlinge sollst du nicht schinden und drücken; denn ihr seid auch Fremdlinge in Ägypten gewesen." Es ist ein Gebot, das auf eine vorherige Erfahrung hinweist, nämlich auf das Exil, von dem das Jüdische bis in die Gegenwart gezeichnet ist. Bei den Griechen trägt Zeus den Beinamen *xenios* – der Gott, der das Gastrecht schützt. Wie eng Fremdheit, Gastfreundschaft und Feindschaft beieinander wohnen, zeigt sich in der schillernden Bedeutung der lateinischen Wörter *hostis* und *hospes*. Hat die Aktualität der Fremdheitsproblematik überhaupt etwas mit diesen alten Traditionen zu tun? Vielleicht könnte das Denken des Fremden – speziell aus Sicht der Philosophie – darauf eine Antwort geben, gerade weil sich dieses Denken weder auf sicher vorhandene Traditionen stützt noch in Tagesfragen aufgeht.[1]

Philosophisch belangvoll ist etwas erst dann, wenn es die Grundvoraussetzungen der Welt-, Lebens- und Gesellschaftsordnung antastet. Es mag verwunderlich klingen, aber das Fremde war über Jahrhunderte kein genuin philosophisches Problem, und vielfach ist es noch heute so. Wenn es auftaucht, dann wie ein Irrwisch, der rasch wieder verschwindet, sobald das Licht der Vernunft darauf fällt. Um sich davon zu überzeugen, genügt ein Blick in das „Historische Wörterbuch der Philosophie": In Band 2 (1972) erhält „Fremd, Fremdheit" gerade vier Zeilen von einem Logiker; die weiteren Artikel zu „Fremderfahrung", „Fremdich", „Fremdpsychisch" und „Fremdwelt" umfassen zusammen nicht mehr als eine Seite. Erst in Band 12 (2004) wird das Versäumte unter dem Ersatztitel „Xenologie, Wissenschaft vom Fremden" nachgeholt (vom Verfasser des vorliegenden Beitrags).

Unterscheiden möchte ich zunächst zwischen einer *radikalen* und einer *relativen* Form der Fremdheit. Relativ nenne ich eine Fremdheit, die von dem Zustand unseres begrenzten Wissens und Könnens abhängt. Ein Beispiel wäre die Fremdsprache, die ja prinzipiell erlernbar ist. Hierher gehört auch die normale Fremdheit des Passanten auf der Straße, die unter zivilisierten Umständen durch

* Erschienen in: Zeithistorische Forschungen 4 (2007/3), S. 361-368, Göttingen: Vandenhoek & Ruprecht 2008 bzw. in: ZeitRäume, Potsdamer Almanach des Zentrums für Zeithistorische Forschung 2007, hg. von M. Sabrow, Potsdam: Wallstein 2008.

[1] Ich verweise auf meine langjährigen Fremdheitsstudien, speziell auf Topographie des Fremden (1997) und Grundmotive einer Phänomenologie des Fremden (2006).

Sitte oder Recht eingedämmt ist. Radikal nenne ich dagegen eine Fremdheit, die zur Sache selbst gehört und an die Wurzeln der Dinge rührt.

Für die Aneignung des Fremden bieten sich zwei Instanzen an, das je *Eigene* und das allen *Gemeinsame*. Das Eigene tendiert dahin, Fremdes als bloßes Derivat des Eigenen zu behandeln. Das Gemeinsame, das sich als Allgemeines über das Besondere erhebt, beansprucht dagegen, den Spalt zwischen Eigenem und Fremdem zu überbrücken durch Teilhabe an einem Ganzen oder durch die Unterwerfung unter universale Gesetze. Bevorzugter Kandidat für das umfassende Allgemeine ist in unserer Tradition das, was die Griechen *Kosmos* nannten – ein geordnetes Weltall, dem jeder von uns und wir alle zusammen angehören. In der Moderne, die von einer kontingenten Vielfalt der Ordnung ausgeht, übernehmen *Recht* und *Gesetz* die allgemeine Ordnungsfunktion. Naturrecht oder Moralprinzip sind wiederum aller Fremdheit enthoben; denn als Vernunftwesen ist jeder dem anderen gleichgestellt. Fremde, die nicht dazugehören, sind Feinde, das heißt unassimilierbare oder unbekehrbare Fremde; sie stören die Ordnung des Ganzen nicht, weil sie ihr nur Unordnung entgegenzusetzen haben.

Den Ausschluss des Fremden erklärt man gern mit der Unvollkommenheit der Menschen. Doch damit verkennt man eine entscheidende Schwäche, die diesen und ähnlichen Ordnungskonzeptionen anhaftet. Das allen Gemeinsame hat keine Stimme, es sei denn, jemand leiht ihm seine Stimme, indem er oder sie für das Ganze spricht. Kein Wir sagt „wir", sondern *ich* oder sonst jemand sagt „wir", und zwar *zu dir* oder *zu euch*. Kein noch so inklusives „Wir" kann diese Differenz zwischen eigener und fremder Position aufheben. Eine rein „inklusive Gemeinschaft" wäre ein Phantom. Das performative „Wir" des Aussagevorgangs deckt sich nicht mit dem konstativen „Wir" des Aussagehalts. Mit der Verwischung dieses Unterschieds öffnen sich Falltüren für eine ideologische Verbrämung der Kontingenz. „We the People of the United States [...] do proclaim this CONSTITUTION for the United States of America": Es klingt so, als wäre das Wir des Volkes der Kollektivautor der Proklamation und nicht ihr Resultat. Man verteidigt im Eigenen das Allgemeine, im Allgemeinen das Eigene. Diese halb naive, halb raffinierte Mischung aus Ethno- und Logozentrismus nenne ich Eurozentrismus.[2] Man umarmt das Fremde, bis ihm der Atem ausgeht. Natürlich gibt es immer wieder Gegenstimmen und Gegenkräfte; die Verkennung des Fremden gelingt niemals lückenlos.

Eine radikale Form des Fremden – im Unterschied zur relativen Form – finden wir in der Philosophie erst nach Hegel, andeutungsweise bei Feuerbach, Kierkegaard und Nietzsche und vollends dann im 20. Jahrhundert. Neben Georg Simmel, dessen „Exkurs über den Fremden" (1908) entscheidende Stichworte gelie-

[2] Es handelt sich um kein europäisches Monopol; für Hochkulturen wie die chinesische ließen sich Rechnungen aufmachen, die anders, aber sicher nicht ganz anders ausfallen würden.

fert hat, ist Edmund Husserl zu nennen, der erstmals systematisch die Frage nach einer originären Form der Fremderfahrung aufgeworfen hat. Bei Emmanuel Levinas wird daraus eine Ethik des Anderen, die von fremden Ansprüchen ausgeht. Auch die ältere Frankfurter Schule war für diese Fragen aufgeschlossen; nicht nur Walter Benjamin, auch Theodor W. Adorno bemühte sich, die Fremdheit nicht in einer vorübergehenden Entfremdung aufgehen zu lassen. Die Tatsache, dass jüdische Autoren in besonderem Maße zur Entstehung einer Fremdheitsphilosophie beigetragen haben, kann nicht bedeuten, dass das Fremde ein rein jüdisches Problem darstellt; ein bloßer Zufall ist dies aber gewiss nicht. Eine Randexistenz macht auf besondere Weise hellsichtig und hellhörig.

Eine veritable Philosophie des Fremden bahnt sich an, sobald die zwei Grundpfeiler der Moderne, nämlich die Autonomie des Subjekts und eine monologische Vernunft, Risse bekommen. Mit der Dezentrierung des Subjekts und der Pluralisierung der Rationalität entsteht Raum für Fremdes. Dies beruht auf einer Reihe von Voraussetzungen und Annahmen:

- Fremdes begegnet uns zunächst in Form einer Fremderfahrung, die dem Erkennen, Verstehen und auch dem Anerkennen des Fremden vorausgeht. Dabei handelt es sich um affektiv getönte Widerfahrnisse wie das Erstaunen und Erschrecken, um Störungen, die den gewohnten Gang der Dinge unterbrechen, um Anomalien, die von der Normalität abweichen. Fremdes affiziert uns, bevor wir zustimmend oder ablehnend darauf zugehen. Es gleicht einem Einfall, der unvermutet, auch ungelegen kommt. Wenn Platon die Philosophie mit dem Staunen beginnen lässt, so besagt dies, dass unser Denken anderswo, in der Fremde beginnt. Auf andere kulturelle Aktivitäten trifft Ähnliches zu.
- Das Fremde stellt keinen vorübergehenden Zustand des Mangels dar. Fremderfahrung zeichnet sich dadurch aus, dass eben das, worauf wir uns beziehen, sich unserem Zugriff entzieht. Es besagt, dass etwas leibhaftig abwesend ist, so wie ein ferner oder toter Freund. Es bezeichnet eine Ferne in der nächsten Nähe wie das Unheimliche bei Freud oder die Aura im Sinne Benjamins.
- Die radikale Form der Fremdheit lässt sich nur auf paradoxe Weise fassen als gelebte Unmöglichkeit, die unsere eigenen Möglichkeiten übersteigt. Symmetrieforderungen wären verfrüht; das Verhältnis zwischen fremdem Anspruch und eigener Antwort ist strikt asymmetrisch, da es jedem Vergleich vorauseilt. Ich sehe dich nie, wie du mich siehst, und nie dort, von wo aus du mich siehst; denn vom fremden Blick bin ich getroffen, bevor ich sehe, wer mich sieht. Für die fremde Stimme gilt das Nämliche.
- Fremdheit verteilt sich auf verschiedene Dimensionen. Zu unterscheiden ist zwischen der Fremdheit meiner selbst, der Fremdheit des Anderen und der Fremdheit einer anderen Ordnung. Fremdes beginnt am eigenen Leib, im ei-

genen Haus, im eigenen Land. Stets ist Eigenes mit Fremdem durchsetzt. Die Muttersprache lernen wir hörend als eine Sprache der Anderen, die der eigenen Rede zuvorkommt. Den Namen, den wir tragen, haben wir als Rufnamen von Anderen erhalten; Ähnliches gilt für unsere Gewohnheiten, Sitten und Traditionen. Daran zerschellen alle Reinheitsideale. Die Fremdheit meiner selbst, die mich außer meiner selbst sein lässt, bezeichne ich als *ekstatische* Fremdheit. Sie verschränkt sich mit der Fremdheit des Anderen, die mich begleitet wie ein Schatten. Der Andere ist eine Art Doppelgänger – hier stoßen wir auf eine *duplikative* Form der Fremdheit.

- Die Fremdheit durchdringt schließlich alle Ordnungen, die unser Zusammenleben ermöglichen. Gemessen daran erscheint das Fremde als außerordentlich im buchstäblichen Sinne. Keine Ordnung ruht völlig in sich; sowohl ihre Stiftung wie ihre Aufrechterhaltung findet nicht selbst auf dem Boden der Ordnung statt, außer in Form eines Re-entry, mit der die Ordnung auf sich selbst zurückläuft. Diese Rekursivität ermöglicht die kalendarische Datierung und die geografische Lokalisierung singulärer Geburts- oder kollektiver Stiftungsereignisse. Wir feiern geschichtlich Gewordenes, das wir nicht in der Hand haben. Jede Feier hat etwas von einer Fremdheitsfeier. Diese dritte Dimension des Fremden (neben der ekstatischen und der duplikativen Form) bezeichne ich als *extraordinäre* Fremdheit.

- Fremdes lässt sich nur indirekt erfassen, als Abweichung vom Normalen und als ein Überschuss, der die normalen Erwartungen und Forderungen überschreitet. Beispiele dafür sind Phänomene wie Gabe, Geschenk, Vergebung. Auch Exzesse von Hass und Gewalt sowie Schmerz und Traumatisierung gehören dazu. Sie begegnen uns auf der Schwelle zwischen Ordentlichem und Außer-Ordentlichem. Ohne die Wirkung transkultureller Überschüsse endet jede Kultur in einem Kulturalismus, der die alten Aporien des Historismus wiederaufleben lässt. Man steht entweder innerhalb einer Kultur oder außerhalb ihrer; es fehlt die innere Distanz, die Helmuth Plessner als „exzentrische Positionalität" bezeichnet hat. Die Missachtung des Außerordentlichen führt dazu, dass kulturelle Ordnungen als bloße Normalordnungen funktionieren.

- Fremdheit lässt sich nur im Plural denken. Es gibt so viele Fremdheiten, wie es Ordnungen gibt. Die Fremdheit durchdringt alle Lebensbereiche, indem sie spezifische Fremdheitsfiguren schafft. Dazu gehört nicht nur der Ausländer oder der Einwanderer, sondern auch der Patient, dessen Leiden mehr ist als ein allgemeiner Krankheitsfall, oder das Opfer, dessen Verletzung mehr ist als ein formaler Rechtsfall oder ein moralisches Exempel. Jeder Sonderbereich hat eine Schwellenzone, die sich nur um den Preis einer Medikalisierung, Juridisierung, Moralisierung oder Ökonomisierung des Lebens ins Innere der jeweiligen Ordnung verlagern lässt. Der *homo oeconomicus* und seine Nachfahren sind praktikable Konstrukte. Was not tut, ist nicht eine endgültige Aufhebung der Entfremdung in einem Reich des Geistes oder der Freiheit, sondern eine permanente Verfremdung, die Impulse der Fremderfahrung freisetzt.[3]

Neben der Philosophie des Fremden ist der ethnowissenschaftliche Zugang dabei von besonderer Bedeutung. Ethnowissenschaften verdanken ihre Eigenart keinem spezifischen Gegenstandsbereich; es sind Paradisziplinen, die aus der Verfremdung normaler Gegenstände hervorgehen. Das Ethnische gleicht dem Salz, das geschmacksverstärkend hinzukommt. Als Leitdisziplin fungiert die Ethnologie – allerdings nur dann, wenn sie sich nicht mit der Suche nach transkulturellen Universalien begnügt, sondern sich als „Wissenschaft vom kulturell Fremden" versteht (vgl. Kohl 1993). Musterfälle xenologischer Bemühungen liefert uns die Übersetzung. Sobald es um mehr als um bloße pragmatische Verständigung geht, ist von einer guten Übersetzung zu verlangen, dass sie „durchscheinend" ist und das Original nicht durch eigene Worte verdeckt (vgl. dazu Walter Benjamin 1921). Ethnowissenschaftliche Forschung erzeugt Übergangsformen wie die beteiligte Beobachtung, die sich in der ethnografischen Feldarbeit zwischen Eigenem und Fremdem hin und her bewegt.[4]

Dieser Ansatz hat längst auf traditionelle Disziplinen übergegriffen, so etwa in Form einer soziologischen Ethnomethodologie und einer medizinischen Ethnopsychiatrie. Doch ihr direktes Pendant findet die Ethnografie in der Historiografie. Während jene in die räumliche Weite vordringt, erforscht diese die zeitliche Ferne. Die Ferne prägt nicht nur die Vergangenheit, sondern auch die Gegenwart; denn das performative Hier und Jetzt des historischen Berichts fällt niemals zusammen mit Ort und Zeit der berichteten Ereignisse. Es kommt zu einer originären Zeitverschiebung; denn jede Antwort auf das, was uns widerfährt, kommt mit unaufhebbarer Verspätung. Das Vergessen beginnt jetzt und hier, die Fremdheit sucht uns heim inmitten der Gegenwart. Eben deshalb brauchen wir Zeugen und Zeugnisse, die es uns erlauben, mit fremden Augen zu sehen, mit fremden Ohren zu hören – und eine Historiografie, die die Fremdheit nicht beiseitedrängen oder überwinden will, sondern sie als Erkenntnispotenzial nutzt. Dies sind nur einige Beispiele dafür, wie Fremdheit sich im Logos der Forschung einnistet, während wir auf fremde Anregungen und Appelle antworten.

Doch ist Fremdheit nicht nur ein Thema der Forschung; ebenso zentral ist sie in der und für die Politik. Unter Fremdenpolitik verstehe ich eine Politik, die sich

---

[3] Ich verweise auf meine Überlegungen zur Wissenschafts- und Gesellschaftskritik nach Husserl und Marx in: Topographie des Fremden, a.a.O., Kap. 8; sie gehen zurück auf ein Wiener Symposium von 1990.

[4] Zu den entsprechenden methodischen Problemen vgl. Bernhard Waldenfels 1999, Kap. 6: „Paradoxien ethnographischer Fremddarstellung".

nicht bloß mit der Aufnahme und Eingliederung von Ausländern, Immigranten und Asylanten oder mit der Gewalt gegen Fremde befasst; vielmehr trägt sie der Fremdheit in allen Bereichen der Öffentlichkeit Rechnung. Dies betrifft den Umgang mit Regeln und die Offenheit für das Ungeregelte. Auch politisch betrachtet beginnt die Fremdheit im eigenen Hause. Die Stiftung des politischen Gemeinwesens, die wir – wie Hannah Arendt uns ins Gedächtnis zurückgerufen hat – den Athenern verdanken, hat in der Gestalt des Sokrates ihr frühes Opfer gefunden. Der fremdartige Mitbürger verwandelt sich unversehens in einen inneren Feind.

Im Hinblick auf die Fremdheitspolitik beschränke ich mich auf das Spannungsfeld der Interkulturalität und auf den Umschlag von Fremdheit in Feindschaft. Was die Interkulturalität betrifft, so ist es nicht damit getan, dass es mehrere Kulturen gibt. Wer so urteilt, nimmt bereits eine Vogelperspektive ein. Wird Inter-Kulturalität beim Wort genommen, so besagt dies, dass wir in einem Zwischenfeld leben und agieren. Das Feld zwischen den Kulturen erschließt sich auf asymmetrische Weise, weil jeder kulturelle Austausch hier und jetzt beginnt. Die Eigenkultur lässt sich ebensowenig überspringen wie der eigene Leib, die eigene Herkunft oder die eigene Sprache. Ungeachtet dessen kommt es zu wechselnden Überschneidungen. Kulturen, die ihre Eigenheit in der Abhebung gegen Fremdes herausbilden, zeigen verschiedene Fremdheitsgrade – je nach Nachbarschaft, geschichtlicher Herkunft und Intensität des wechselseitigen Austauschs. Das beginnt mit der intrakulturellen Fremdheit, die sich in Idiomen, Ideolekten und auch in der Verwendung von „Wörtern aus der Fremde" niederschlägt (vgl. Adorno 1959). Es setzt sich fort in der interkulturellen Fremdheit, die sich keineswegs konzentrisch ausbreitet, wie alte Kulturschemata es nahelegen, sondern divergierende Ähnlichkeitsreihen durchläuft. So ist uns Deutschen das Holländische weniger fremd als das Russische, ganz zu schweigen vom Chinesischen. Schließlich konkretisiert sich die Fremdheit in besonderen Fremdheitsstilen. Man denke an den Gegensatz zwischen der offensiven, auch imperialen Offenheit der europäischen Moderne und der jahrhundertelangen Selbstabkapselung der japanischen Kultur.

Die zerklüftete Landschaft eines kulturellen Zwischenfeldes widersetzt sich den Tendenzen eines Globalismus, der den Unterschied zwischen Eigenem und Fremdem bis zur Gleichgültigkeit herunterspielt. Dabei ist zu unterscheiden zwischen Prozessen partieller Globalisierung, in denen bestimmte Funktionen, Techniken oder Stile sich weltweit ausbreiten, ohne dass dies partikulare und hybride Rezeptionsweisen ausschließt, und einer Tendenz zur totalen Globalisierung, in der die Frage nach dem Was, Wer und Wozu sich mehr und mehr von der Frage nach dem Wo ablöst. Das Hier, ohne das es nichts Eigenes gibt, nähert sich damit einem Irgendwo. Es droht eine kulturelle Entropie. Auf den Globalismus antwortet ein Lokalismus, der sich auf das Hier fixiert und sich an das

Eigene klammert, bis hin zum ideologisch aufgeladenen Blut-und-Boden-Denken. Paradoxerweise versteift man sich umso entschiedener auf das Eigene, je weniger man zu verlieren hat. Die aggressive Verteidigung des Eigenen entspringt zumeist einer Verunsicherung oder einer Verwundung.

Damit nähern wir uns der Grauzone, wo Fremdheit in Feindschaft umschlägt. Der Feind (*hostis*) ist zu unterscheiden vom Gegner (*adversarius*). Während die Gegnerschaft auf einem sachlichen Konflikt beruht, zielt die Feindschaft auf den Anderen selbst (vgl. Waldenfels 2005). Das beginnt mit der Erzeugung von Feindbildern. Der Anblick des Anderen weicht dem, was wir selbst an ihm sehen, die Anrede dem, was wir selbst über ihn sagen. Der Feind entpuppt sich als ein blick- und wortloses Wesen ohne Antlitz. Das Außerordentliche, das die Grenzen der Ordnung überschreitet, sinkt herab zum Unordentlichen. So kommt es zu den bekannten binären Schemata: Vernunft gegen Gewalt, Vernünftige gegen Barbaren, Christen und Muslime gegen Heiden, Zivilisierte gegen Wilde, Gläubige gegen Ungläubige, Besitzbürger gegen Habenichtse, Gesetzestreue gegen Gesetzeslose und so fort. Dieser soziale Manichäismus dauert bis heute an – im heiligen Krieg gegen den glaubenslosen Westen, umgekehrt im Kreuzzug gegen den Terrorismus oder im Kampf gegen sogenannte Schurkenstaaten.

Das Trugbild einer Ontologie der Feindschaft, die den Anderen auf etwas festlegt, was er sei, wird zerstört durch eine Genealogie der Fremdheit, die deren Wurzeln aufdeckt. Wir können unterscheiden zwischen einer *ethnozentrischen* Form der Feindschaft, wie sie bis heute in traditionalen Gesellschaften zu finden ist, einer *kosmozentrischen* Feindschaft, die wie bei Platon „Feinde von Natur" zulässt (*Politeia* 470c), und einer *legalen* Form der Feindschaft, die dazu neigt, Feinde der Demokratie oder des Gesetzes mit Feinden der Menschheit gleichzusetzen. Die Totalisierung der Freund-Feind-Welt lässt dem Anderen keinen Schlupfwinkel. Im Laufe dieser Auseinandersetzung tritt der *heißen* Form der Gewalt, die sich in direkter, leibhaftiger Gewalt äußert, eine *kalte* Form der Gewalt gegenüber, die über hoch entwickelte technische Apparaturen verfügt. Die allgemeine Technologisierung hat zur Folge, dass beide Formen der Gewalt sich einander annähern; der Selbstmordattentäter verwandelt sich selbst in ein Instrument der Gewalt. Doch diese Entwicklung sollte nicht hinwegtäuschen über den affektiven Überschuss an Hass, der im Hintergrund der Gewalt lauert wie ein schwarzer Eros.

Der Feind ist der *Fremde vom anderen Ufer*, der Rivale im wörtlichen Sinne. Dazu ein Wortwechsel aus Pascals „Pensées": „Weshalb tötet Ihr mich? – Weshalb? Wohnt Ihr nicht jenseits des Wassers? Mein Freund, würdet Ihr diesseits wohnen, so wäre ich ein Mörder, und es wäre ungerecht, Euch auf diese Weise zu töten; doch da Ihr am anderen Ufer wohnt, bin ich ein tapferer Mann, und es ist gerecht." (Pascal 1964, 151, § 293, meine Übersetzung). Den Gegenpart des Feindes bildet der *Gast*. Er taucht auf als der *Fremde auf der Schwelle*. Es ist derjenige, der nach den Worten Simmels „heute kommt und morgen bleibt“; er gehört dazu, aber nicht völlig. Die Neuentdeckung von Themen wie Gabe und Gastlichkeit, die bis auf Marcel Mauss zurückgeht (vgl. Därmann 2005; Godelier 1999; Moebius/Papilloud 2006; Liebsch 2005), liefert kein bloßes kulturelles Ornament, sondern ein ethisches Korrektiv. Letzten Endes ist Feindschaft zu begreifen als verdrängte Fremdheit und verweigerte Gastfreundschaft.

Literatur

Adorno, Theodor W. (1959): Wörter aus der Fremde. In: ders. (1974), Noten zur Literatur. Frankfurt am Main: Suhrkamp. S. 216–232

Benjamin, Walter (1921): Die Aufgabe des Übersetzers. In: ders., Gesammelte Schriften, Bd. IV.1, hg. von Rolf Tiedemann und Hermann Schweppenhäuser (1972), Frankfurt am Main: Suhrkamp. S. 9–21

Därmann, Iris (2005): Fremde Monde der Vernunft. Die ethnologische Provokation der Philosophie. München: Fink

Godelier, Maurice (1999): Das Rätsel der Gabe. Geld, Geschenke, heilige Objekte. München: C.H. Beck

Kohl, Karl-Heinz (1993): Ethnologie – die Wissenschaft vom kulturell Fremden. München: C.H. Beck

Liebsch, Burkhard (2005): Gastlichkeit und Freiheit. Polemische Konturen europäischer Kultur. Weilerswist: Velbrück Wissenschaft

Moebius, Stephan; Papilloud, Christian (Hg.) (2006): Gift – Marcel Mauss' Kulturtheorie der Gabe. Wiesbaden

Pascal, Blaise (1964): Pensées. Texte de l'édition Brunschvicg. Paris

Waldenfels, Bernhard (1997): Topographie des Fremden. Frankfurt am Main: Suhrkamp

Waldenfels, Bernhard (1999): Vielstimmigkeit der Rede. Frankfurt am Main: Suhrkamp

Waldenfels, Bernhard (2005): Fremdheit, Gastfreundschaft und Feindschaft. In: links 5. S. 31–40. Gekürzt online unter URL:
http://www.information-philosophie.de/?a=1&t=219&n=2&y=1&c=1

Waldenfels, Bernhard (2006): Grundmotive einer Phänomenologie des Fremden. Frankfurt am Main: Suhrkamp

Eva Schürmann

Ars Videndi – die Kunst des Anderssehens

Überlegungen zum Zusammenhang von Kunst und Therapie

Zusammenfassung

Der Beitrag untersucht den Zusammenhang von Kunst und Therapie im Licht eines philosophischen Konzepts des Begriffs Darstellung. Unter Darstellung werden subsumtiv Fähigkeiten verstanden, sich zu sich selbst und seinem Leben zu verhalten, indem man sich ein Bild macht oder eine erzählerische Form gibt. In Darstellungen kommen Vorstellungen und Wahrnehmungen zum Ausdruck, im Leben wie in der Kunst. Dadurch werden sie potenziell greifbar für therapeutisches Arbeiten; unproduktive Wahrnehmungsmuster, eingeschliffene (Selbst-) Deutungen oder einseitige Perspektiven können unter Umständen neuen Sichtweisen Platz machen.

1. Vorstellen, Wahrnehmen, Darstellen

Der Kulturphilosoph Ernst Cassirer schreibt in seinem *Versuch über den Menschen*, man lebe „nicht in einer Welt harter Tatsachen [...], sondern vielmehr inmitten imaginärer Emotionen, in Hoffnungen und Ängsten, in Täuschungen und Enttäuschungen." (Cassirer 2007, 50) Dies erklärt er daraus, dass jeder Organismus „über eine eigene Welt [verfügt], weil er über eine eigene Wahrnehmung verfügt." (ebd., 47) Nicht die Dinge selbst verstörten oder beunruhigten uns, sondern unsere „Meinungen und Vorstellungen von den Dingen." (so Cassirers Rekurs auf Epiktet, ebd., 50) Wir lebten in einem symbolischen Universum, das heißt in einer Welt, die nur vermittelt durch Darstellungssysteme und Interpretationen existiert.

Emotionales und Imaginäres, Wahrnehmung und Vorstellung, Darstellung und Interpretation – aus diesen Faktoren ist das Koordinatensystem gebildet, das die Möglichkeiten und Grenzen unserer Selbst- und Weltverhältnisse absteckt. Auf der Zeitachse kommen noch Erinnerungen und Erwartungen hinzu. Jeder dieser Faktoren verdiente in seinem Einfluss auf die jeweils anderen eine eigene Untersuchung, und man kann sich ihrem Zusammenhang aus ganz unterschiedlichen Klärungsinteressen heraus zuwenden. Desgleichen könnte man an viele verschiedene Autoren[5] anschließen, die sich dem Thema mit unterschiedlichen Schwerpunktsetzungen gewidmet haben.

[5] Im Zusammenhang von Kunst und Therapie wäre auch an den Psychologen und Kunsthistoriker Rudolf Arnheim anzuschließen, der das, was Cassirer als Wahrnehmung und Symbolvermittlung beschreibt, als Denken und geistige Erfahrung auffasst, wenn er schreibt, bei ge-

Mir dient Cassirers Einsicht in die konstitutive Rolle des Wahrnehmens und Vorstellens im Folgenden vor allem als Ausgangspunkt von Überlegungen zum Verhältnis von Kunst und Therapie sowie zur existenziellen Bedeutung von Darstellungstätigkeiten sowohl im Ästhetischen wie auch im Therapeutischen.

Nimmt man den Gedanken, dass es – teilweise emotional eingefärbte oder imaginär überformte – Wahrnehmungen sind, durch die wir uns die Welt individuell erschließen, nämlich ernst, so ist das, was uns krank macht, ebenso wie das, was uns unbeeinträchtigt lässt, eine Folge von krankmachenden bzw. heilsamen oder doch wenigstens nicht-krankmachenden Wahrnehmungen. Wahrnehmend erschließen wir uns die Welt als das, was sie dann auch wirklich für uns ist. Emotionen, Imaginationen und Interpretationen hängen mit dieser Form von perzeptiver Welterschließung aufs Engste zusammen. Jede Form von Therapie, so ließe sich folgern, müsste demnach darum bemüht sein, die Wahrnehmungsperspektiven und mentalen Deutungsmuster aufzuspüren, die unsere Verhältnisse zu uns selbst und zu anderen präfigurieren, um sie bearbeitbar zu machen und Möglichkeiten des Anderssehens zu eröffnen.

Ich habe an anderem Ort ausführlich erörtert[6], warum wir trotz dieser Wahrnehmungsbedingtheit, die man wegen ihrer partiellen Überformung durch das Vorstellungs- und Einbildungsvermögen mit Helmuth Plessner[7] auch Bildbedingtheit (vgl. 1982, 158) nennen könnte, keineswegs in privaten Wahrnehmungswelten leben, sondern uns intersubjektiv und praktisch sehr gut darüber verständigen können, was wir als wirklich ansprechen und was als halluziniert oder erträumt. Im Folgenden werde ich diese Problematik daher außen vor lassen, um mich lieber der Frage zuzuwenden, was Kunst und Therapie dazu beitragen (können), Wahrnehmungen produktiv zu bearbeiten, mit alten, konventionellen Wahrnehmungsmustern zu brechen und das Wahrnehmbare anders als gewöhnlich zu perspektivieren.

Voraussetzung hierfür ist es freilich, dass die Wahrnehmungen nicht intrinsisch bleiben, sondern, in welcher Form auch immer, entäußert, artikuliert und darge-

---

nauer Betrachtung zählten „körperlicher Sieg oder Niederlage nur im Hinblick darauf, was er im Denken der Menschen, die betroffen sind, bewirkt." „Das, was er aufnimmt und von dem er betroffen wird, sind geistige Erfahrungen." (Arnheim 2001, 261)

[6] Siehe mein Buch: Sehen als Praxis. Ethisch-ästhetische Studien zum Verhältnis von Sicht und Einsicht. (Schürmann 2008)

[7] Plessner wäre einer derjenigen Autoren, an die man ebenso wie an Cassirer anschließen könnte, um die Wahrnehmungsbedingtheit von Selbst- und Weltverhältnissen zu erörtern. Es ist bezeichnend, dass Plessner den Begriff Bildbedingtheit im Zusammenhang mit seinen Überlegungen zum Schauspieler entwickelt, der für ihn eine Art Paradigma des Menschen ist, weil er als professioneller Darsteller in hervorstechender Weise eine allgemeine menschliche Dimension verdeutlicht, nämlich die Fähigkeit, sich darstellend und damit distanzierend, perspektivierend und reflektierend zu sich und seinem Leben verhalten zu können.

stellt werden. Dies ist der Einsatzpunkt von Kunst wie von Therapie. Denn Kunstwerke sind Darstellungsleistungen, die sowohl sprachlich als auch bildlich verfasst sein können, die sich dabei jedoch nicht darin erschöpfen, etwas abzubilden, sondern die vielmehr spezifische Wahrnehmungen artikulieren, das heißt Sichtweisen auf etwas so oder anders Wahrnehmbares. Dies tun literarische Darstellungen ebenso wie Werke der bildenden Kunst. Beide zeigen nicht nur etwas; vielmehr kommt eine charakteristische Weise dieses Etwas zu zeigen und zu sehen ihrerseits zur Darstellung und damit zu mitgeteilter Wahrnehmbarkeit.

Die Tätigkeit des Darstellens ist indessen nicht beschränkt auf die Sphäre des Ästhetischen; vielmehr verwickelt uns das, was es heißt, eine Person zu sein, die ein Leben zu führen hat, in tagtägliche Prozesse des (Selbst-)Darstellens, Auslegens, Sich-ein-Bild-Machens und Erzählens. Das ist es, was ich im Folgenden als „Existenzsinn des Darstellens“ bezeichnen und näherhin beleuchten möchte. Die existenzielle Bedeutung des Darstellens ist es nämlich auch, die bedingt, dass therapeutisches Arbeiten so häufig – sei es in Form von Gesprächstherapien oder in bildnerisch- oder Theater-basierten Kreativtherapien – auf darstellerischen Prozessen aufbauen kann. Ob der Gewinn der Darstellungstätigkeit im Einzelnen in der Bewusstwerdung, der Ausdrucksleistung oder der Distanznahme besteht, kann und muss nicht allgemein bestimmt werden; in jedem Fall ist es die Darstellungstätigkeit, durch die Deutungsmuster und Wahrnehmungen thematisch werden können, die sonst unthematisch mitlaufen und unbearbeitet wirksam sind.

Um durch Darstellungen an die ihnen zugrunde liegenden Wahrnehmungs- und Deutungsmuster heranzukommen, ist es sowohl im Künstlerischen als auch im Therapeutischen wichtig, nicht nur das dargestellte Was, sondern auch das charakteristische Wie der Darstellung zu beachten. Das Wie des Zeigens und Sehens ist grundlegend für den Stil einer Darstellung, ihre Perspektiven und ihre Rahmenvoraussetzungen. Ich kann hier nicht auf all diese Momente eingehen[8], nur so viel sei angedeutet, dass Stile nicht nur kunsthistorische Epochenmerkmale bezeichnen, sondern als Wahrnehmungs- und Denkstile[9] durchgehende Formungsprinzipien unserer Grundhaltungen zu uns selbst und zur Welt bilden. Daher sind sie auch nicht auf bloße Geschmacksfragen zu reduzieren, sondern vielmehr Ausdruck ursprünglicher Einstellungen. Als solche sind sie dispositionell wirksam in Darstellungen wie auch in Wahrnehmungen. Deshalb ist bspw. das Bild einer Gitarre im Falle von Matisse etwas anderes als im Falle von Braque, und dies nicht nur, weil die eine Darstellung unter Fauvismus und die andere unter Kubismus zu rubrizieren ist, sondern weil beide sich durch die ganze

---

[8] Zum Zusammenhang von Stil und Rahmen vgl. meine Überlegungen in: Das Wie der Rahmung. Über die parergonale Verfassung künstlerischen Darstellens (Schürmann 2011).

[9] Dieser Begriff ist durch die Ausführungen des Mediziners und Wissenschaftstheoretikers Ludwik Fleck geprägt (Fleck 1980).

Art und Weise eine Gitarre zu zeigen und zu sehen unterscheiden. Sie unterscheiden sich wesentlich durch die Perspektive, die auf sie eingenommen wird und durch die entschieden wird, was wie wahrgenommen und dargestellt werden soll. Perspektiven[10] bezeichne ich daher im Folgenden als interpretative Formate, durch die ein Dargestelltes spezifisch konfiguriert wird. Es entspricht der Freiheit der gedeuteten Wahrnehmungswelt, dass die Dinge so oder so betrachtet werden können, und mittels einer perspektivierenden Darstellung immer wieder neu erfunden werden.

Im therapeutischen Kontext nun kann das Finden von neuen Perspektiven oder Sichtweisen ein heilsames Potenzial entfalten. Die Leistung einer künstlerischen wie auch einer lebensweltlichen Darstellung besteht, wie ich zeigen möchte, darin, eine Perspektive auf das Dargestellte so thematisch werden zu lassen, dass es möglich wird, an die Grundvorstellungen heranzukommen, die in Selbst- und Weltverhältnissen am Werke sind. Denn mit dem, was in Darstellungen entäußert und vergegenwärtigt wird, kann man sich auseinandersetzen. Hier setzt therapeutisches Arbeiten an.

Die Wahrnehmungsperspektiven und Sichtweisen, die in Darstellungen vergegenwärtigt werden, sind freilich fundamental darauf angewiesen, versprachlicht und reflektiert zu werden, um intersubjektiv mitteilbar, aber auch innersubjektiv bearbeitbar zu sein.

Die in Darstellungen artikulierten Wahrnehmungen sind indessen gerade wegen ihres Vorstellungsgehalts nicht allein Resultate des Sehens und Erfahrens, sondern darüber hinaus auch Akte der Interpretation, Revision und Nacherzählung. Es sind Interpretationen und Selbstdeutungen, eben Vorstellungen im weitesten Sinn, welche aus unseren Welt-Wahrnehmungen folgen wie auch ihnen vorangehen, die in Darstellungen sprachlich oder bildlich artikuliert werden. Bei diesen Prozessen handelt es sich zunächst gar nicht in erster Linie um künstlerische Tätigkeiten, sondern vielmehr um Existenziale des Menschseins.

Halten wir als erste Etappe der Überlegungen also die Zentralität der Begriffe Wahrnehmung, Darstellung und Perspektive fest, deren Zusammenhang mit Tätigkeiten der Interpretation und Narration im Folgenden noch weiter beleuchtet werden soll. Die Rede ist von Darstellungen, in denen Wahrnehmungsperspektiven und Deutungen zum Ausdruck kommen, welche für das Verständnis des Dargestellten eine konstitutive Wahl bedeuten. Auf den Doppelsinn, der darin liegt, dass es sich bei einer Darstellung einerseits um eine formierende, artikulierende, konfigurierende Tätigkeit handelt, wie auch um deren Ergebnis, durch die das Dargestellte eine sinnlich vernehmbare Gestalt erhält, wird noch einzugehen sein.

---

[10] Neuere interessante Forschungsbeiträge zu diesem Thema versammelt der Band von Gertrud Koch (Hg.) (2005): Perspektive. Die Spaltung der Standpunkte.

2. Narrativität und Selbstverständigung

In den Literaturwissenschaften wird das, was ich hier umfassend als Darstellung anspreche, unter dem Stichwort Narrativität diskutiert. Der Begriff Darstellung ist allgemeiner, Darstellungen können erzählen, müssen es aber nicht, ebenso wie sie sprachlich sein können, es aber nicht müssen; in jedem Fall aber werden in ihnen Deutungsperspektiven der Wahrnehmungswelt vergegenwärtigt, das heißt zeitlich und anschaulich präsent. Zuweilen wird unterschieden zwischen Erzählung im Sinne von Diegese und Darstellung im Sinne von Mimesis[11]. Da indessen das, was Mimesis ist, missverstanden wäre, würde man darunter eine quasi aperspektivische Spiegelung (was immer das sein sollte) verstehen, die Mimesis vielmehr selbst Poiesis ist (so Cassirer 1923, 129), scheint mir eine solche Unterscheidung entbehrlich und es zunächst ausreichend, Narrative als sprach-basierte Formen des Darstellens aufzufassen.

Für die Frage nach dem Zusammenhang von Kunst und Therapie ist die Tätigkeit der Versprachlichung zur Selbstklärung und intersubjektiven Mitteilung freilich zentral, weshalb ich nun kurz auf einige Aspekte der literaturwissenschaftlichen Diskussionen über narrative Darstellungen und ihre Perspektiven eingehen möchte.

Allgemein bestimmen Literaturwissenschaftler Narration als „eine Art von mündlicher oder schriftlicher Rede, in der jemand jemandem etwas Besonderes mitteilt", „einen ihr zeitlich vorausliegenden Vorgang vergegenwärtigt" (Martinez/Scheffel 2003, 9) und ein Ereignis oder eine Begebenheit aus einem bestimmten Blickwinkel heraus darstellt. Narrative Darstellungen beruhen stets auf „Akten der Auswahl, Benennung und Bewertung" (Schmid 2005, 125) einzelner Vorkommnisse und Erlebnisse, welche das Dargestellte auf spezifische Weise konstituieren, beleuchten, organisieren und motivieren. Der Literaturtheoretiker Franz Stanzel bestimmt den Begriff Perspektive als „Steuerung der Wahrnehmung der dargestellten Wirklichkeit" (Stanzel 2008, 149), die die Wahl eines bestimmten Weltausschnitts erklärbar mache.

Hilfreich ist die Unterscheidung zwischen Fokalisation und Perspektive. Fokalisation bezeichnet die Hinblicknahme verschiedener Wirklichkeitssegmente von ein und demselben Standpunkt aus, während Perspektiven verschiedene Standpunkte sind, von denen aus ein identischer Wahrnehmungsbereich in den Blick genommen wird. Die Literaturwissenschaftlerin Claudia Benthien gibt einen guten Überblick über die Begriffe und betont den „Aspekt der Auswahl eines Realitätsausschnitts" (Benthien 2005, 90) als zentral für beide darstellerischen Verfahrensweisen.

[11] Vgl. den Artikel „Darstellung" von Dieter Schlenstedt (2000)

Philosophen haben wiederholt auf den existenziellen Sinn des Narrativen hingewiesen. Dieser ist es zweifellos auch, welcher für die Frage nach dem Therapeutischen relevant ist. Narrativität wird als eine menschliche Existenzbedingung angesehen, ohne die wir nicht wären, was wir sind. „Der Mensch ist in seinen Handlungen und in seiner Praxis ebenso wie in seinen Fiktionen im Wesentlichen ein Geschichten erzählendes Tier", schreibt etwa Alasdair MacIntyre (1987, 288). „Live has to be lived as a story", so Charles Taylor, „self-interpretations are partly constitutive of our experience." (Taylor 1985, 37)[12] Die ganze Art, wie wir unser Leben führen, sei erzählerisch, schreibt Arthur Danto (1985) in seiner Untersuchung über den Konnex zwischen Narration und Wissen, und Richard Rorty (2003) glaubt, originelle Interpretationen seien die beste Art, die Welt zu verändern. Selbst Jürgen Habermas betont im dichten Schulterschluss mit Kierkegaard die Rekonstruktion der eigenen Lebensgeschichte als Konstitution von Identität im Sinne eins Selbstverhältnisses (Habermas 1988).

Hannah Arendt zufolge sind wir „jeweils in eine uns spannende Geschichte verstrickt (…), deren Ausgang wir nicht kennen" (1994, 184). Es ist das Leben selbst, das ein unauflösliches Verhältnis zum Interpretieren, Erzählen und Darstellen unterhält. Das existenzielle Verstricktsein in Geschichten verstellt allerdings zuweilen den für die Erzählung notwendigen Überblick. Doch gerade weil die Erzählungen jeweils nur mögliche Versionen darstellen, die stets nur einzelne Aspekte konturieren, eröffnen sich mit ihnen prinzipiell immer auch Möglichkeiten des Anderssehens, um immer wieder neu anfangen zu können. Auf dem Neu-Anfangen-Können liegt Arendts zentrale Emphase, es ist die entscheidende Dimension, um nicht zu verhärten oder ein Ressentiment-Mensch zu werden.

Paul Ricœur zufolge ist eine der wichtigsten Funktionen von Erzählungen ihr Vermögen zur Kontingenzbewältigung (Ricœur 1988/1989/1991), die zwar nicht handelnd-praktisch, aber doch hermeneutisch wirksam werde. Heterogene Ereignisse werden mittels fingierender Kräfte zu einer homogenen Geschichte konfiguriert. Erlebte Lebenszeit wird zur erzählten Lebensgeschichte.[13]

Zentral ist in all diesen Überlegungen das Motiv der Selbstverständigung durch sprachliche Darstellung. Wie bspw. ein unglückliches Ereignis von jemandem als zufälliges, unverschuldetes Pech wahrgenommen und dargestellt werden kann, aber auch als persönliches Versagen oder Schuld, was jeweils auch in biografie- und genderspezifischer Weise geschieht, so kann ein gelingendes Geschehen als Erfolg oder als Zufall perspektiviert werden. Man erzählt, weil man

---

[12] Taylor beschreibt Selbstinterpretationen als innerpsychologische Rahmung, die ein Bedingungsverhältnis von Einsicht und Erfahrung bildet, indem Erfahrungen im Lichte bestimmter Einsichten und umgekehrt Einsichten durch bereits gemachte Erfahrungen geprägt werden.
[13] Zum Nutzen und Nachteil dieses Prozesses vgl. Thomä 1998.

erklären oder verstehen will, rechtfertigen muss, Schmerzhaftes verarbeitet, Handlungsalternativen abwägt, retrospektiv auslegt, um prospektiv Entscheidungen treffen oder Erlittenes annehmen zu können. Nur das ganz Unbearbeitete ist unerzählbar.

Erst ex post auf einer Ebene der Sinn erzeugenden, Gründe findenden, Schlüsse ziehenden Verarbeitung sind folglich Erzählungen Versuche der Bewältigung von Lebenserfahrungen. Als solche können sie nie ganz wahr, noch rein illusionär sein. Erzählungen kontextualisieren, ordnen und perspektivieren, indem sie Zusammenhänge herstellen und Kontinuitäten stiften. Einmal konstituiert gehen sie dem Erleben voran oder folgen ihm nach, ohne dass jeweils klar zu sondieren wäre, ob die Narrative die Wahrnehmungen präfigurieren oder jene diese.

Das Verhältnis von Darstellung und Dargestelltem, bzw. von Sichtweise und dem, was in diesen Sichtweisen gezeigt und gesehen wird, ist nicht sinnvoll als Verhältnis von Sein und Schein, Tatsachen und Meinungen zu qualifizieren. Wäre das so, gäbe es gar keine Freiheitsspielräume des Anderssehens. Tatsachen existieren nicht im kontextlosen Raum, ohne Menschen und Diskurse, durch die Sichtweisen auf sie und Haltungen zu ihnen präformiert werden. Umgekehrt sind die Sichten notwendig Sichten von etwas, das selbst keine Frage von Standpunkten ist, sondern das man voraussetzen muss, um überhaupt von Sicht, Interpretation oder Darstellung sprechen zu können. Die Darstellungen bearbeiten ein Material, das sie durch ihre Perspektivierung zwar konfigurieren, aber das es in irgendeiner Form geben muss, um überhaupt konfiguriert werden zu können. Sie können sich vom Material leiten lassen oder ihm Gewalt antun. Bestimmte Materialien ermöglichen oder verlangen bestimmte Darstellungsformen, wie umgekehrt auch diese jene bedingen und konstituieren.

Wie fragil der Sinn auch immer sein mag, der dabei herauskommt, wie unentscheidbar die Frage nach der Wahrheit einer Erzählung, es eröffnen sich doch schmale Freiheitsspielräume des (Um-)Deutens und Anderssehens. Selbst als Platzhalter für andere Geschichten oder für Leerstellen könnte die eine Erzählung mehr als die andere den Sinn haben, etwas neu oder anders erscheinen zu lassen, und einen neuen Anfang zu ermöglichen. Mindestens unter dem pragmatischen Gesichtspunkt des psychologisch Zuträglichen oder – auf kollektiver Ebene – auch des politisch Wünschenswerten kann es sein, dass Sinn etwas ist, das wir herstellen müssen, indem wir nicht nur handeln, sondern auch darstellen.

Zwar kann man fragen, warum und wann wir den Erzählungen glauben sollten, wann Geschichten Lebenslügen sind, oder wann bloße Rationalisierungen, die dem Schlechten gute Gründe unterschieben. Aber die Alternative bestünde darin, Sinn generell preiszugeben und jeden tätigen und jeden hermeneutischen Anspruch auf eine gewisse Plastizität der eigenen Lebensgeschichte aufzugeben.

3. Interpikturalität und Montage als darstellerische Perspektivierungsverfahren

Schauen wir uns nun exemplarisch eine narrative Darstellungsform an, wie sie die zeitgenössische Videokünstlerin Candice Breitz mittels einer aufwendigen Montage-Technik entwickelt hat. In der Videoinstallation „Mother + Father" von 2005 werden durch Extrapolation und Gegenüberstellung filmische Erzählungen entkontextualisiert und in ein neues Format transformiert. Im Schnitt isolierte und schwarz hinterlegte Filmfragmente werden miteinander durch Wiederholung und Konfrontation in eine neue Konstellation gebracht. Auf zweimal sechs Plasmabildschirmen erscheinen jeweils sechs berühmte Schauspielerinnen und Schauspieler in Mütter- bzw. Väter-Rollen aus Kinospielfilmen in zentralen Einstellungen mit Kernaussagen ihrer Charaktere. Glanzvolle Darsteller wie Harvey Keitel, Dustin Hoffman und Donald Sutherland auf Seiten der Väter bzw. Susan Sarandon, Diane Keaton und Julia Roberts auf Seiten der Mütter zeichnen ein perspektivisch vielfach gebrochenes und im oben erörterten Sinn multi-fokales Bild des Elternseins. Die Darstellung ist multi-perspektivisch durch die verschiedenen Figuren, mittels derer das eine Thema Elternschaft thematisiert wird, und sie ist multi-fokal, indem verschiedene Phasen und Aspekte des Elternseins in den Blick genommen werden.

Die Frauenfiguren artikulieren bspw. Probleme mit ihren Mutterrollen oder mit ihren eigenen Müttern, die Väterfiguren formulieren Schwierigkeiten des Kontrollverlustes oder der Akzeptanz des Älterwerdens ihrer Töchter. Einige der Satzfragmente mögen eine Vorstellung der Art von Problemen geben, mit denen es die Charaktere zu tun haben: „what about me?", „where is Mommy?", „sometimes a Mom can go away" oder „you worry about her meeting the wrong kind of guy".

Sorgende Tätigkeit der Alltagsorganisation oder Ernährung: „eat something, all right?", „you didn't touch your lunch" kommen dabei ebenso zum Ausdruck wie moralische Probleme: „don't blame me", „shame on you" oder „I cannot blame my Mom for my life"; Erziehung zu manierlichem Verhalten: „I am not going to say it again" ebenso wie Beziehungsprobleme: „I love you", „I don't love you anymore" oder „you are missing the point".

Sätze wie „I wish my Mom was here" oder „I never wanted to be a Mom" fokussieren einen bestimmten Aspekt, der dann durch mehrfache Wiederholung, aber auch durch sein interpikturales Zusammenspiel mit den von anderen Darstellern gesprochenen Sätzen, ihrer Mimik und Gestik facettenreich gebrochen oder konterkariert wird.

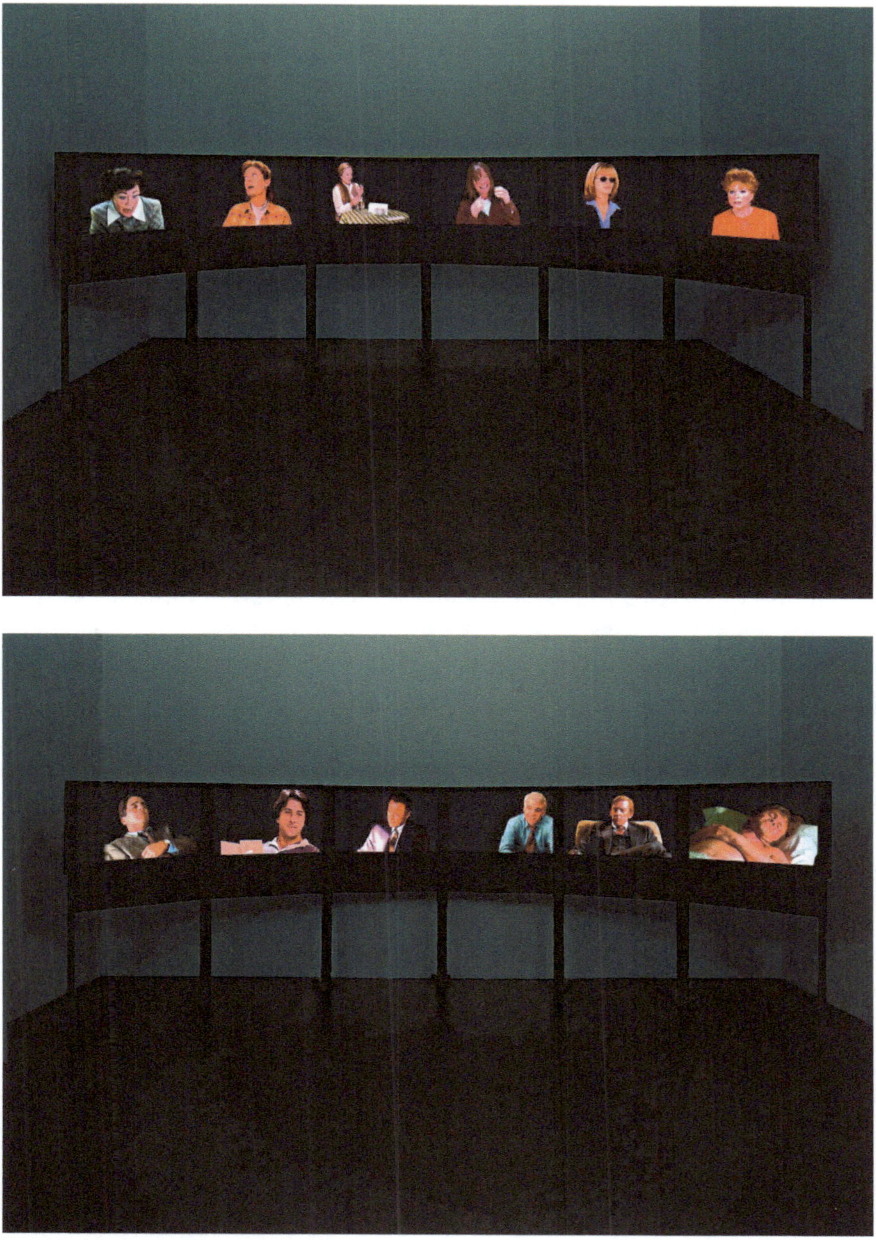

Abbildung: *Candice Breitz Mother + Father, 2005, Two Six-Channel Installations*

Das Verfahren ist darstellungstheoretisch hochinteressant, weil es zugleich narrativ ist als auch Narrativität unterminiert. Denn es kommt keine zusammenhängende Geschichte dabei heraus, verdeutlicht aber umso nachdrücklicher die narrativen Versatzstücke, aus denen unsere Selbst- und Fremdbilder sowie unsere Rollenverständnisse sich zusammensetzen.

Das Kunstwerk erscheint auf diese Weise als therapieähnliche, wenngleich freilich therapeutisch nicht wirksame Selbstbefragung. Ein bilanzierbares Resümee kommt dabei sowenig zustande wie eine einheitliche Perspektive. Die Erzählperspektiven der Hollywoodproduktionen werden komplett ausgehebelt und durch Ausschnitte, Ent- und Um-Kontextualisierung neu konstelliert. Die Bilder, Gesten und Sätze kommentieren sich wechselseitig, im zeitbasierten Medium der Videoinstallation lässt sich ihr interpikturales Zusammenspiel vorzüglich realisieren. Durch den isolierten schwarzen Hintergrund, der das Kinogeschehen ent-rahmt und eben dadurch als Installationskunstwerk neu einfasst, erscheinen die Charaktere als eine Art emotional hypertrophe, multiple Persönlichkeit.

Dabei werden freilich in erheblichem Maße Stereotype reproduziert. So sortieren in den wenigen szenischen Momenten die Mommies geschäftig einige Kleidungsstücke, während die Daddies auf Ledersofas sitzend Alkohol trinken. Bei beiden gibt es massive Aggressionen und Autoaggressionen, die sich bei den Müttern jedoch bis zu einer Art „nervous breakdown“ steigern.

Nun könnte es ja sein, dass es gerade die klischeehaften Imagos sind, die die krankmachenden Wahrnehmungsmuster bereitstellen. Sowohl aus darstellungstheoretischer Sicht als auch für die Frage nach dem Zusammenhang von Kunst und Therapie scheint mir die Arbeit von Candice Breitz daher besonders aufschlussreich. Denn sie stellt heraus, auf welche Weise die Anforderungen und Bewältigung von Lebensaufgaben gespeist sind aus Narrativen und Rollenimagos. „Scripted life“ (Breitz 2009, 7) nennt die Künstlerin ein von einem Drehbuch vorgeschriebenes Leben und thematisiert damit genau jene normativen Identitätskonstruktionen, die sich zu therapiebedürftigen Problemen auswachsen können.

Das wesentlichste darstellerische Mittel, mit dem dies erzeugt wird, ist die Fokalisation der Einzelbilder und -aussagen mittels Schnitt und Montage. Filmtheoretiker wie Wsewolod Pudowkin, Siegfried Krakauer und Béla Balázs haben früh schon auf die Bedeutung der Montage als filmkünstlerisches Darstellungsmittel aufmerksam gemacht. Im Film genüge, so Balázs, „auch die bedeutungsvollste Einstellung nicht, um dem Bild seine ganze Bedeutung zu geben. Diese wird letzten Endes von der Position des Bildes zwischen den anderen Bildern entschieden.“ (Balázs 2001, 42) Es sind Maßnahmen des Schnitts, welche die Auswahl bestimmen und einen Spannungsbogen dort stiften, wo sonst ein spannungsloses Nacheinander entstünde. Sie verdichten, lassen gezielt aus und stellen neue Konstellationen her. Das Weglassen ist dabei mindestens so entscheidend wie das Auswählen. Hieran zeigt sich auch, in welchem Maße eine Darstellung von ihrem Material bestimmt wird. Das durch Schnitt verdichtete und durch Montage zusammengestellte Material bildet die Darstellung ebenso sehr wie es selbst durch sie konstituiert wird. Durch solche Perspektivierungen ist dasselbe dann nicht mehr dasselbe.

„Schnittgrammatik" nennt Breitz (2008) selbst diese Schnittgestaltung der Postproduktionsphase und tatsächlich ist es ein dem Satzbau vergleichbares, systematisches Ordnungsgefüge, das eine neue Konfiguration entstehen lässt.

Daneben lebt ihr quasi therapeutisches Setting von Soliloquien und Dialogen wesentlich von den Wiederholungen (Breitz 1996, 20; Richards 2010), die in einem teilweise metrischen Stakkato (Altstatt 2005) das Geschehen rhythmisieren. Die mechanische und identische Wiederholung durch akustische und visuelle Aufzeichnungsmedien unterscheidet sich freilich in allem, worauf es ankommt, von dem repetitiven Durchspielen, Wiedererleben und Transformieren eines therapeutischen Prozesses.

Wenn es im therapeutischen Kontext wertvoll ist, etwas wiedererlebbar zu machen, das kein Identisches ist, und es dadurch anzueignen oder damit fertig zu werden, kreisen die Charaktere im Kunstwerk eher um ewig gleiche Probleme.

Im Medium der Videoinstallation lässt sich die Zeitdimension abbilden, die den Unterschied ausmacht zwischen dem Darstellen als Tätigkeit und der Darstellung als Ergebnis einer darstellerischen Tätigkeit. Dadurch wird etwas klar, das im Leben als einem ständig sich vollziehenden „work in progress" eine wichtige Rolle spielt: Das, was ich den Existenzsinn von Darstellungen nannte, vollzieht sich im Leben notwendig prozessförmig und widersprüchlich; heute stellt sich etwas anders dar als gestern, die Wiederholungen haben kein Identisches wiedergeholt, sondern eine Verschiebung vorgenommen, man betrachtet die Dinge buchstäblich aus einer anderen Perspektive und kann wieder neu anfangen.

Sowohl durch das inhaltlich Dargestellte als auch als darstellerische Verfahrensweise ist die Arbeit von Candice Breitz für die hier erörterte Fragestellung aufschlussreich, denn sie vergegenwärtigt, wie wir uns darstellen oder sich uns etwas darstellt durch Erscheinungsbilder und Wahrnehmungsmuster, durch Narrative und Imaginationen, durch Selbst- und Fremdbilder. Sie zeigt, darauf wollte ich hinaus, den Existenzsinn von Darstellungstätigkeiten; Darstellungen vergegenwärtigen Vorstellungen, die unsere Selbst- und Weltverhältnisse bilden und tragen.

4. Leben und Darstellen

Was heißt das nun abschließend für unsere Überlegungen zum Zusammenhang von Kunst und Therapie? Ich hatte vorgeschlagen, therapeutisches Arbeiten als die Suche nach produktiven oder heilsamen Wahrnehmungsperspektiven zu verstehen bzw. als Bearbeitung von ressentimenthaften und krankmachenden Sichtweisen. Dabei könnte der missverständliche Eindruck entstanden sein, ich behauptete, man könne zwischen Sichtweisen, Seinsverständnissen und Selbstinterpretationen wählen wie man zwischen Rotwein und Weißwein wählen kann oder einem Urlaub im Süden oder im Norden.[14] Eine solche Sicht verkennte freilich die existenzielle Involviertheit der einnehmbaren Standpunkte in unser eigenes Leben und uns selbst. Wenn es jedoch richtig ist, dass unsere Selbst- und Weltverhältnisse von Darstellungen und Vorstellungen abhängen, die uns zwar nicht nach Art von Objekten gegeben sind, aber die sich gleichwohl Akten der Perspektivierung und Deutungen verdanken, dann sind sie auch Setzungen, die – mindestens nach einigen Anstrengungen der Selbstklärung und der Trauerarbeit – bearbeitet und verändert werden können.

Statt vom Raum der Gründe müssten wir wohl vielfach eher vom Raum der Deutungen sprechen, denn Deutungen fundieren jene Einstellungen und Grundhaltungen, die das Handeln erst eigentlich begründen.

Meine Darstellung (denn auch bei philosophischen Aufsätzen handelt es sich selbstverständlich um quasi-narrative, jedenfalls konfigurierende und perspektivierende Darstellungen) wollte vor allem auf die existenzielle Bedeutsamkeit darstellerischer Tätigkeiten hinaus. In dem Maße, in welchem uns die Lebensführung in darstellerische Tätigkeiten des Erzählens und Konfigurierens involviert, können künstlerische Darstellungen eine existenzielle Bedeutung erlangen und therapeutisch heilsam sein. Der Zusammenhang von Kunst und Therapie basiert daher, wie ich meine, auf einem Zusammenhang von Darstellen und Leben. Nur wenn und weil Darstellen diese Existenzdimension ist und hat, entfaltet Kunst Perspektiven aufs Leben und kann Therapie auf Darstellungstätigkeiten aufbauen.

Deswegen setzen die vielstimmigen Lebenskunstkonzepte (vgl. Thomä 1996), die in diesen Zusammenhang gehören, auch nicht auf der Seite der Kunst, sondern auf der des Lebens an, wenn sie das Verhältnis eines Selbst zu seinem Leben mit dem eines Künstlers zu seinem Werk analogisieren: „Als Schöpfer unserer Selbst, ja als Künstler sogar, wenn man will, arbeiten wir ununterbrochen daran, aus dem Stoff, den uns die Vergangenheit und Gegenwart, Vererbung und

[14] Dies hat man im Übrigen auch wiederholt gegen jene Konzepte vorgebracht, die den Aspekt der Wahl so stark machen wie Jean-Paul Sartre und Sören Kierkegaard, wenngleich auch hier ein Wählen-Müssen immer wieder mitbetont wurde.

Umstände liefern, eine einzigartige, neue, originelle, unvorhersehbare Form zu kneten, wie diejenige, die der Bildhauer dem Ton verleiht", schreibt zum Beispiel der französische Philosoph Henri Bergson (1948, 113).

In der aktiven, selbstreflektierten Einstellung lebe, so der Arzt und Philosoph Karl Jaspers, der Mensch mit dem Bewusstsein seiner „Ganzheit als eines zu gestaltenden Wesens." (Jaspers 1985, 96) Auf dem Wege der Bejahung und Verneinung, des Genießens und der Askese, der Förderung und Hemmung entfalte sich der Mensch in prozessualer Selbstgestaltung. Diese habe „zur materiellen Voraussetzung die äußere Situation", das heißt den Beruf, den Wohnort, den Familienstand, das Alter und Geschlecht, entwickle sich sodann jedoch durch Lebensentscheidungen und Wahl. „Die Selbstgestaltung ist ... der harte Prozess, in dem der Mensch zu dem wird, was er ist." (ebd., 96f.)

Versteht man unter dem Stichwort Lebenskunst also eine darstellerische Arbeit an sich selbst und an seinem Leben, hat die Kunst zu leben viel damit zu tun, sich narrativ zu sich und anderen in ein Verhältnis zu setzen, aber auch unsprachlich, nämlich bildhaft, an der Entwicklung eines Selbst- und Weltbildes zu arbeiten. Jemand zu sein, der etwas darstellt oder sich ein Bild macht, hat den mehr als metaphorischen Sinn, Deutungsräume zu öffnen und offenzuhalten, die es erlauben, immer wieder neu anzufangen.

Künstlerisches und therapeutisches Arbeiten basiert nicht nur gleichermaßen auf Darstellungs- und Artikulationsleistungen, mehr noch geht es bei beiden auch um produktive Verschiebungen habitualisierter und eingeschliffener Perspektiven, kurz um die Kunst des Anderssehens. In neuen Sichtweisen und produktiven Perspektiven liegt sogar ein Qualitätskriterium zur Beurteilung künstlerischer Arbeiten, nur, dass das, was hier neu heißt, innerhalb eines diskursiven Rahmens neu sein muss, während es therapeutisch eine individuell greifende Einsicht sein kann, die einen Neuanfang ermöglicht. Je nachdem, wie stark mich das Dargestellte betrifft, bzw. je nach Grad oder Ausmaß der Involviertheit werden mir auch nur begrenzte Möglichkeiten des Anderssehens offenstehen.

Ein entscheidender Unterschied darf deshalb nicht übersehen werden: Sind es im letzteren Falle persönliche Sichtweisen, die verschoben werden, muss im Fall von Kunst irgendetwas daran verallgemeinerbar sein. Die klassische Definition des Kunstwerkes als eines Besonderen, durch das sich ein Allgemeines verkörpert, taucht hier wieder auf. Für ein Individuum sind seine private Geschichte und persönlichsten Erfahrungen singuläre Bezugspunkte der ihn etwas angehenden Erzählungen und Perspektiven. Im Künstlerischen dagegen zählt der diskursive und historische Rahmen, der absteckt, welche Perspektiven bereits eingenommen wurden und einzunehmen sind.[15]

Ästhetisch ist daher anderes interessant als therapeutisch. Deshalb kann man etwa einen Film, einen Roman oder eine Inszenierung als ästhetisch qualitätvoll wertschätzen, obwohl sie einem persönlich nicht gefallen, nur, weil man anerkennen muss, dass eine Arbeit künstlerisch gut gemacht ist. Umgekehrt kann einem persönlich etwas bedeuten, das künstlerisch vielleicht trivial ist, obwohl der Unterschied, darauf weist Rudolf Arnheim hin, nicht notwendig in der Qualität der Darstellung liegen muss.[16]

Ein Teil der therapeutischen Wirksamkeit liegt vermutlich schon im reinen Dass der Artikulation und dem damit verbundenen Distanzgewinn. Etwas zu formulieren, zu entäußern, dabei etwas zu tun und eine Handlungsdimension zurückzuerobern, wo man zuvor eine Erlebensposition innehatte, von der aus man etwas als Widerfahrnis erfuhr, dies kann bereits therapeutisch wirksam sein.

Ein gewisser Anspruch auf Verifikation oder Wahrscheinlichkeit der dabei zustande kommenden Erzählungen ist vermutlich weder im künstlerischen noch im therapeutischen ganz zurückzuweisen, ist aber im ersteren Fall unproblematischer. Dass Erzählen stets auch auf Erfinden und Fabulieren basiert, insofern Tatsächliches in Verbindung mit dem Denkbaren oder Wünschenswerten konfiguriert, könnte im therapeutischen Prozedere leicht als Selbstverfehlung gewertet werden. Dennoch liegt auch hierin die Form einer unter Umständen produktiven Aneignung oder Übernahme einer faktischen Situation; produktiv am Maßstab dessen, womit man weiterleben kann oder die Kraft zum Neuanfangen findet. Darstellungen bilden nun einmal keine ursprünglich wahre Wirklichkeit ab, sondern sind Optiken auf etwas, das jemandem erscheint, der es wahrnimmt und eine Haltung dazu einzunehmen hat. Therapeutisch wirken sie dann, wenn sie ein Verständnis eröffnen, mittels dessen einseitige oder verkürzende Perspektiven, unter denen wir leiden, verabschiedet werden können.

---

[15] In manchen Konzeptionen hat man zuweilen auch der Philosophie therapeutische Wirkung zuerkannt. So geht es in der Philosophie Michel Foucault zufolge darum, ein anderer zu werden als man ist. Und Ludwig Wittgenstein versteht sie als ein Therapeutikum gegen falschen oder gedankenlosen Sprachgebrauch.

[16] Die zu therapeutischen Zwecken erstellte kreative Arbeit solle formalästhetisch genauso qualitätsorientiert ausgeführt sein wie ein Kunstwerk, schreibt Arnheim, weil Leistungen, die mit ganzem Einsatz erzielt werden, therapeutisch wirksamer seien als halbherzige (Arnheim 2001).

Literatur

Altstatt, Rosanne (2005): Leporello zur Ausstellung: Mother. Hrsg. vom Edith-Ruß-Haus für Medienkunst. Frankfurt am Main: Revolver - Archiv für aktuelle Kunst

Arendt, Hannah (1994): Vita activa. München: Pieper

Arnheim, Rudolf (2001): Kunst als Therapie. In: Petzold, Hilarion G. u.a. (Hg.): Die neuen Kreativitätstheorien. Handbuch Band 1. Bielefeld: Locarno. S. 257–265

Balázs, Bélà (2001): Der Geist des Films. Frankfurt am Main: Suhrkamp

Benthien, Claudia (2005): Camouflage des Erzählens, Manipulation des Blicks. In: Koch, G. (Hg.): Perspektive. A.a.O. S. 87–105

Bergson, Henri (1948): Das Mögliche und das Wirkliche. In: Denken und schöpferisches Werden. Aufsätze und Vorträge. Meisenheim am Glan: Westkulturverlag

Breitz, Candice (1996): Candice Breitz interviewt von Brenda Atkinson. In: camera austria. Nr.56, 1996, S. 20

Breitz, Candice (2008): Inner + outer space. Ausstellungskatalog Temporäre Kunsthalle Berlin. Köln

Breitz, Candice (2009): Same same. In: the power plant. Ausstellungskatalog Toronto

Cassirer, Ernst (1923): Philosophie der symbolischen Formen. Hamburg: Meiner

Cassirer, Ernst (2007): Versuch über den Menschen. Einführung in eine Philosophie der Kultur. Hamburg: Meiner

Danto, Arthur (1985): Narration and Knowledge. New York: Columbia Univ. Press

Fleck, Ludwik (1980): Entstehung und Entwicklung einer wissenschaftlichen Tatsache. Frankfurt am Main: Suhrkamp

Habermas, Jürgen (1988): Nachmetaphysisches Denken. Frankfurt am Main: Suhrkamp

Jaspers, Karl (1985): Psychologie der Weltanschauungen. München: Pieper

Koch, Gertrud (Hg.) (2005): Perspektive. Die Spaltung der Standpunkte. München: Fink

MacIntyre, Alasdair (1987): Der Verlust der Tugend. Frankfurt am Main: Campus

Martinez, Matias; Scheffel, Michael (2003): Einführung in die Erzähltheorie. München: Beck

Plessner, Helmuth (1982): Zur Anthropologie des Schauspielers. In: ders.: Mit anderen Augen. Aspekte einer philosophischen Anthropologie. Stuttgart: Reclam. S. 146–163

Richards, Colin (2010): Candice Breitz Rezitation. In: THE SCRIPTED LIFE. Werkverzeichnis Videoinstallationen 1999-2010. Kunsthaus Bregenz. Köln. S. 59–70

Ricœur, Paul (1988, 1989, 1991): Zeit und Erzählung. 3 Bde. München: Fink

Rorty, Richard (2003): Der Roman als Mittel zur Erlösung aus der Selbstbezogenheit. In: Menke, C. u. a. (Hg.): Dimensionen ästhetischer Erfahrung. Frankfurt am Main: Suhrkamp

Schlenstedt, Dieter (2000): Darstellung. In: Barck, Karlheinz (Hg.): Ästhetische Grundbegriffe. Bd. 1. Stuttgart: Metzler. S. 831–875

Schmid, Wolf (2005): Elemente der Narratologie. Berlin: de Gryyter

Schürmann, Eva (2008): Sehen als Praxis. Ethisch-ästhetische Studien zum Verhältnis von Sicht und Einsicht. Frankfurt am Main: Suhrkamp

Schürmann, Eva (erscheint voraus. 2011): Das Wie der Rahmung. Über die parergonale Verfassung künstlerischen Darstellens. In: Bertram, Georg u.a. (Hg.): Sinnlichkeit und Reflexivität. Berlin: Diaphanes

Stanzel, Franz K. (2008): Theorie des Erzählens. Göttingen: Vandenhoeck und Ruprecht

Taylor, Charles (1985): What is agency? In: Human agency and language. Cambridge (MA): Cambridge Univ. Press. S. 15–44

Thomä, Dieter (Hg.) (1996): Lebenskunst und Lebenslust. Ein Lesebuch des guten Lebens. München: Beck

Thomä, Dieter (1998): Erzähle Dich selbst. Lebensgeschichte als philosophisches Problem. München: Beck

Abbildung

Mother + Father, 2005, Two Six-Channel Installations. Duration of Mother - 13 minutes, 15 seconds, Duration of Father - 11 minutes. Installation Views: Castello di Rivoli, Turin. Photograph: Paolo Pellion. Ed. 5 + A.P.

Mit freundlicher Genehmigung des Studio Breitz

Das Dritte

In der Kunsttherapie wird die therapeutische Beziehungsdynamik durch das Modell der kunsttherapeutischen Triade beschrieben, die die Beziehung zwischen Patient und Therapeut um ein Drittes, das künstlerische Werk, erweitert. Die trianguläre Beziehung ist ein wesentliches Merkmal des Beziehungs- und Interaktionsgeschehens innerhalb der Kunsttherapie, das sie – zumindest äußerlich – von anderen psychotherapeutischen Verfahren unterscheidet. Im Gegensatz zu einem triadischen Beziehungskontext in der Kunsttherapie steht in der Psychoanalyse in der Regel die Übertragungs- und Gegenübertragungssituation in einer dyadischen Beziehung im Vordergrund, in der es um ein „Drittes" als imaginäres Konstrukt geht, auf das sich TherapeutIn und PatientIn beziehen (Dannecker 2010, 127).

In der kunsttherapeutischen Theoriebildung taucht der Begriff „das Dritte" erstmals 1990 in dem von Peter Petersen herausgegebenen Sammelband „Ansätze kunsttherapeutischer Forschung" auf (Petersen 1990). In diesem Band befindet sich ein Aufsatz von Paolo Knill, seinerzeit Ordinarius für Kunst- und Gestaltungstherapien an der Lesley University in den USA, mit dem Titel: „Das unvermittelbare Heilmittel oder das Dritte in der Kunsttherapie". Aus dem theoretischen Blickwinkel auf ein Drittes zwischen PatientIn und TherapeutIn verschiebt sich erkenntnistheoretisch der Fokus auf Phänomene, die der Unmittelbarkeit der therapeutischen Begegnung angehören. Aus den Momenten des ästhetischen Gewahrseins entbirgt sich das „Dritte", das Knill das Unvermittelbare der therapeutischen Begegnung nennt: „Alle jene Ereignisse im Dazwischen der beratenden oder therapeutischen Beziehung, welche nicht vorhersehbar, nicht einsetzbar oder machbar, nicht reproduzierbar sind und deshalb auch unvermittelbar bleiben, haben die Charakteristik von etwas überraschend Eintreffendem. Dieses Eintreffende im Zwei der Begegnung nennen wir das ›Dritte‹." (Eberhart/Knill 2009, 55)

Dieses „Dritte" in der therapeutischen Beziehung lässt sich, so Knill, nicht dingfest machen in einem künstlerischen Gebilde, da es als Ereignis der Gegenwärtigkeit gemeinsamer ästhetischer Erfahrungen angehört. Wie in einem Gedicht entbirgt es sich erst, wenn das letzte Wort gesprochen, der letzte Ton verklungen ist. Es ist vielleicht mit dem vergleichbar, was man landläufig den „A-ha-Effekt" nennt: Man hat etwas verstanden, ohne genau zu wissen, wie es dazu gekommen ist.

Paolo Knill beschreibt in dem im folgenden Abschnitt veröffentlichten Interview das Dritte als einen Hilfsbegriff, der es ermöglicht, sich einem Phänomen anzunähern, das im Nachhinein zwar konkret beschreibbar ist, aber nicht voraussehbar oder berechenbar. Der Therapeut führt das Dritte nicht herbei. Was sich zeigen will, liegt nicht in seiner Macht. Er übernimmt aber für das Andere, das sich Ereignende Verantwortung.

Was das bedeutet, wird in dem Beitrag von Elisabeth Wellendorf deutlich. Hier ist es ein unscheinbarer kleiner Punkt, den die Patientin auf ein Blatt Papier zeichnet, der einen Wendepunkt in der Therapie markiert. Mit diesem winzigen Punkt nimmt sie einen Raum für sich in Anspruch, der ihr aufgrund traumatischer Erfahrungen verwehrt war. An diesem Beispiel beschreibt Elisabeth Wellendorf das Dritte als einen Raum, den Therapeutin und Patientin miteinander teilen und in dem die Patientin in Erscheinung treten, wahrgenommen werden und sich als Handelnde erleben kann.

In der medizinischen Behandlung spielt das Dritte dann eine Rolle, wenn jenseits der Objektivität wissenschaftlicher Fakten die Beziehung zwischen TherapeutIn und PatientIn in den Blick genommen wird. Der Beitrag von Wolfgang Eirund erweitert diesen Gedanken um das Dritte als „möglichen Standpunkt außerhalb der dualen Begegnung zwischen dem Subjekt und der Welt". Für Eirund ist es die Skepsis des Arztes, die einen Raum öffnet für das „Dritte" in der therapeutischen Begegnung, einen Raum, in dem sich dem Patienten neue Perspektiven eröffnen.

Literatur

Dannecker, Karin (2010): Psyche und Ästhetik. Die Transformationen der Kunsttherapie. 2., durchgesehene Auflage. Berlin: Medizinisch Wissenschaftliche Verlagsgesellschaft

Eberhart, Herbert; Knill, Paolo (2009): Lösungskunst – Lehrbuch der kunst- und ressourcenorientierten Arbeit. Göttingen: Vandenhoeck und Ruprecht

Petersen, Peter (1990): Ansätze kunsttherapeutischer Forschung. Berlin: Springer

Paolo Knill

„*Es* ist von mir. *Es* ist mit mir."

Zusammenfassung

In dem hier abgedruckten Interview beschreibt Paolo Knill das Dritte in der Kunsttherapie, das unvermittelt in der Begegnung zwischen Therapeut und Klient auftauchen kann und mit einem Gewahrsein für das einhergeht, was sich in einem künstlerischen Prozess den Sinnen zeigt. Es hat den Charakter einer Widerfahrnis, ist nicht vorhersehbar, kontrollierbar oder planbar. Im Nachhinein kann es allerdings beschrieben werden. Das Dritte findet in unseren Mythen und Geschichten einen Ausdruck und berührt damit einen anderen Bereich als die forschenden Naturwissenschaften. Das Dritte kann sich zwischen zwei Menschen einstellen: einer Person, die Hilfe sucht, die sich in einer Notlage befindet, und einer Person, dem Therapeuten, die ihr dient. Der Therapeut ist nicht derjenige, der das Dritte als Lösung herbeiführen kann, aber, so sagt Knill, er kann die Beziehung so gestalten, dass sein Gegenüber fähig, bereit und gestützt ist, das Dritte als Ereignis anzunehmen.

Einleitung

„Das unvermittelbare Dritte" als wesentliches Element kunsttherapeutischer Praxis wurde vor 20 Jahren von Paolo Knill in den wissenschaftlichen Diskurs eingeführt. Er charakterisierte damit jenen Moment, in dem aus einer therapeutischen Begegnung unvermittelt etwas Neues hervorgeht oder auftaucht. In der Entwicklung der jungen kunsttherapeutischen Disziplin war das vor 20 Jahren ein Meilenstein für eine phänomenologische Theoriebildung in der Kunsttherapie. Der Aufsatz, in dem Knill das Dritte als „unvermittelbares Heilmittel" vorstellte, schließt mit folgenden Bemerkungen:

> „Mit der vorliegenden Studie möchte ich zu einem Dialog aufrufen. Sie enthält mittelbare Informationen und ruft nach unmittelbaren Reaktionen, welche vielleicht die unvermittelbare Gabe einer echten Begegnung über die verschiedenen Berufsdisziplinen, die durch die Kunsttherapie in Berührung kommen, ermöglichen könnte. Ich wünsche uns dabei die künstlerische Haltung, welche die Differenzen, Schwierigkeiten und Störungen die in dieser Begegnung entstehen, nicht einfach eliminiert oder leugnet, sondern in jene Tiefe führt, wo sie, getragen vom gemeinsamen Grund der ethischen Tradition von Kunst, Wissenschaft und Medizin und in ihrer ganzen Spannweite, deutlich werden können." (Knill 1990, 114).

In dem hier vorliegenden Interview aktualisiert Knill seine Überlegungen über das Dritte. Es wurde am 12. November 2010 in Bremen aufgezeichnet.

„*Es* geschieht“

Sinapius: In den Künsten und der Kunsttherapie haben wir es mit einer Größe zu tun, die schwer zu greifen ist, und wenn man sie einmal zu haben meint, ist sie schon wieder weg. Das ist das *Dritte*. Was kannst du über das *Dritte* sagen und wo bist du ihm begegnet? Was ist für dich das *Dritte*?

Knill: Ich schreibe über das *Dritte* und nenne es immer wieder und bin eigentlich immer hilflos, wenn ich sagen muss, was das ist, weil ich es dann schon vereinnahmt habe. Das liegt an der Sache selbst. Es hat damit zu tun, dass es nicht in meiner Kontrolle liegt. Sprachlich äußert es sich im *Es*, wo ich nahe dran komme, was ich erfahre, wenn *Es* eintrifft, wie z. B.: „*Es* träumte mir letzte Nacht“. Es ist kaum möglich den Traum zu kontrollieren. Das wird durch die Formulierung deutlich, die in der Sprache ist: „*Es* träumte mir letzte Nacht“. Es gibt noch andere Formulierungen, wie z. B. „Ich träume oft“. Aber es ist nicht das Ursprüngliche, Achtsame sprechen, wie „*Es* träumt mir“ oder „*Es* kommt mir eine Melodie, wenn ich komponiere“ oder „*Es* ist dieses Bild entstanden“ und „Ich bin überrascht“. Diese Situationen versucht man dann zu kontrollieren, indem man ihnen Definitionsnamen gibt wie Intuition oder Spontaneität, aber das ist es nicht. Man kann schwer sagen „*Es* hat mich intuitiv geträumt“, das ist ein absurder Satz. *Es* hat einfach geträumt. Es geht um ein *Es*.

Als Erfahrungssprache, als konkrete Sprache, kann ich sagen, das Bild wurde mir intuitiv gegeben. Ich habe es gemalt. Und bin ich noch da, wenigstens im Bild?

Zusammengefasst heißt das: Ich schreibe über das *Dritte*, als ob ich in meinem Schreiben wüsste, was das *Dritte* wäre. Ich schreibe dann sehr rational und logisch darüber, dass man es nicht kontrollieren kann. Ich übersetze das in eine wissenschaftliche Forschungssprache. Wenn du aber fragst, was das *Dritte* ist, dann bin ich in Verlegenheit, weil es dem ja widerspricht, worauf ich die Idee des Dritten baue, nämlich, dass *Es* nicht unter meiner Kontrolle ist, dass *Es* nicht vorhersagbar ist, dass *Es* vielleicht im Nachhinein sehr genau beschrieben werden kann. Aber nicht weil diese und diese Bedingung gegeben war, ist das und das passiert, sondern *Es* ist das und das passiert, erschienen oder hervorgekommen oder hat sich geäußert oder hat uns überrascht und war wirksam. *Es* hat sich etwas verändert. Das gehört ja auch dazu.

Ich habe die Erfahrung in meinem phänomenologischen Denken, dass, wenn wir an diese Stelle kommen, wo sich etwas ereignet, was nicht ohne Weiteres erklärt werden kann, dass wir dann anfangen es zu personalisieren. Sehr fantasielos ist z. B. das Wort *das Dritte*. Es gibt fantasievollere Umschreibungen. Eine ist aus der Bibel: Wenn zwei in meinem Namen versammelt sind, dann bin ich mitten unter ihnen. Es hat mit etwas Leiblichem zu tun, mit etwas, das erfahrbar ist.

Es gibt andere Geschichten. So viel ich weiß hat Shaun McNiff in seinen ersten Büchern über die Kunst über diese Sachen gesagt, sie seien wie Dämonen oder wie Engel. Sie erscheinen, ich kann sie nicht zwingen zu erscheinen.

Was ich sagen will mit diesem langen Exkurs: In dem Moment, in dem wir hilflos werden in unserem rationalen, logischen, stringenten und reflexiven Denken, in diesem Vakuum hat der Mensch die schöpferischen Möglichkeiten metaphorische oder andere Geschichten zu machen, die das besser fassen. Naturwissenschaftlich können wir das nicht. An einem Beispiel gesagt: Im Zusammenhang mit dem Urknall ist eine legitime Frage für uns Wissenschaftler: „Was war vorher?“ Und es ist eine legitime Antwort, zu sagen: „Das ist nicht unser Gebiet.“

Die Naturwissenschaften beleuchten neue Perspektiven und die können sich auch ändern, vielleicht ist es mal in 20 Jahren nicht der Urknall, sondern eine andere Perspektive. Aber was ist vorher und warum, das ist phänomenologisch Sache der Schöpfungsmythen, der Geschichten.

„Ich kann den Menschen nicht denken als sei er ausgestiegen aus seiner Sprache“

Knill: Wir sind eben an unser Menschsein gebunden. Wir können nicht über unseren Geist und über uns aussteigen. Wir können so tun, als ob wir darüber sprechen würden. Aber wir können nicht aussteigen. Ich kann den Menschen nicht denken als sei er ausgestiegen aus seiner Sprache und aus seinem Sein. In diesem Gebundensein findet man irgendeine Bindung an eine Geschichte über das, was vorher war. Deshalb verstehe ich mich immer noch als Wissenschaftler. Ich verstehe diesen Krieg nicht zwischen Mythen, Religionen und Wissenschaft. Das sind zwei ganz verschiedene Gesichtspunkte. Der eine sucht nicht Wahrheit, sondern verschiedene Perspektiven. Das ist die wissenschaftliche Forschung und die verhält sich außerordentlich bescheiden, weil wissenschaftliche Forschung dafür sorgt, dass die Forschung weitergeht. Mit jeder Entdeckung wird etwas verdeckt. Jetzt hat man bei CERN die Kollisionen von Bleiatomen gemacht und hat Temperaturen gefunden, wenn ich mich nicht täusche, die eine Million höher als die der Sonne sind. Ja meinst du, jetzt sei alles erklärt? Nein, jetzt öffnet sich erst recht wieder ein ganz neues Forschungsgebiet. Die forschende Naturwissenschaft kennt das Phänomen, dass mit jeder Entdeckung wieder etwas verdeckt wird, sodass es weiterläuft mit den Forschungsinteressen. Es geht ja nicht um die „Wahrheit“, sondern es geht immer wieder um Schauen, Klären, neue Fragen stellen, neu zeigen, wo was wirksam ist, wie weit es überhaupt eine Gültigkeit haben könnte.

Ein anderes menschliches Bedürfnis ist es Bilder, Geschichten, Rituale zu finden, welche diese Frage nach der Wahrheit füllen können. Ich wünschte mir, dass diese Art mit dem Leben umzugehen, also mit der Sache, die mit Wahrheit zu tun hat, wo man Mythen, Geschichten, Schöpfungsgeschichten einsetzt, dass man es hier auch in dieser Bescheidenheit oder Demut von redlichen Naturwissenschaftlern hält. Nämlich mit dem Bewusstsein, dass jeder Schritt zu einer Wahrheit sich eine neue Wahrheit eröffnen kann. Sie hat immer damit zu tun, dass wir als Mensch gebunden sind an Tod und Leben – und wenn wir miteinander leben wollen, mit so etwas wie Liebe oder Fürsorge. Darin hat der Fundamentalismus keinen Platz und ich komme wieder zu dem bescheidenen Versuch, auszusteigen aus diesem: „Ich habe die Wahrheit!" und einfach zu sagen: „Das Dritte öffnet".

Sinapius: ...und wo ist das nun einzuordnen zwischen der Naturwissenschaft und den Mythen?

Knill: Wenn ich das Dritte sage, ist das ein Ausweg. Es tönt etwas wissenschaftlich und ist für die Gesellschaft der Heiler unserer Welt, die sich wissenschaftlich benehmen, ein akzeptabler Begriff, weil er mit einer Zahl zu tun hat und auf verschiedenste Art und Weisen rationalisiert werden kann, auch wenn es dann daneben ist. Ich bin da etwas sarkastisch. Es ist viel schöner, wenn man eine Geschichte macht. Sei es nun eine aus dem Evangelium oder eine aus dem Islam mit Dämonen, das Bilder und Träume wie Geister sind oder mit der Jakobsleiter, das finde ich viel schöner. Aber in der heutigen Zeit muss ich kommunizieren und da ist das Dritte eine Möglichkeit. Offenbar verstehen es die Leute zum Teil und reagieren darauf. Ich finde keinen Widerstand von Ärzten, die nicht so denken. Aber das zu verwechseln mit der Wahrheit oder damit, dass es mir gelungen sei zu verstehen, was das Dritte sei, das wäre reine Vermessenheit.

Sinapius: Was ist der Unterschied zwischen Fantasien und dem Dritten? Es kann sie ja jemand für das Dritte halten und es ist gar nicht das Dritte. Ich stelle deswegen die Frage, weil es mir wichtig ist, das vielleicht so zu beschreiben, dass es diskutierbar wird...

Knill: ... dass es in die Konversation treten kann. Zunächst muss ich die Domäne anschauen, womit haben wir es zu tun. Wir haben es offensichtlich mit einer ganz speziellen Domäne des Menschseins zu tun, nämlich mit dem, was Heidegger Fürsorge nannte. Dass so etwas da ist wie: Dass Leben sich um Leben sorgt, wenn ich es mal so etwas vereinfacht und popularisiert sage. Das heißt, es hat zu tun mit dem Verhältnis von Mensch zu Mensch, das Dasein von zweien oder mehreren, die sich umsorgen. In unserer Welt ist das professionalisiert worden. Es geht da offenbar darum, professionelle..., ach Gott, dieses Wort..., es geht um Leute, die ermächtigt sind oder sich ermächtigen oder eine Ermächtigung fühlen, für andere da zu sein. Das ist der Geltungsbereich, von dem wir sprechen. Es ist eine zwischenmenschliche Angelegenheit, wobei eine Person offenbar in der sorgenden Situation ist und eine Person, die Hilfe sucht, in einer Notenge, in einer Enge ist, wo es neuen Spielraum braucht...

Sinapius: ... du sprichst vom Therapeuten oder vom Priester…

Knill: … oder von Berater… oder vielleicht Sozialarbeiter/in…

Ich muss das in eine kleine Geschichte verpacken. Ich habe ein Jahr das Büro mit dem Gastprofessor Eber Hampton geteilt, der war aus dem nordamerikanischen Stamm der Kiowa und hatte einen Doktor in Psychologie. Er war an der Harvard University Dozent und bei uns an der Lesley University ein Gastprofessor. Er war sehr ungehalten, wenn man ihm gesagt hat, er sei Medizinmann oder gar ein Schamane. Dann wurde er wütend. Er sagte: „Ich bin die Person, zu der man im Dorf kommt, wenn man Sorgen hat. Das ist alles. Vielleicht könntet ihr sie Sozialarbeiter nennen oder was weiß ich, das ist eure Sache. Aber: Ich bin kein Medizinmann, kein Schamane. Ich bin ein Mensch, der *da* ist.“ Ich spreche von all diesen Situationen, wo eine Person sich dazu berufen fühlt oder berufen ist oder hineingeworfen wurde – einer anderen Person beizustehen.

Da gibt es schon eine ganze Voraussetzungsgeschichte, die mit dem Dritten zu tun hat. Wer ist nun der Experte? Wer hilft nun? Von dem einen Extrem: „Ich bin der Experte. Ich sage, was du zu tun hast!“, zum anderen Extrem: „Ich mache überhaupt nichts, ich höre einfach zu und ich will kein Werturteil abgeben.“

„…wie sagt man das jetzt, dass alle zuhören können?“

Knill: Wenn ich über das Dritte spreche in meiner Literatur, mache ich natürlich gewisse Vorraussetzungen oder umgekehrt: Wenn ich es schon so beschreibe, dann kann man sehr gut daraus ableiten, wie diese Beziehung zwischen dem Helfenden und der Person, die Hilfe braucht, gestaltet sein könnte. Dann komme ich schon wieder in das Dilemma: Kann ich das kontrollieren, indem ich eine bestimmte Beziehung *mache*, dass so etwas wie ein Drittes geschieht? Kann ich das kontrollieren oder kann ich einfach eine gewisse Haltung haben, dass es geschieht, oder braucht es gar eine Disziplin, die diese Haltung beinhaltet, eine Art mönchische Tradition…

Sinapius. …oder Kompetenzen…

Knill: …oder Kompetenzen. Das hängt alles zusammen, und so ist das Wort *das Dritte* dienlich, weil ich alle diese Diskurse für einen Moment fallen lassen kann und ein Wort reinschmeiße, das diese Diskurse aufbringt und ich damit als Professioneller mit Disziplin diese Art Hilflosigkeit in mir halten muss, ohne zu verzweifeln...

Sinapius: Man kann an Hilflosigkeit aber auch verzweifeln. Was unterscheidet den Helfenden von dem, der an seiner Hilflosigkeit verzweifelt?

Knill: Danke, ja. Das sagst du genauso. ...

Sinapius: Das war eine Frage!

Knill: Das war eine Antwort.

Sinapius: Was unterscheidet ihn von demjenigen, der an seiner Hilflosigkeit verzweifelt? Was braucht er oder was macht den Helfenden aus?

Knill: Dass er nicht verzweifelt?

Sinapius: Ja.

Knill: Und du willst wissen, was es ist, dass er nicht verzweifelt?

Sinapius: Ja.

Knill: Jetzt sind wir wieder in diesem *Circulus vitiosus*. Er oder sie hat offenbar über diesen Prozess ein Verständnis, das diese Person über das persönliche Unvermögen hinaus befähigt, da zu sein. Und das muss ein Grund sein, das muss eine… (*pfeift*) …wie sagt man das jetzt, dass alle zuhören können und nicht einige aussteigen?... Ist das Überzeugung? Ist das Glauben? Ist das ein Verständnis? Ist es eine Praxis? Ist das... ja, mach weiter...

Sinapius: … eine Fähigkeit?

Knill: Ja. Eine Berufung?... Ich kann das im Moment nicht einfach so beantworten. Ich muss das jetzt etwas entwickeln, das von vorne anfangen... ich…, darf ich „Ich" sagen?

Sinapius: … ja…

Knill: … weil, ich kann es ja auch nur für mich sagen. Ich habe es von Grund auf mit diesem Phänomen zu tun, dass ich nicht die Kontrolle über die Ereignisse, nicht die Macht über sie habe, aber Erfahrung damit habe, die Situation so zu gestalten, dass ich sie nicht verpasse, wenn sie passieren. Dass ich nicht im Weg stehe, und das ist meine Pflicht als der helfende Mensch: Dass ich nicht im Weg stehe, dass ich nichts dagegen tue, es nicht verpasse. Dass ich darauf achte, dass ich die Beziehung so gestalte, dass mein Gegenüber fähig, bereit und gestützt ist, dieses Ereignis anzunehmen und ich da bin für den Prozess, der es auslöst, mit dem Wissen oder Glauben oder…, was ist das? Mit der Überzeugung, mit der Erfahrung, dass das, ... jetzt kommen mir Worte, die aus gewissen Stilen der Therapien stammen, aber, … wie sag ich das nur … dass *Es*, jetzt komme ich wieder zum *Es*, dass *Es* sich neu formiert in einer Art und Weise, dass dadurch der Person geholfen wird…

…was im Moment bei mir im Hintergrund gelaufen ist, ist unser systemisches Verständnis von Selbstorganisation, dieses Ereignis als eine Art Verstörung zu verstehen, sodass eine neue Organisation entsteht, autopoietisch. Aber das ist ja wieder auch nur eine Art und Weise es anzuschauen und birgt die Gefahr, dass eine Verstörung auch eine Zerstörung werden kann. Man hat vielleicht die Arroganz, zu denken, man mache *Es*. Aber wenn ich daran denke, dass ich selbst in dieser Beziehung stecke und *Es* passiert und ich stehe nicht im Weg, dann habe ich ein größeres Vertrauen, weil ich den Klienten nicht gestoßen habe. Das ist ein kleiner Exkurs in die systemische Betrachtungsweise und ist auch wieder *eine* Perspektive.

Sinapius: Du sagst, man kann das nicht machen, weil *Es* geschieht. Aber man kann hinterher darüber sprechen.

Knill: Ja.

Sinapius: Kannst du ganz konkret an einem Beispiel sagen, wie du das erlebt hast?

Knill: An mir selbst?

Sinapius: An dir selbst oder in der Begegnung mit einem anderen Menschen oder mit einer Kunst...

Knill: Ich muss ehrlich sagen, das ist eigentlich in jeder einigermaßen gut gehenden Sitzung der Fall. In meiner Art des Arbeitens, das hat mit dem sogenannten Dezentrieren[17] zu tun, ist es in jeder Sitzung dort, wo wir das Werk sprechen lassen, und wo die Überraschungen sind, die geschehen, wenn wir das machen.

„...das Dritte, dieses nicht Kontrollierbare...“

Knill: Dass das Werk da ist, ist ja schon ein Drittes, ist ja schon so anders als ich es geplant habe. Es ist mal diese Tatsache, mal ist es wie ein Traum: Jedes Werk, das gelungen ist, jedes Musikwerk, das mich bewegt und überrascht als sogenannter Therapeut oder Berater. Wenn das nicht passiert, bin ich nicht zufrieden. Ich bin genauso darauf angewiesen, dass ich berührt bin, dass ich gewahr werde: „Da ist etwas!“. Sonst ist die Sitzung für mich nicht gelungen. Sonst bin ich arrogant als Künstler und Therapeut. Es muss etwas ganz Kleines passieren, dieses: „Ah!“ oder „Autsch“, dieses Ästhetische. Das ist ja schon

[17] Unter *Dezentrieren* ist die Abwendung von der Enge und den Einschränkungen, die eine Not oder ein Problem mit sich bringen, hin zu einem Spielraum zu verstehen, der sich in künstlerischem Handeln öffnen kann. Knill bezeichnet das, was dem Patienten in der Therapie ermöglicht wird, als „alternative Welterfahrung“ (Eberhart/Knill 2009). Hier herrscht nicht die reflexive Logik des Alltagskontextes, sondern die ästhetische Logik der sinnlichen Erfahrung. Der Spielraum sind hier die Künste, die den Raum für das Spiel abstecken: Den Spielraum. Dieser Spielraum ist räumlich, zeitlich, materialmäßig und methodisch bestimmbar und unterscheidet sich, je nachdem, welches ästhetische Medium der Therapeut anbietet. In diesem Spielraum können sinnliche Erfahrungen am Werk gemacht werden, haptische, visuelle, auditive usw., und zu einem ästhetischen Erlebnis führen wie: „Das ist überwältigend“, „das ist ein stimmiges Bild“ oder „das ist ein wohliger Klang“. Diese Erfahrungen treten unmittelbar ein und sind weder vorhersehbar noch planbar. Sie sind „sinnvoll“ und eröffnen neue Lösungsmöglichkeiten.

nicht konkret voraussehbar und ich weiß ja nicht, was es sein wird. Es kommt und ist dann schwierig zur Sprache zu bringen, wenn ich das Werk in den Vordergrund nehme.

Das ist ein Erkennen, ein nachträgliches Erkennen: „Da ist etwas!". Ich gehe jetzt auf die Seite meines Klienten: Da ist z. B. eine Situation, in der wir in die Seiten eines Flügels gehen, unter den Deckel des Flügels, wir gehen beide unter den gleichen Deckel und in dem Moment, wo man darunter ist, ist man ja eingeschränkt in der Wahrnehmung, man ist da drin. In diesem Sinn vereinnahmt man ja auch das Werk. Es ist schon überraschend. Es ist auch vereinnahmend in meiner Welt. Es ist von mir, es ist mit mir. Und es braucht etwas, um das Werk zur Sprache zu bringen, am Besten poetisch. Es ist mehr als ich da im Tun und Schaffen wahrgenommen habe und das ist dann schon das Erkennen. Es ist dieses: „Aah!", „Was?!", „Das hab ich nicht gehört!", „Das war dort und dort!"...

Sinapius: ... und wie hörst du das, wenn du da drinnen bist?

Knill: So wie jeder Betrachter eines Bildes, ob es nun gemeinsam gemalt ist oder nicht, anderes wahrnehmen kann, so hören die Musizierenden Gemeinsames und Verschiedenes. Musik hört man auch voneinander, wenn man sich nicht sieht. Beim Bild ist das vielleicht einfacher, weil es nicht flüchtig ist, und man sozusagen mit dem Finger darauf hinweisen kann. Selbstverständlich wird man bei der Musik aufmerksam hinhören müssen: „Da, wo du einen Moment gewartet hast, da hab ich dieses Klingen, dieses Nachklingen gehört!". „Ah ja, stimmt, hab ich nicht bewusst wahrgenommen!". „Können wir das noch mal machen?" Im Performativen mache ich das oft, dass ich es wiederhole, sodass wir sehen, was da gekommen ist, und das ist bereits, was man abstrahieren könnte: Das ist das Dritte, was ich nicht unter Kontrolle habe, was ich nicht wahrgenommen habe, weil das Ding, was da kam, anders ist als ich geplant, größer als ich es erfahren habe. Es geht um zwei Sachen: *Es* ist immer anders. Und es ist immer *mehr* als das, was ich vorerst wahrgenommen habe. Es ist ja nicht nur für mich in der Welt, es wird selbst Teil der Welt.

Das ist auch bei großen Werken so. Auch wenn ein Werk von Van Gogh gestohlen bleibt, wenn das Werk nicht mehr da ist, wird immer noch geschrieben darüber. *Es* spricht immer noch und spricht immer mehr als das, was Van Gogh wahrgenommen hat. Dieses Phänomen spiegelt sich in den Mythen über die Genese von Bildern, aber diese sind in dem Moment, wo ich mit dem Klienten bin, nicht im Vordergrund. Mich interessiert dann diese Neugierde über das anwesende Werk und das steckt an.

Das hat mit dem Dritten zu tun und jetzt kommt natürlich der Schritt für die Klienten: Was hat das jetzt mit dem Leben zu tun, wenn du jetzt nach Hause gehst? Dabei geht es darum, dass die Klienten sorgfältig beachten: Was spricht das Werk zu mir, aus all dem, was wir zusammen erlebt haben? Was spricht mich besonders an? Und das liegt nicht in unserer Macht.

Das ist ein etwas demütigendes Erlebnis für die Therapeuten, denn ich höre natürlich Äußerungen bei der Werkbetrachtung, wo ich denke: „Ah! Das ist genau für den Klienten gedacht. Hat er das wohl gehört?“ Hier sich zurückzuhalten, das ist so schwierig.

Es geht darum, das Werk, dieses Dritte, dieses nicht Kontrollierbare, dieses, was sich da entbirgt, in diesem einander helfen: „Du, dieses Werk ist größer als das, was wir je einzeln erfahren haben zusammen!“, dieses Entbergen, das Entbergende wirken zu lassen. Was es nun für den anderen heißt? Es ist sehr schwierig, diese Ehrfurcht vor diesem Werk zu haben: Es spricht zu ihm und es spricht zu mir und das ist meine Sache, das kann vielleicht in einer Supervision sehr wichtig werden oder in einer Forschung, die man macht. Für den Klienten ist es aber die Begegnung mit dem, was da ungeplant da war und was ich nicht wahrnehmen kann, wenn ich drin bin, wo ich die Distanz brauche.

„Das Werk ist nicht das Dritte!“

Sinapius: ... da könnte man ja denken, wenn ich Distanz nehme zu etwas, was dir passiert ist, dann könnte ich dieses Dritte so erleben, als hätte sich das Dritte in einem Werk inkarniert. ... Ist das möglich? Dann hätte ich ja Zugriff darauf und das wäre ja...

Knill: ... nein, nein, nein! Das Werk ist nicht das Dritte. Das ist absurd. Das kann es ja nicht sein. Da finde ich die Formulierung, das Dritte, eigentlich noch gut, weil es den Diskurs aufbringt: Was ist es? Wie kommen wir auf dieses Wort *Dritte*? Wenn ich rein mit den Zahlen gehe, dann hat das überhaupt nichts mit Ordnungszahlen zu tun. Es ist ein philosophisch langer Diskurs: Was sind Zahlen? Sind es Ordnungszahlen oder Mengenzahlen oder kann es beides sein oder ist es nichts von beidem, sind es einfach Symbole? Für mich hat man das Zahlenmäßige im Kontext zu sehen, wo ein Mensch mit einem anderen Menschen, zwei oder mehrere zusammen sind im Bemühen, Hilfe zu gestalten oder Hilfe zu geben, sorgend da zu sein. Es muss ja auch nicht Therapie sein. Es könnte ja auch das Hier-Zusammenleben sein. Es könnte auch ein gesundes Zusammenleben sein, wie es ein Satz vom schon erwähnten Eber Hampton ausdrückt: „Kopiert uns bitte nicht, wir machen diese Sachen, um uns gesund zu erhalten. Was ihr braucht, ist eine Kur.“

Ich möchte das, was unter Hilfe verstanden wird, etwas dämpfen. Es geht um eine Situation zu zweit; es geht nicht um den Ersten und den Zweiten. Das hat nichts damit zu tun und ich finde noch wichtiger: Beide zu zweit, als zwei Menschen. Dieses *beide* kann ein Mensch oder eine Community sein oder ein Helferteam und ein Dorf, das vom Tsunami zerstört ist. Es geht um dieses *Beide,* und gerade in einer solchen Situation kann ich den Tsunami nicht wegzaubern. Da kann vielleicht nur noch etwas anrufen, das uns wieder ver*bindet,* und das hat auch mit *religio* zu tun. Ich bin angewiesen auf die noch bestehenden Ressourcen und die Resilienz. Ansonsten bin ich hilflos. Diese Hilflosigkeit in Kriegssituationen muss man annehmen können. Ich habe mit einem Relief-Team gearbeitet, das in ein Kriegsgebiet gehen musste, und da hab ich das aus dem indirekten Kontrakt erfahren. In dieser Akzeptanz des Ausgeliefertseins kann man dennoch Katalysator sein. Auf alle Fälle stand das „Wir beide in dieser Situation“ im Vordergrund. Da ist etwas, das ist nicht das Werk, das wir zusammen machen, sondern das, *was* entsteht. Das Werk ist ja schon unverplanbar, aber was dann zwischen uns entsteht, was der andere Mensch dann mitnehmen kann, was, bleiben wir mal bei diesem Bild, was für ein Engel da erscheint, was für eine Einsicht, was für eine Verhaltensweise, was für ein Angebot..., darauf sind die um die Sache Versammelten angewiesen wie ein *Drittes* zu den *beiden.*

Sinapius: ... du sagst, es könnte jetzt durchaus etwas anderes sein, was dir erscheint, als das, was dem Klienten oder dem anderen, mit dem du zusammen bist, erscheint. Was ist denn das Dritte dann zwischen euch?

Knill: Das Dritte kann vielleicht immer da sein und ich hab es nicht erfasst und der Klient auch nicht. Das Dritte, das ist einfach das, was passiert, wenn zwei oder drei, um es in einer Metapher zu sagen, „in einem Namen“ zusammen sind, in einem Bemühen um Frieden, wenn ich in ein Kriegsgebiet gehe, um Gesundheit, um Hilfe in einer Krise. Es entstehen Sachen, die lassen wir vielleicht vorüberziehen. Wir wissen das gar nicht. Es ist ja nicht voraussagbar. Ich kann nicht sagen: „Was dann im Bild erscheint ist das Dritte“, dann wäre es voraussagbar.

Sinapius: Was ist das Dritte zwischen euch, zwischen zweien, die sagen: „Ah, da ist es!“? Du hast es nicht erwartet und es ist plötzlich da. Woher weißt du, dass es bei dem anderen dasselbe ist oder gibt es dasselbe oder gibt es etwas, das zwischen euch das Dritte ist oder hat jeder sein eigenes Drittes?

Knill: Es kann nur da sein, wenn mein Klient das erfährt. Wenn ich sage, es ist passiert und er hat es nicht *wahr*genommen, ist es schon nicht das Dritte. Dann ist es mein Konstrukt. Es kann nur damit zu tun haben, dass es erkannt wird von meinem Klienten. Es muss ein Gewahrwerden sein für den Klienten oder für die Gemeinde oder die Parteien eines Konfliktes, einer Krise, eines Krieges. Es ist ein Gewahrwerden davon, dass wir auch mit Konflikten in Frieden zusammenleben können. Da muss man etwas gewahr werden, was das ermöglicht: Ist es der Wiederaufbau, ist es die Kultur, ist es eine Art von Teilen? Das weiß ich nicht. Aber es muss gewahr geworden sein für die, die da zusammenkamen mit dem Ziel, in dieser Situation eine Veränderung in Richtung Frieden herbeizuführen, in diesem Fall von der Krise auf die Ebene von Konfliktbewältigung und nicht Konfliktlosigkeit. Das ist etwas, das ich nicht *einfach erzwingen oder machen* kann. Wenn ich annehme, dass sie es nicht erkennen wollen, was da „ankommt“, und sage: „Die haben große Abwehr…“, ist das scheußlich. Eigentlich sollte ich sagen: „Ich konnte nicht dienen, als es kam, und vielleicht ist etwas anderes wichtiger“. Denn sonst hätte ich es ja in meiner Macht, ich weiß es und die wollen es nicht nehmen. Das widerspricht der Definition des Ankommenden, wenn beide sich bemühen. Es könnte auch sein, dass ich es nicht wahrnehme...

Vom Reflektieren und vom Gewahrwerden

Sinapius: Was ist der Unterschied zwischen Gewahrwerden und Reflektieren?

Knill: .. Gewahrwerden hat mit Wahrnehmung zu tun. Wahrnehmung ist noch nicht Reflektieren. Wahrnehmen ist ja auch in der ästhetischen Logik in der Poiesis da. Wenn ich nicht wahrnehme, kann ich gar nicht weiter an meinem Klavier improvisieren oder mit Leuten malen. Das Wahrnehmen gehört auch zum Prozess, der nicht reflektiert ist, wo es sich poietisch entwickelt. Das ist Wahrnehmen.

Die Reflexion hat immer eine Basis zur Sprache, die hoffentlich beiden verständlich ist. Sonst ist es nicht Reflexion, sondern erklärende Interpretation, nach einem Grundprinzip, das ich als verbindlich erkläre. Ich kann das alles psychodynamisch oder christlich oder in irgendeiner Religion oder einer Philosophie reflektieren. Das Reflektieren hat immer mit einem Verständnis von Sprache zu tun. Das kann mehr oder weniger poetisch sein, oder mehr oder weniger in einer Struktur von Psychologie oder Philosophie verankert sein. Das ist das Schwierige daran. Aber das Gewahrwerden ist das, wo es ästhetische Reaktionen gibt: „Hui!“ oder „Aah!“. Man ist berührt, man ist bewegt, man ist erschüttert. All diese Worte haben mit Sinnesreaktionen zu tun und das kann ich reflektieren.

Ich finde, es ist notwendig, bevor man den Klienten nach Hause lässt, etwas Raum zu lassen für eine Alltagskonversation. Das ist sehr schwierig, denn ich finde, da muss man Abstand nehmen von strukturellem Denken, durch das ich es dem Klienten philosophisch oder psychologisch aus meiner Sicht strukturiere. Ich muss ihm helfen, es in seine Alltagssprache mit hinein zu nehmen und das braucht eine große Bescheidenheit und auch wieder ein Gewahrsein, dass das, was gewahr wurde, nicht verloren geht in ein altes Muster.

Sinapius. Das ist eine große Schwierigkeit. Und wie machst du das?

Knill: Ich achte darauf räumlich, dass ich mit meinem Klienten, solange ich mit dem Werk bin, im Werkraum bleibe. Da bin ich stur. Wenn ich tanze, dann gehe ich nicht in den gleichen Raum, in dem ich ihm „grüezi“ gesagt habe, wo ich ihm sorgfältig zuhöre, wo er in seiner Alltagssprache ist. Da versuche ich seine Alltagssprache so zu erweitern, dass sie offen ist für andere Erfahrungen. Ich versuche die Sehnsucht zu wecken nach Neuem. Das ist mir wichtig. Wenn keine Sehnsucht da ist, wie die alten Kirchenväter sagen, dann ist auch kein Lebenswille da. Ich fühle mich verpflichtet zu sehen, wo noch eine Sehnsucht ist. Die *muss* ja da sein, wenn jemand nicht gezwungen wird zu mir zu kommen.

Dann geh ich ins Gewahrwerden über die Kunst und da bleib ich solange wie möglich und verankere so gut wie möglich: Was ist hier jetzt wichtig? Das mache ich nicht in der Alltagssprache, sondern ich frage: „Was ist überraschend?", „Was interessiert dich am Werk", „Wo berührt oder bewegt es?" Diese Phase ist sehr schön. Bevor es in den Alltag zurückgeht, frage ich: „Könnte es dir etwas mit für den Alltag geben?" Ich achte darauf, dass es nicht zu schnell geht und nicht zu mechanistisch. Wenn man zu rasch nach dem künstlerischen Tun in den Alltag geht, besteht die Gefahr, dass das, was da geschehen ist, von dem Alltag vereinnahmt wird, also Kurzschlüsse gemacht werden. Anders ist es, wenn du sagst: „Was nimmst du davon mit?", „Was könnte das werden für Dich?" Das dürfen eben auch nur Sachen sein wie: „Ich könnte das Gedicht jeden Morgen lesen." Da muss ich schweigen und nicht Vorschläge machen. Das ist sehr schwer. Die Frage ist, was der Klient intuitiv mitnehmen könnte. Ich sage dann: „Denk nicht lange drüber nach!" Nicht stecken bleiben, sonst wird es vereinnahmt. Dann kommt: „Ach ja, das hat gut getan! Das aber nicht." Und das ist dann das, was Möglichkeiten bietet. Besonders, wenn man dann konkret wird.

„Was nachher geschieht ist, dass ich dem Menschen wirklich auch gewahr werde..."

Sinapius: Es gibt Menschen, mit denen kann man nicht darüber sprechen, z. B. demente Menschen oder auch Kinder. Ich würde bei einem Kind nicht auf die Idee kommen hinterher zu fragen: „Was nimmst du davon mit in deinen Alltag?"

Knill: Nein. Um Gottes willen. Mit Kindern habe ich nie reflektiert. Ich bin ein starker Vertreter der freien Spieltherapie, wo ich dem Kinde folge, was immer es macht. Ich habe nie begriffen, dass Leute sogenannte Therapien mit „klinisch diagnostizierten" Kindern machen. Die sollen spielen und ich soll da sein oder im klinischen Umfeld Spieltherapie machen.

Und bei dementen Menschen? Ich möchte, wenn ich in diese Situation komme, Leute haben, die mich etwas komisch finden. Ich möchte Leute, Kunsttherapeuten berühren, die mich einfach abmalen als komische Figur. Das wäre angenehm. Aber mich noch zu reflektieren, nein, um Gottes willen!

Der Kern der ganzen Sachen ist das Gewahrwerden. Was nachher geschieht, ist, dass ich dem Menschen wirklich auch gewahr werde, das heißt ihn liebe, so wie er ist. Dann weiß ich, wie ich ihn entlassen möchte. Einen Manager, der ein Burnout hat, den frage ich schon: „Ja, was könntest du davon mitnehmen?“ Mit einem Alzheimerkranken aber kann ich Musik machen. Das wäre alles. Ich wäre glücklich, wenn ich einen Moment einen Augenkontakt hätte, wo ich gewahr genommen werde.

Für mich war die größte Schule einerseits die Arbeit mit autistischen Kindern, andererseits in den 50er-Jahren die Arbeit mit Menschen mit Down-Syndrom und dann mit chronisch psychotischen Menschen ohne Medikamente. Das war die beste Schulung. Weil du da mit dem leben musst, was möglich ist. Bei autistischen Kindern war das vielleicht nach zwei Monaten für eine Minute Augenkontakt und eine direkte Beziehung. Das war etwas vom Dritten für zwei, drei Monate.

Sinapius: Wenn ich es richtig verstanden habe, brauchst du in deiner Arbeit eine Brücke, um in den Alltag zurückzufinden, sodass die ästhetische Erfahrung oder dieses Gewahrwerden nicht vereinnahmt wird. Dass es lebendiger als Geschichte bleibt, ist das der einzige Grund, warum du sagst, man muss eine Brücke bauen, damit es nicht verloren geht? Bei Kindern und anderen Menschen geht es nicht verloren, weil die von sich aus gar nicht versuchen das in eine reflektierende oder abstrakte Sprache einzugliedern.

Knill: Nein. Kinder haben ein natürliches Talent zu unterscheiden zwischen Theater und was anders ist. Sonst könnten sie gar nicht zur Schule gehen. Ich habe eine Welt gelebt. Ich hätte ohne diese Welt den Krieg nicht so überstanden. Die habe ich von morgens bis abends gelebt. Aber in der Schule war es ganz klar rational. Ich habe immer gesprochen, ich habe immer Leute mit bei mir gehabt, imaginär. Habe laut gesprochen bis in die Sekundarstufe. Vielleicht hätte man mich heute psychiatrisch versorgt…

Sinapius: … in eine Therapie geschickt…

Knill: Ja, zum Glück haben das meine Eltern nicht. Ich habe auch gewusst, wie ich mich benehmen muss, wenn andere Leute da waren.

Kinder leben es. Das ist ja so wunderschön, wenn du sagen kannst: „Und jetzt bist du tot!“. Dann muss ich mich hinlegen und tot sein. „Und jetzt bist du wieder lebendig!“ Das muss nicht reflektiert werden. Da ist sehr viel geschehen, wenn sie spielen wollen. Wenn du dann blinzelst oder, dann kommt ein liebenswertes „Nicht blinzeln!“, aber im Prinzip ist es ganz klar im Ton, dass sie hoffen, dass du blinzelst.

Ja, das ist ein hilfloser Versuch von dem Dritten zu sprechen. Ich will es nochmals zusammenfassen: Das Dritte ist ein Hilfsbegriff. Es ist etwas anderes, wie ich das nenne, dass beide, der Helfende oder der Eingesetzte oder was es immer ist und die Person, die da ist, dass beide etwas erleben können, was außerhalb ihrer Macht ist, und das nennt man das Dritte. Das hat aber nichts mit erstens, zweitens, drittens zu tun. Das ist ganz wichtig.

In der Forschung kann man relativ gut abstrakt reflektieren, beschreiben: Es ist nicht voraussehbar, nicht berechenbar, im Nachhinein aber beschreibbar und nicht wiederholbar.

Wir haben drei Bereiche: Den *mittelbaren*, den *unmittelbaren* und das Dritte nenne ich *unvermittelbar*, es passiert einfach, es kommt unvermittelt.

Und das Unmittelbare sind Sachen, die ich von der Haltung her genau beschreiben kann: Wie soll ich da sein, damit Vertrauen entsteht? Das ist unmittelbar beschreibbar und wiederholbar in einem gewissen Sinn. Und das Mittelbare sind Sachen wie: Ich muss darauf achten, was für Papier und was für Farben ich da hinräume, ich muss den Besprechungsraum vom Wahrnehmungsraum, vom Gewahrwerdensraum trennen.

Ich bin erstaunt, wie mir das damals gelang, diese drei Bereiche zu beschreiben. Nachher sehe ich, was ich da eigentlich verbrochen habe – das hat auch mit dem Dritten zu tun, dass das viele, viele Diskurse braucht. Siehst du, wie lange wir jetzt gesprochen haben? Ich habe immer noch den Eindruck, wir haben es nicht erfasst – und das soll auch so bleiben.

Sinapius: Du hast davon gesprochen, dass es beschreibbar wird in Mythen oder in religiösen Geschichten…

Knill: … nicht das einzelne Widerfahrnis, aber woher das Widerfahrnis kommt, die Wahrheit über das Widerfahrnis im Generellen. Das ist ein Phänomen der Menschen, dass sie über etwas Unkontrollierbares oder Unbeantwortbares etwas kreieren müssen, das sie hält. Bei dem Thema Leben und Tod ist ganz klar: Schöpfungsmythen. Was ist vor meinem Leben und was ist, bevor es Menschen gegeben hat? Das ist eine unbeantwortbare Frage und phänomenologisch gesehen springt da die Kunst des Geschichtenmachens hinein. Das ist ein reiches, diverses, unerschöpfliches Kulturgut und gehört zu den Künsten. Fundamentalisten wollen das nicht wahrhaben, weil sie die einzige wahre Geschichte haben und die steht geschrieben, und weil sie geschrieben steht, ist sie komischerweise wahrer, als wenn sie nicht geschrieben steht. Aber die schönsten Mythen sind mündlich tradiert.

Es ist ein schönes Phänomen, dass Menschen über Unbeantwortbares Wahrheiten bilden in Form von Geschichten. Und so lange die lebendig bleiben, lebendiges Wort bleiben, nicht unversteinert, find ich das schön.

Sinapius: ... Wann gehst du davon aus, dass so eine Geschichte wahr ist?

Knill: Es geht um die Wahrheit, so wie es bei einem Shakespeare um die Wahrheit geht. Es ist nicht die buchstäbliche Geschichte. Es ist wiederum das Gewahrwerden in dieser Geschichte. Gewahrwerden geht um die Wahrheit und diese Wahrheit kann nie gepachtet werden.

Literatur

Eberhart, Herbert; Knill, Paolo (2009): Lösungskunst – Lehrbuch der kunst- und ressourcenorientierten Arbeit. Göttingen: Vandenhoeck und Ruprecht

Knill, Paolo J. (1990): Das unvermittelbare Heilmittel oder das Dritte in der Kunsttherapie in: Ansätze kunsttherapeutischer Forschung, hrsg. von Peter Petersen. Berlin: Springer

Elisabeth Wellendorf

„Wenn ihr's nicht fühlt, ihr werdet's nicht erjagen“

(Faust I, J.W. Goethe)

Zusammenfassung

Das Dritte ist das Uralte und das noch nie Dagewesene. Das Dritte ist die Sanftheit, die die Herzen öffnet. Das Dritte ist das, was die Grenzen überwindet und zusammenfügt. Das Dritte ist das Unwillkürliche, es lässt sich nicht erzwingen. Das Dritte ist der Schöpfer von Beziehung. Es scheint auf in der Stille.

Dasein ist nie singulär. Dasein ist stets Verwobensein in das Ganze. Von daher ist kein Mensch für sich allein und isoliert, auch wenn es ihm so scheint. Wir sind immerzu eingebettet in ein Geflecht von Beziehungen, in die Kette der Generationen, in die Vorstellungen und Umstände der Zeit, in der wir leben, in geistige und spirituelle Zusammenhänge, die unser Weltbild prägen, das wir mit anderen teilen können oder auch nicht. Leben ist das große Netzwerk, das alles miteinander verbindet.

Wenn uns das erfahrbar wird, handelt es sich um Höhepunkte unseres Lebens, denn oft sind unsere Vorstellungen diffus, nicht selten ausgelöst durch Zweifel: Gehöre ich wirklich dazu, werde ich vielleicht ausgeschlossen oder schließe ich mich selbst aus, weil ich mich nicht für wert erachte oder einem Ausschluss vonseiten der anderen zuvorkommen will?... usw.

Die Menschen, die zu mir kommen, leiden in irgendeiner Form unter dem Gefühl, isoliert zu sein, oft ausgelöst vom Verlust einer wichtigen Beziehung, von Arbeit, Ansehen oder Orientierung. Manche fühlen sich wie im „Nebel“, aber wie soll man mit einer Situation zurechtkommen, in der man nicht sehen kann, wohin der Weg geht?

Aber alles, was uns am Fortschreiten auf einem vertrauten, gewohnten Weg hindert, kann uns einen neuen Weg erschließen und uns zu einer neuen Entwicklungsstufe führen. In unserem Leben müssen wir das Loslassen permanent üben, denn der geistige Reichtum wächst über das „Ärmer-Werden“. Ärmer werden an Gewissheiten, z. B.: Wenn ich alles schon weiß, warum sollte ich mich auf die Suche machen? In meinem Beruf sind die Menschen für mich die größte Herausforderung, die mich am meisten infrage stellen, und das sind oft diejenigen, die sich selbst verloren haben.

In der Therapie geht es zunächst darum, sich aufeinander einzuschwingen. Je stiller und aufmerksamer wir das tun, umso intensiver wird die Beziehung. Nichts geschieht ohne Resonanz, und das bedeutet, wir müssen bereit sein, unsere eigenen Gewissheiten aufzugeben und den schwankenden Boden – manchmal sogar die Bodenlosigkeit unserer Mitmenschen – in uns selbst erleben. Es geht in solchen Situationen nicht um das Tun oder das Erklären, es geht eher darum, einen größeren Resonanzraum zu ermöglichen.

1.

Ich möchte das an einem Beispiel versuchen zu verdeutlichen:

Am Ende eines arbeitsreichen Tages setzte ich mich hin und betrachtete die inneren Bilder, die in mir auftauchten. Ich sah eine Frau, die am Vormittag zum ersten Mal bei mir gewesen war:

Sie hatte kein Gesicht, ihre Hautfarbe war blass-grau, ihre Haltung war gebeugt, eine Hand fasste die andere im verzweifelten Griff, denn die Knöchel traten weiß heraus.

Ein tiefes Mitgefühl erfasste mich beim Anblick dieses Bildes. Offenbar gab es niemanden, an dem sie sich festhalten konnte und tiefe Verlassenheit, Hoffnungslosigkeit, Angst und Scham drückten sich für mich in ihrer Haltung aus. Und die Botschaft hieß:

„Rühre mich nicht an! Zerstöre mich nicht! Ich bin ekelhaft und habe Angst vor dir!"

Das sagte mir das innere Bild. In ihrer Gegenwart hatte ich es nicht bewusst wahrnehmen können, hatte mich aber entsprechend verhalten: Ich hatte ihr nicht zur Begrüßung die Hand gereicht, war in einer Ecke stehen geblieben und hatte nichts gesagt. Ich hatte auch nichts gedacht, und was mich nachträglich verwunderte, war, dass ich auch keinerlei Gefühle verspürt hatte. Trotzdem war ich auf irgendeine Weise bei ihr gewesen.

Als 2. Bild sah ich eine Menge Pfeile auf mich zukommen, aber ich drehte mich aus der Schussrichtung, sodass sie vorbeiflogen. Ich erinnerte mich, dass ich völlig unbeweglich, kaum atmend dagestanden hatte und wusste auf einmal, dass sonst auch aus mir Pfeile in ihre Richtung geflogen wären und sie hätte sich ihrer nicht erwehren können, denn der Mantel des Vertrauens und der Gewissheit ihrer eigenen Würde war zerfetzt. Angst, Scham und Schuldgefühle machten sie zu einem Opfer.

Ein 3. Bild, das ich sah, war ein Gewebe zarter, weißer Fäden, die sich über den Fußboden und von Wand zu Wand spannen. Sie war, nachdem sie lange unbewegt dagestanden hatte, mit zitternden Füßen von Wand zu Wand gegangen –

nein, eher geschwebt – hatte eine Sekunde lang ihre Stirn an sie gelegt, um sich dann zur gegenüberliegenden zu begeben, um auch an sie eine Sekunde lang ihre Stirn zu legen. So hatte sie es die ganze Stunde gemacht und hatte in mir das Gefühl von Vergeblichkeit geweckt, als könne sie nirgendwo ankommen.

Als ich dieses Bild in mir betrachtete, war ich erschüttert. Sie war offenbar ein Mensch, der keine Spuren hinterlässt und keinen festen Boden unter den Füßen hat. Pausenlos schien sie auf der Suche nach Ankommen zu sein, immer wieder und immer wieder, wie ein Ritual, dessen Bedeutung ihr nicht mehr zugänglich war. War das der Ausdruck eines Menschen, der unendliche Male zurückgestoßen worden war oder vor verschlossenen Türen gestanden hatte?

2.

Ich ging noch einmal in das Zimmer, in dem wir zusammen gewesen waren und es kam mir vor, als habe sie wie eine Spinne Fäden durch das halbe Zimmer gezogen, unsichtbare, aber spürbare.

Eine Weile beschäftigte sie mich immer wieder in ihrer Abwesenheit. Wenn sie da war, spürte ich ihre Angst und ihr Misstrauen mir gegenüber und reagierte mit vorsichtigem Rückzug und ohne Mitgefühl. Ich fühlte mich wie eine Klagemauer, die die Botschaften, die man in ihre Winkel und Ritzen steckt, aufnimmt ohne Reaktion. Lange waren es Botschaften ihrer Körpersprache und erst, wenn ich die Bilder, die sie in mir ausgelöst hatten, betrachtete, kamen auch die Gefühle hoch.

Viel später, als sie schon mit mir sprechen konnte, wurde mir klar, wie sie sich ihr Leben lang Mitgefühl gewünscht, es aber nicht bekommen hatte. Das hatte die Überzeugung in ihr genährt, sie sei es nicht wert. Und wenn ihr jemand unerwartet mit Mitleid begegnete, konnte sie es nicht annehmen, zu groß war ihre Angst, er könne sie nur wieder missbrauchen wollen. Aber noch bevor ihr das bewusst wurde, wertete sie diese Person als Dummkopf ab, der nicht einmal erkennen konnte, was sie für eine war.

Ich wunderte mich, dass sie regelmäßig kam, um bei mir eine Atmosphäre von Gefühllosigkeit, Distanz, aber auch zurückgenommener Aufmerksamkeit zu erfahren. Sie spürte genau, wenn in mir Mitgefühl auftauchte, – sie spürte es oft, bevor ich es selbst bemerkte, – dann schaute sie mich ängstlich an und der vorsichtige Ansatz einer Verbindung löste sich auf.

Diese Erfahrung frustrierte mich letztlich nicht, weil ich spürte, wie ungeheuer verletzt sie war, und dass deshalb für sie Beziehung nur mit Verletzung, ja, sogar der Angst vor Auslöschung gekoppelt war.

Am Abend sah ich häufig das Bild einer schaukelnden Hängebrücke vor mir, die über einen Abgrund gespannt war. Wenn ich sie betreten wollte, spürte ich ein tiefes Grauen und war sicher, die andere Seite nicht erreichen zu können.

Wie ich später erfuhr, stammte sie aus einer Familie, die viele Generationen lang Missbrauchserfahrungen gemacht hatte. Es waren immer Frauen, die sich an missbrauchende Männer gebunden hatten und jeweils eine ihrer Töchter opferten, deshalb konnte keine Solidarität zwischen Mutter und Tochter entstehen. Die Tochter wurde zum gehassten Selbstobjekt, zu dem auch die Mutter zuvor geworden war.

Ich war auch eine Frau, der gegenüber sie lange ein tiefes Misstrauen, Wut und Verzweiflung empfand. Im Nachhinein war ich froh, dass ich mich zur Mauer gemacht hatte, die ihre Klagebriefe aufnahm, aber an der die Pfeile, die sie in ihrer Not schoss, abprallten und sie nicht zerstörten.

3.

In einer späteren Phase saßen wir am Tisch. Sie war wie ein erstarrter Eisblock. Die Kälte hielt auch in mich Einzug, und ich musste mich dagegen wehren, nicht selbst zu erstarren. Ich hätte gern meine Hand auf ihren Arm gelegt, aber der durchdringende Geruch von Angstschweiß hielt mich auf Abstand. Ich hatte mich ganz auf die Sprache ihres Körpers eingestellt und vermutete, dass sie jede Berührung als Überfall erlebt hätte, was sie später bestätigte. Als sie nach dieser Stunde gegangen war, kam mir das Bild eines Ritters in seiner Rüstung hoch. In der Rüstung schlug ein winziges, rotes Herz. Das machte mir Hoffnung: Es gab etwas Lebendiges in ihr. Eine Rüstung kann man ablegen, wenn die Gefahr vorüber ist.

Aber würde sie je vorüber sein, wenn jede Berührung für sie eine Verletzung bedeutete?

Ihre ersten Worte waren: „Warum?... warum?… warum?...“, und dann: „du darfst nicht!..., schweig!..., du lügst!...“ Sie wurde geschüttelt vor Angst.

Ich legte meine geöffnete Hand auf den Tisch neben sie und war erschrocken, wie eiskalt und erstarrt ihre Hand war, als sie sie zitternd in meine legte. Im Nu war alle Wärme aus meiner Hand gezogen bis hoch in meine Schulter, ohne ihre Hand wärmen zu können, aber ihr Gesicht entspannte sich ein wenig.

Von da an sprach sie mit leiser, verwehender Stimme unzusammenhängende Bruchstücke ihrer erfahrenen Misshandlungen. Oft verstand ich sie nicht und erst hinterher versuchte ich aus den Fetzen ihrer Erinnerungen Zusammenhänge herzustellen.

Das Wesentliche geschieht von allein, wenn wir offen bleiben, ohne zu drängen, wenn wir aufhören, nur auf unser bis dahin erworbenes Wissen zu bauen.

Wenn wir hauptsächlich damit beschäftigt sind, unsere gelernten Theorien hervorzuholen und den Menschen, mit dem wir zu tun haben, daran zu messen, verlieren wir die Präsenz und sind nicht mehr im Augenblick. Aber der Augenblick ist oft schwer zu ertragen.

Meine Patientin, ich nenne sie „Anna", hatte nie reagiert auf das Malmaterial, das auf dem Tisch lag. Eines Tages nahm sie einen Stift in die Hand und betrachtete ihn wie abwesend, als habe sie noch nie einen Bleistift gesehen; dann zog sie unsicher den Zeichenblock zu sich herüber und schaute mich fragend an. Ich nickte ihr zu. Lange saß sie vor dem weißen Papier. „Das ist ihr Raum", sagte ich zu ihr, um ihr Mut zu machen. Sie hob den Stift, verweilte aber dann etwa in einem Abstand von 10 cm über dem Blatt, als habe jemand ihre Hand gepackt und hielte sie fest. So blieb sie sitzen, wie erstarrt, – eine Minute, fünf Minuten – ihre Hand fing an zu zittern, kalter Schweiß trat ihr auf die Stirn. „Niemand darf ihnen verbieten, ihren Raum in Anspruch zu nehmen", sagte ich leise.

4.

Ganz langsam, als müsse sie einen ungeheuren Widerstand überwinden, senkte Anna den Stift dem Papier zu, bis Stift und Papier sich berührten. Im selben Augenblick riss sie ihre Hand hoch, als habe sie sich verbrannt und fing an zu wimmern.

Entsetzt schaute sie auf das Blatt. Ein winziger, kaum sichtbarer Punkt war darauf zu sehen. Sie hielt ihre Hand darüber, als wolle sie ihn verstecken. „Nun werden sie mich finden und dann bin ich ihnen ausgeliefert!", und dann zu mir: „Warum haben Sie das nicht verboten? Warum haben Sie mich nicht gewarnt? – Sie sind mit ihnen im Komplott!"

Sie durfte keine Spuren hinterlassen. Jede Spur verwies auf sie und wenn sie auffindbar war, wurde sie missbraucht. Dabei war sie doch ein kaum wahrnehmbares Wesen, das fast keinen Raum in seinem eigenen Lebensbereich einzunehmen wagte – und wenn es doch erschien, musste es zerstört werden.

„Ich will es wegradieren", sagte sie mit leiser, flehender Stimme. Ich nahm ihre freie Hand und sagte: „Nein, der Punkt ist doch gerade entstanden, wie neugeboren, Sie dürfen sich nicht wegradieren, Sie wollen doch groß werden und Ihr Leben ausfüllen."

Sie sah mich misstrauisch an: „Sie sind eine Verräterin, die mich ans Messer liefern will!", sagte sie. Aber sie hatte mir ihre Hand gelassen und ich sagte: „Ich möchte, dass Sie leben und ich möchte Sie beschützen, Anna."

Da wurde ihr zuvor entspanntes Gesicht zu dem eines kleinen Mädchens und sie fragte: „Wie denn?“ „Indem ich die kluge Anna frage, ob sie eine Idee hat.“ Sie schmunzelte und sagte: „Nehmen Sie ein Papier und schneiden ein kleines Quadrat ab, 5cm x 5cm.“

Ich war überrascht, ihre Stimme war die einer Frau, sie klang sicher. Ich schnitt das 5cm x 5cm große Quadrat aus und schob es unter ihre Hand, die den Punkt verdeckte. Vorsichtig hob sie sie und lächelte, als der Punkt verschwunden war.

In gewisser Weise war das Annas zweite Geburt. Mit diesem winzigen Punkt war sie ins Leben getreten, das ihr mit mörderischer Bedrohung entgegengekommen war mit der Botschaft: „Hier gibt es keinen Raum für dich!“. Und Anna hatte sich wegradieren wollen und hatte mich für eine Komplizin ihrer Zerstörer gehalten, die sie dazu verführt hatte, in Erscheinung zu treten. Aber die Voraussetzung für Leben ist es, in Erscheinung zu treten. Sie hatte es gewagt und hatte sich schließlich schützen können, jedenfalls für diesen Augenblick.

Nichts Lebendiges ist ohne Selbstaussage, aber Leben kann sich nur entwickeln in einem Resonanzraum. Ich bin davon überzeugt, dass das tiefste Bedürfnis eines Menschen ist, sichtbar zu werden in seinem einmaligen Sosein. Anna war als Kind und auch später nicht wahrgenommen worden, man hatte sie benutzt, wie man sie brauchte.

5.

Man hatte sie missbraucht, bis sie ihrer eigenen Wahrnehmung nicht mehr traute und fast ausgelöscht war. Aber ihr Körper hatte ihre Erfahrungen gespeichert. Er war imstande, ihre Befindlichkeit auszudrücken und in mir Nachbilder auszulösen, aber erst viele Stunden später, als sie schon längst weg war. In Annas Gegenwart war ich stumm, blind und bewegungslos. All das, was ich sonst tue: jemanden entängstigen, eine Brücke bauen, ihm entgegenkommen, einfühlsam sein..., konnte ich nicht tun. Stumm, blind und bewegungslos war ich nicht nur im Außen, sondern auch im Inneren. Ich schaute aus großem Abstand auf die Sprache, die ihr Körper sprach, ohne sie zu verstehen. Erst als diese Bilder am Abend in mir auftauchten, wurde ich wieder lebendig.

Es gab offenbar von Anfang an eine tiefe Verbindung zwischen uns, obwohl sie nicht mit mir sprach noch mich anschaute. Ich sagte ihr lange nichts von den Nachbildern, die mich in ihrer Abwesenheit beschäftigten, denn ich glaube, sie hätte sie und meine Reaktionen auf sie nicht ertragen.

Sie war nicht die Einzige, aber mit ihr wurde mir etwas besonders klar: Es wird mir immer wichtiger, den Menschen, die zu mir kommen, mit einem offenem Raum zu begegnen, in dem sie ihre Wirklichkeit hineinbetten können. Diesen Raum möchte ich von allem vorgegebenen Wissen freihalten, bis er ganz erfüllt ist von der einmaligen Form und Farbigkeit der jeweiligen Person. Seien es auch zersprungene Formen oder dunkle Farben, schwängen sie wild hin und her oder seien sie erstarrt, wären ihre Inhalte unerträglich und ohne Hoffnung – es kommt darauf an, das Wunder des In-Erscheinung-Tretens zu begrüßen, aber zugleich zu wissen: Alles kann und muss sich bewegen, das ist das Gesetz des Lebens. Und es kommt darauf an, den Bewusstseinsraum für das andere zu erweitern, sodass

dem Dunklen das Heitere,

dem Wilden das Ruhige,

dem Erstarrten das Lebendige,

dem Hoffnungslosen das Hoffnungsvolle an die Seite treten kann.

Dass so etwas entstehen kann, müssen wir erfahren haben; dass Zustände sich verändern können, dass Horizonte sich öffnen und dass Visionen neue Ausrichtungen ermöglichen können. Nur solche Erfahrungen machen es möglich, den Beziehungsraum zu erweitern und all das geschehen zu lassen.

Ich möchte nicht begreifen, nicht wissen, erst recht nicht festschreiben, möchte aber wohl den Prozess einer befreienden Erkenntnis miterleben dürfen, in dem die Person in ihrer pulsierenden Veränderung zum Vorschein kommt.

Ich weiß, wie utopisch das klingt. All das lässt sich nicht im Doppelblindversuch verifizieren, und doch ist es für mich eine faszinierende Wirklichkeit.

6.

Abraham Maslow (1908–1970) hat eine Definition für den Begriff einer umfassenden Wissenschaft vorgeschlagen: „Wenn es eine erste Grundregel für die Wissenschaft gibt, so besteht diese meiner Meinung nach darin, dass man der gesamten Wirklichkeit, allem, was existiert, allem, was geschieht, einen Platz einräumen sollte, um es zu beschreiben. So muss sie selbst das in ihren Zuständigkeitsbereich aufnehmen, was sie nicht zu verstehen oder zu erklären vermag, das, wofür keine Theorie existiert, was man nicht messen, voraussagen, kontrollieren oder einordnen kann. Sie muss selbst das Widersprüchliche und Unlogische, das Mysteriöse, Vage, Archaische und Zweideutige und all die anderen Aspekte unseres Lebens akzeptieren, die schwer mitzuteilen sind. In ihrer besten Ausprägung ist sie für alles aufgeschlossen und schließt nichts aus; sie hat keine 'Zulassungsbedingungen'." (Maslow 1977)

Welch wunderbare Offenheit!, von der wir in unserem Wissenschaftsverständnis weit entfernt sind.

Ich glaube, viele Menschen würden sich in ihrer Not leichter Hilfe holen, wenn sie nicht Angst hätten, von einem scheinbar allwissenden Therapeuten durchschaut zu werden und später schlechter dazustehen als vorher.

Es ist schon eigenartig, dass es nicht selten Menschen aus Bereichen, die mit Psychologie nichts zu tun haben, wie der Quantenphysiker Werner Heisenberg, gelingt, bahnbrechende neue Erkenntnisse in die Welt zu bringen und einen Paradigmenwechsel zu ermöglichen. In seinem Buch „Physics and Beyond“ (1955), schreibt er: „Die Wissenschaft steht nicht mehr als Beschauer vor der Natur, sondern erkennt sich selbst als Teil dieses Wechselspiels zwischen Mensch und Natur. (…) Der Zugriff der Methode verändert ihren Gegenstand und gestaltet ihn um, so dass sich die Methode nicht mehr vom Gegenstand distanzieren kann“.

Mit den wissenschaftlichen Techniken der Gegenwart lassen sich Bewusstseinsinhalte weder messen noch nachweisen. Nur die chemischen, elektrischen und magnetischen Veränderungen der Gehirntätigkeit lassen sich messen. Inhalte von Gedanken, Empfindungen und Gefühlen sind so nicht erfassbar.

Das, was Heisenberg über die Methode und den Gegenstand sagt, auf den sie sich bezieht, dass der Betrachter zum Teil des betrachteten Gegenstandes wird und ihn verändert, das kann man auch zur Beziehung zwischen Patient und Therapeut sagen. Wenn eine Therapie gut läuft, verändern sich beide.

Wer den Raum des „lebendigen Dritten“ betritt und miteinander teilt, erweitert seine Möglichkeiten. Das Dritte ist das Uralte und das Noch-nie-da-Gewesene. Das Dritte ist die Sanftheit, die die Herzen öffnet. Das Dritte ist das, was Grenzen überwindet und scheinbar Unvereinbares zusammenfügt. Das Dritte ist das Unwillkürliche, das sich nicht erzwingen lässt. Das Dritte ist der Schöpfer von Beziehung.

Es scheint auf in der Stille.

Literatur

Maslow, Abraham (1977): Die Psychologie der Wissenschaft. Neue Wege der Wahrnehmung und des Denkens. München: Goldmann

Heisenberg, Werner (1955): Physics and Beyond. Harper and Row

Wolfgang Eirund

Im Dreiklang: Der Arzt, seine Skepsis und die therapeutische Beziehung

Zusammenfassung

Die Einnahme eines „dritten" Standpunkts wird in einer Bezugnahme auf den tiefenpsychologischen Begriff der Triangulierung als eine charakteristische psychische Fähigkeit herausgestellt, die durch frühe Bindungserfahrungen geprägt ist. Diese Fähigkeit wird in ihrer Bedeutung für die therapeutische Beziehung als Voraussetzung für die Einnahme eines skeptischen Blicks verstanden, der im Sinne einer therapeutisch wirksamen Kraft genutzt werden kann, wenn er nicht nur vom Patienten, sondern gerade auch vom Therapeuten wahrgenommen wird. Therapie ist vor diesem Hintergrund in ihrer existenziellen Dimension als ein für beide Teilnehmer offener Prozess zu verstehen. Die stets immanente Möglichkeit eines dritten, „noch nicht" bekannten Standpunktes wird als Basis für eine skeptische Lebenshaltung hervorgehoben, welche über den eigentlichen psychischen oder physischen Rahmen hinausweist, indem sie den gesamten persönlichen, auch spirituellen Lebensvollzug erfassen kann.

Einleitung

Der Zahl Drei kommt unter den natürlichen Zahlen eine Sonderrolle zu. Neben den mit ihr assoziierten symbolisch-geistigen Bedeutungen, welche sich in Sprichwörtern und Abbildungen zeigen und darin etwa für eine Vervollständigung („aller guten Dinge sind drei") oder einen besonders langen Zeitraum („ewig und drei Tage") stehen, kommt ihr auch aus mathematischer Sicht eine Sonderrolle zu: Die Drei ist nicht nur die erste ungerade Primzahl, sondern die mit ihr assoziierte mathematische Struktur, das Dreieck, stellt die einfachste geometrische Figur in der Ebene dar. In religiösen Kontexten wiederum stellt eben dieses Dreieck ein häufig verwendetes Symbol dar, etwa für die Dreieinigkeit Gottes. In der künstlerischen Anwendung für den religiösen Raum findet die Drei z. B. als Triptychon ihre Anschauung (Doppelfeld 1994). – Aber auch im menschlichen Sozialgefüge kommt der Zahl Drei eine besondere Bedeutung zu, so etwa bei Prozessen der Entscheidungsfindung: Sie ist die kleinste Menge, in der eine „absolute Mehrheit" möglich ist. Darüber hinaus spielt die Drei auch im mitmenschlichen Alltag eine scheinbar nebensächliche, aber doch recht präsente Rolle: Hier wird sie häufig in Reimen, als Startsignal oder auch als rhythmische Grundzahl verwendet, worin zum Ausdruck kommt, wie tief die Drei sich in ihrer vielfältigen Bedeutung in uns verinnerlicht hat.

Diese offensichtlich zentrale konkrete und symbolische Dimension der „Drei" legt es nahe, die besondere Bedeutung dieser Zahl für den Menschen auch aus psychotherapeutischer Sicht zu beleuchten. Im vorliegenden Beitrag soll dies aus Sicht der psychosomatischen Medizin erfolgen.

Die Bedeutung des „Dritten" im psychosomatischen Menschenbild

Dem ärztlich-psychosomatischen Handeln liegt traditionellerweise das „bio-psycho-soziale" Menschenbild (Engel 1976, 1977) zugrunde, welches im deutschsprachigen Raum vor allem von Uexküll (2003) rezipiert wurde. Unabhängig von der jeweiligen therapeutischen Schule ist dieses Modell heute zentrale Grundlage für einen integrativen Blick auf den Menschen in seiner *konkreten* (also körperlichen) Beschaffenheit, seiner *psychischen* Dimension und seiner alltäglichen Lebensverrichtung in *sozialen* Kontexten (Bräutigam et al. 1997, 79).

Wenngleich der Begriff selbst einmal mehr auf die Neigung zum „Dreiklang" auch in fachlichen Kontexten verweisen mag, so spielt die Drei zudem in den inhaltlichen Kontexten psychosomatischen und psychotherapeutischen Denkens und Handelns eine hervorgehobene Rolle – allerdings vor allem im Sinne des „Dritten", also im Sinne einer Aufzählung, anhand derer die Erweiterung des „Ersten" und des „Zweiten" im Sinne der menschlichen Selbst- und Gruppenerfahrung deutlich werden soll.

Diese „Aufzählung" ist im entwicklungspsychologischen Kontext einerseits auf die konkreten, also realen zwischenmenschlichen Begegnungen des Menschen im Laufe seiner Lebensentwicklung bezogen: Er kommt *körperlich* als eine Person zur Welt, erfährt *psychisch* in der engen Bindung zur Mutter eine zweite Person und findet in der Dreiergruppe „Vater-Mutter-Kind" seine reale familiäre, also *soziale* Situation vor. Da die Begegnung und die Wahrnehmung dieser Begegnung aus tiefenpsychologischer Sicht in Stadien aufeinanderfolgen, ist der Begriff des „Dritten" als Primärerfahrung von Familie naheliegend. Die Erweiterung der Zweierbeziehung um dieses „Dritte" findet in den tiefenpsychologisch orientierten Therapieverfahren, auf die lateinische Übersetzung Bezug nehmend, ihren Niederschlag in der Bezeichnung „Triangulierung" (oder gelegentlich auch „Triangulation") (Abelin 1986). Mit der Hervorhebung dieses Begriffs in der tiefenpsychologischen Literatur wird betont, welche Bedeutung der zwischenmenschlichen Beziehungsgestaltung aus psychosomatischer Sicht auf allen Ebenen der Lebensverwirklichung zukommt, wenn wir den Menschen vor dem Hintergrund des biopsychosozialen Krankheitsmodells als Gruppenwesen wahrnehmen.

Dieses familiäre Grundmuster stellt jedoch mitnichten ein allseitig reibungsloses Bedingungsgefüge frühkindlicher Entwicklung dar. Einerseits ist das reale Vorhandensein beider leiblichen Eltern im Alltag des Kindes selbst in „intakten" Familien nicht durchweg gegeben. Auf der anderen Seite gehen auch die realen sozialen Erfahrungen in der Familie mit Konflikten einher, die über eine Bezugnahme etwa auf die stark libidinös geprägten Vorstellungen der frühen Psychoanalyse keineswegs erschöpfend erfasst werden (Quindeau 2008).

In jedem Fall wird die jeweils individuelle Verarbeitung der familiären Spannungen und Konflikte und deren Verinnerlichung zu einer wesentlichen Voraussetzung für die Prägung unseres biografischen Gewordenseins.

Verstehen wir Familie also auch als *soziales* Bezugssystem, so stellt diese als „Dreiergruppe" die kleinstmögliche Menschengruppe im eigentlichen Sinne dar und kann damit als Keimzelle des Sozialen angesehen werden. Die in der Familie abgebildeten Verhältnisse werden daher gelegentlich auch als Modell hervorgehoben, vor dessen Hintergrund sich die gesellschaftlichen Verhältnisse – manchmal auch politisch begründet – reflektieren lassen. Unabhängig von ideell geprägten Vorstellungen zur Bedeutung der Familie jedoch liegt es aus ethologischer Sicht auch unter Einbeziehung eines Blicks auf das Tierreich (z. B. Primaten) nahe, die frühe Gruppenerfahrung als zentralen Prägungsfaktor für die jeweilige Art der Sozialisation zu verstehen (Mann 1999, 44f.).

Auf all diesen Ebenen wird also mit der Bezugnahme auf das „Dritte" durchgehend ein Muster von frühen Beziehungserfahrungen angesprochen, durch welche der Mensch als soziales Wesen in seiner zwischenmenschlichen Beziehungsgestaltung innerhalb der Gruppe sowie in seinem Selbst- und Welterleben geprägt zu sein scheint.

Die symbolische Bedeutung des „Dritten" in der psychotherapeutischen Behandlung

Will man sich der Erfahrung des Dritten nun auf der psychologischen Ebene mit Augenmerk auf die Entwicklung und das Erleben des Einzelnen widmen, gewinnen aus psychotherapeutischer Sicht symbolische Dimensionen an Bedeutung. Denn der psychotherapeutische Zugang ist in der Grundanlage selbst eine zwischenmenschliche Begegnung, die sich zur Kommunikation nicht nur verbal und nonverbal verschiedener Arten von Symbolik bedienen muss, sondern in der sich die verinnerlichten Begegnungsmuster ggf. wiederfinden und auch den jeweils aktuellen Kontakt prägen. Die Berücksichtigung der symbolischen Ebene ist hier also von elementarer Bedeutung, will man das Innenleben des Gegenübers in seinem gegenwärtigen und gewordenen Gepräge erfassen.

Da die Keimzelle psychotherapeutischer Arbeit eine Zweierbeziehung darstellt, können hier zwar kaum Muster der biografischen Gruppenerfahrungen direkt wiederbelebt werden. Dennoch spielt das „Dritte“ eine wesentliche Rolle im therapeutischen Dialog.

Da therapeutisches Arbeiten über die Affirmation von Haltungen und Äußerungen des Patienten hinausgehen und Veränderungsperspektiven aufzeigen soll, sind die therapeutischen Interventionen ungeachtet der jeweiligen Therapieschule auf Veränderung ausgerichtet. Tiefenpsychologische Deutungen, die auf der symbolischen Ebene arbeiten, werden also darauf angelegt sein, bisherige Deutungsmuster zu durchbrechen und den Patienten mit neuen Interpretationsansätzen zu konfrontieren.

Diese Intention findet schon in ihren Ansätzen auf der semantisch-symbolischen Ebene statt: So können etwa bereits Unterschiede im sprachlichen Ausdruck neue Perspektiven eröffnen. Dies wird exemplarisch besonders bedeutsam in der Arbeit mit Krankheitsbildern, in deren Verlauf der Betroffene in soziale Subkulturen eintaucht, wie dies etwa bei Suchterkrankungen zu beobachten ist. Hier kann schon in der Wortwahl des Behandelnden ein Perspektivwechsel angeboten werden, der therapeutisches Potenzial entfaltet.

Verstehen wir therapeutische Angebote als Veränderungsimpulse, dann wird auch deutlich, dass deren Akzeptanz in der Zweiersituation Arzt-Patient nicht selbstredend vorausgesetzt werden kann. Im schlechtesten Fall stehen sich die unterschiedlichen Perspektiven unverstanden und unversöhnlich gegenüber. In der Gegenübertragung mag der Therapeut sich vielleicht dazu veranlasst fühlen, sich dem sprachlichen Niveau des Patienten anzunähern, um die spürbare Kluft zwischen beiden zu reduzieren. Dies mag im Einzelfall auch gerechtfertigt sein, solange auf das Moment der Veränderung nicht zu großzügig zugunsten einer positiven therapeutischen Atmosphäre verzichtet wird.

Wie aber kann Therapie eine Wirkung entfalten, wenn sie doch im Grunde nur eine Begegnung von zwei Personen unterschiedlicher Herkunft darstellt, deren jeweilig unterschiedliche Positionen schlicht einander gegenüberstehen? Wie kann der Patient spüren, dass der Therapeut nicht einfach nur eine beliebige „andere Auffassung“ vertritt, sondern ihm realistische Möglichkeiten für eine veränderte Lebensführung aufzeigen will und kann?

Hier erscheint es hilfreich, den Aspekt des Dritten als ein wichtiges therapeutisches Hilfsmittel einzuführen, wenn wir dieses verstehen als den *möglichen* Standpunkt außerhalb der dualen Begegnung zwischen dem Subjekt und der Welt – also auch als einen möglichen Standpunkt außerhalb der dualen Begegnung zwischen mir und dem Patienten. Dieses Dritte meint indes nicht etwa einen „bekannten“ Standpunkt, sondern einen immer nur ungewissen, wenn er seine Wirkung in der Therapie entfalten soll.

Wenn ich in der dualen Begegnung zwischen Arzt und Patient etwa die wissenschaftlichen Bezüge meines Ausbildungshintergrundes als Arzt zur Hilfe nehme, so entsprechen diese so lange *nicht* dem dritten Standpunkt im o. g. Sinne, wie ich mit diesen Bezügen selbst sicher identifiziert bin. Die wissenschaftlichen Bezüge mögen meine Handlungsimpulse als Arzt „objektivieren" und begründen. Eine völlige Identifizierung mit ihnen würde die Begegnung aber in die Dualität zurückführen: Wieder stehe ich dem Patienten schlicht gegenüber und kann nur hoffen, dass er meine Einschätzung teilt. Solange dies gelingt, ergeben sich aus der dualen Begegnung allerdings keine Probleme – es entsteht ein *eindeutiger* Behandlungsauftrag. Eine solche Arzt-Patienten-Beziehung entspricht allerdings eher einer beratenden als einer psychotherapeutischen Behandlung. Darüber hinaus ist ein solcher scheinbar eindeutiger Behandlungsauftrag, der einen möglichen dritten Standpunkt vernachlässigt, keinesfalls unproblematisch, sondern trägt therapeutische Risiken in sich. Dafür sei hier exemplarisch der Einsatz von Psychopharmaka aufgeführt.

Da es sich bei dem Einsatz von Psychopharmaka um eine dezidiert naturwissenschaftlich begründete Behandlungsintervention handelt, wird von der Entwicklung des Präparates bis zu seinem bestimmungsgemäßen Einsatz weder von Herstellern noch von den verordnenden Ärzten eine Einflussnahme etwa auf Glaubensinhalte des Patienten als Möglichkeit in Erwägung gezogen oder gar im Sinne einer gezielten Intervention impliziert. Dabei ist allerdings durchaus denkbar, dass mit jener reduziert biologisch-empirischen Objektivität selbst bereits Weltanschauungen infrage gestellt werden, die den Einzelnen als glaubendes Subjekt betreffen (Eirund 2010). So könnte etwa der subjektive Glaube eines depressiven Patienten, dass sein seelisches Erleben metaphysischer, also nichtmaterieller Natur ist, gerade durch einen *wirksamen* Einsatz von Psychopharmaka erheblich betroffen sein. Für die daraus entstehenden Folgen jedoch erweist sich im „eindeutigen" Behandlungsauftrag weder Hersteller noch Arzt als verantwortlich. Der Versuch der wissenschaftlichen Fachwelt, die gesellschaftlichen Vorbehalte gegen diese Präparate vorwiegend auf mangelnde Aufklärung in der Bevölkerung zurückzuführen (Laux/Dietmaier 2009, 5), erscheint aus dieser Perspektive ungenügend und wird zum Ausdruck einer eingeschränkten Wahrnehmung der Beziehungsdynamik in der Behandlung psychischer Erkrankungen.[18]

Es stellt sich auch hier die Frage, ob der Therapeut diese *möglichen*, vielleicht auch außerhalb der eigenen Auffassung stehenden ideellen Auswirkungen der therapeutischen Maßnahme bewusst mit bedenkt und, wenn er sich der Haltung des Patienten nicht gewiss ist, auch mit ihm darüber spricht. Mit einer offenen Bezugnahme auf ggf. bestehende eher kritische Haltungen gegenüber dem Ein-

[18] Dieser Blick auf die Subjektivität des Behandelten und die davon beeinflusste Arzt-Patienten-Beziehung soll den faktischen Nutzen der Präparate im psychiatrischen Alltag indes nicht infrage stellen, sondern vielmehr die oft unreflektierte Art ihres Einsatzes problematisieren.

satz von Psychopharmaka kann also auch diese schulmedizinische Maßnahme eine über die beratende Behandlung hinausgehende psychotherapeutische Komponente erhalten, wenn der Therapeut den Betroffenen in der Abwägung der Einnahme des Mittels oder in der Verarbeitung solcher möglicher Veränderungen nicht sich selbst überlässt oder gar einen Abbruch der therapeutischen Beziehung in Kauf nimmt.

Wenn man an dieser Stelle feststellt, hier treffe wohl ein Wissen auf einen Glaubensinhalt, womit man der „Objektivität" wissenschaftlicher Fakten gegenüber Lebenseinstellungen den Vorrang einräumt, entzieht man zwar einer Pharmakritischen Haltung die Grundlage. Der Arzt kommt aber damit nicht aus der Verantwortung heraus, den Verlust des möglichen Nutzens, den ein Glaubensinhalt mit sich bringt, gegen den Gewinn durch das Medikament abzuwägen. Selbst wenn der Therapeut objektiven Fakten den Vorrang gegenüber einem Glaubensinhalt einräumt, ist er damit nicht aus seiner Verantwortung für die Wirkungen des Medikaments entlassen, die dieses auf die Weltanschauungen des Patienten entfaltet.

Jenseits der pharmakologischen Behandlung lässt sich an der Unterscheidung zwischen einer beratend orientierten dualen Arzt-Patienten-Begegnung und einem psychotherapeutischen Zugang erkennen, wie wir in der Psychotherapie spätestens dann den naturwissenschaftlichen Bezugsrahmen verlassen, wenn wir die existenziellen Lebensprobleme berühren. Wir verlassen bereits im Umgang mit der zwischenmenschlichen Symbolik, die wir in der Psychotherapie anwenden, den streng naturwissenschaftlichen Bezug, sobald wir die Worte und Sätze des anderen *deutend* verstehen wollen. Dieser in der Psychotherapie stets immanente Ansatz führt aus einem eindeutigen, z. B. biologisch-medizinischen Behandlungsauftrag im Sinne eines schulmedizinischen Denkens heraus und lässt uns in jener zweisamen Begegnung zurück, in der wir dem Patienten helfen wollen, *sich* so zu verändern, dass er nicht einfach einen vorgetragenen therapeutischen „Rahmen" akzeptiert, sondern etwas Neues für sich findet.

Möchte der Patient dieses Neue erreichen, erscheint es problematisch, wenn der Therapeut seinen Standpunkt einfach als feste Größe dem Standpunkt des Patienten gegenüberstellt, da in dieser Dualität die therapeutische Beziehung irgendwann an der Unvereinbarkeit der unterschiedlichen Standpunkte zu scheitern droht bzw. im schlimmsten Fall abbricht.

Vielmehr erscheint es hilfreich, wenn dieses Neue auch außerhalb jedes therapeutischen „Rats", also auch außerhalb *meines* therapeutischen Standpunktes liegt: Der Therapeut muss die gewollte Veränderung auch für sich als etwas verstehen, was in der Therapie *möglich werden* soll. Das bedeutet, dass er eben nur dann die Veränderung bzw. das Neue implizieren kann, wenn er einen *dritten* Standpunkt für möglich hält, *ohne* ihn zu kennen.

Die therapeutische Skepsis und ihre Bedeutung für den Lebensvollzug

Man könnte diesen dritten Standpunkt bzw. vielmehr den therapeutisch immanenten Glauben daran, dass es ihn gebe, als Kern einer notwendigen *therapeutischen Skepsis* verstehen. Auch wenn der Therapeut annimmt, *dass* dieser Standpunkt möglich ist, so gilt für die Erfahrung des Neuen in der Therapie ebenso, dass er nicht weiß, *wie* dieser Standpunkt sein wird.

Vielleicht ist gerade eine starke Überzeugung von der Berechtigung eines dritten, wenngleich noch unbekannten Standpunktes eine Ressource im Sinne psychischer Gesundheit. Wie sich umgekehrt pathologisch ein Verlust der Vorstellung eines „Dritten" (z. B. als Verlust der Fähigkeit zur Einnahme einer Vogelperspektive auf den eigenen Umgang mit der Welt) auswirken kann, wird etwa im Verständnis des Phänomens wahnhaften Denkens deutlich (Moldzio 2004, 90).

Um dieses so gemeinte „Dritte" für möglich zu halten, müssen wir schon einmal erfahren bzw. „gelernt" haben, dass es dieses nicht nur gibt, sondern mir auch unerwartet begegnen kann. Neben den klassisch psychoanalytisch geprägten Auffassungen zur libidinösen Entwicklung kann aus dem tiefenpsychologischen Begriff der Triangulierung auch die Bedeutung dieser biografischen Erfahrung implizit abgeleitet werden: Hier haben wir im Idealfall der psychischen Entwicklung eine früh einsetzende und intensive Erfahrung des Dritten gemacht und diese internalisiert, auch wenn dies außerhalb unserer konkreten Erinnerung liegen mag.

Diese Erfahrung des Dritten haben wir nicht entweder „ganz" oder „gar nicht", sondern mehr oder weniger gemacht bzw. verinnerlicht, wobei (ebenfalls in Analogie des Begriffs der Triangulierung) der zwischenmenschlichen Dichte eines familiären Zusammenlebens für die Intensität dieser Erfahrung besondere Bedeutung zukommen mag: Umso nachhaltiger wir diese Erfahrung des Dritten gemacht haben, desto deutlicher dürfte sie das Leben im hier skizzierten Sinne eines impliziten Voraussetzens der Existenz eines unbekannten Standpunktes prägen.

Die Verinnerlichung der Möglichkeit einer (noch unbekannten) dritten Perspektive kann sich aber auch im Blick auf die eigene Lebenslinie ausdrücken: Meine Biografie stellt sich heute im Rückblick anders dar als aus einer zukünftigen Perspektive, ohne dass ich weiß, *wie* sie sich darstellen wird.

So kann ich mich trotz der Ungewissheit jenes „Morgens" in die Lage versetzen, dieses als skeptischen Blick auf meine heutige (duale) Begegnung mit der Welt zu antizipieren: Die Wahrnehmung meiner jetzigen Begegnung mit der Welt verliert dann den trügerischen Schein ihrer alltäglichen Sicherheit; mir wird deutlich: Ich könnte mich ungeachtet aller Selbstverständlichkeit im Umgang mit der Wirklichkeit gerade irren. Oder es geht darüber hinaus und mir wird bewusst, dass in jeder realen Begegnung der Irrtum immanent ist und mir meine jeweils aktuelle Wahrnehmung eben im besten Fall die Welt nur so vermittelt, wie es für die gegebene Situation erforderlich ist. Akzeptiere ich den möglichen Irrtum in der Wahrnehmung meiner Begegnung mit der Welt, dann wird Skepsis – wenn aus der Erfahrung und Verinnerlichung des Dritten abgeleitet – zu einer persönlichen Lebenshaltung, die über die rein therapeutische Geste hinausgeht.[19]

Wenn wir uns hiermit auf den persönlichen Lebensvollzug beziehen, sollte die Bedeutung dieser Haltung für die spirituelle Dimension des Einzelnen nicht ausgelassen werden: Akzeptieren wir die beschriebene skeptische Lebenshaltung, dann werden auch Bezüge zu einer Art des Gottesglaubens erkennbar, der Gott als einen kritischen Blick auf den eigenen Umgang mit der Welt versteht: Als das „Dritte" in meinem Leben, das über meine momentane unmittelbare Wahrnehmung hinausgeht und dennoch möglich ist – und darin auch die Möglichkeit der Bewertung meines Verhaltens als „richtig" oder „falsch" in sich trägt.

In einem solchen Verständnis ist Gott keine Gewissheit, sondern eine kritische Instanz, derer ich nie sicher sein kann. Eine „wissende Identifikation" mit diesem Gott würde diesen in seiner Funktion als kritische Instanz beschädigen, da mit zunehmender Übereinstimmung ja das Abweichende als Urgrund des Kritischen in den Hintergrund tritt. Umso apodiktischer ich also meine Wahrnehmung von meinem Gott vertrete, desto weniger wird er als wirklicher Kritiker meines Umganges mit der Welt wirksam sein können. Die Vorstellung von Gott muss offen bleiben, um diese Funktion einzunehmen bzw. zu behalten. Auch heute noch können wir im politischen Alltagsgeschehen beobachten, wie fatal sich eine Überidentifikation mit einem „sicher gewussten" Gott auf den Umgang mit der Welt auswirken kann. Eine Art des Gottesglaubens, die den eigenen Umgang mit der Welt skeptisch begleitet, weiß auch in diesem Glauben um die eigene Begrenztheit und kommt ohne eine agnostische Facette wohl kaum aus (Jaspers 1948, 133–136).

Der Bezug auf die spirituelle Ebene soll in diesem Beitrag zeigen, dass die einleitend dargestellte Vielfältigkeit in der Symbolik der Zahl Drei bzw. des „Dritten" zumindest in bestimmten Aspekten einen tieferen inneren Zusammenhang zu haben scheint: Die Zahl Drei ist dabei nicht nur in ihrer spirituellen Bedeutung sinnverwandt mit der Bedeutung des „Dritten" in der Therapie. Als *mögli-*

[19] Der Begriff der Skepsis wird hier aus der Fertigkeit zur Vorstellung eines „Dritten" abgeleitet und erscheint als Ressource. Es sei aber betont, dass sich diese Bedeutung des Begriffs von der eines radikalen philosophischen Skeptizismus (Vogt 1998) abhebt. Emrich weist darauf hin, dass dieser nämlich ähnlich dem Sophismus zu einer nihilistischen Lebenshaltung tendiert und in Sinnzerfall und Apraxie münden kann (Emrich 2008). Während Skepsis als Fertigkeit eine dritte Perspektive für möglich, also auch denkbar hält und diese im Dienste persönlicher „Wahrheitsfindung" sinnstiftend nutzt, hält der Skeptizismus eben dies für unmöglich und setzt die Skepsis allem Denken und Fühlen voraus.

cher Standpunkt außerhalb der jeweils gerade realen Begegnung des Subjektes mit der Welt ist sie auch von symbolischer Bedeutung für ein pluralistisches Miteinander: Wenngleich erst in der Dreizahl eine Mehrheit möglich wird, so ist doch auch hier im Wissen um das Dritte die Einsicht immanent, dass auch eine absolute Mehrheit nicht bedeutet, dass wir mit ihr aus der Vorläufigkeit und der Skepsis im Umgang mit dem Gegenüber, mit der Welt befreit wären.

Hier wird die mögliche Tiefe psychosomatischen Denkens spürbar, welches über eine nur psychische und physische Dimension hinaus auch existenzielle und soziale Aspekte des menschlichen Daseins berührt.

Abschließend sei darauf hingewiesen, dass das Dritte stellvertretend auch für das Vierte, Fünfte etc. steht. Das Dritte ist das Synonym dafür, dass immer etwas offen bleibt. So kann die Annahme des Dritten als Symbol für die Überzeugung verstanden werden, dass etwas über jede konkret wahrzunehmende Gegenständlichkeit hinaus existieren und wirken könnte. Im Grunde ist dies die Basis für einen „romantischen" Lebensbezug, etwa wenn wir in der Betrachtung eines Sonnenuntergangs diesem über die rein physikalischen Gesetzmäßigkeiten hinaus einen Wert zubilligen, den wir nicht in abmessenden Zahlen und Worten beschreiben können, sondern eben einfach annehmen. In jeder solchen sinnlichen Wahrnehmung kann einem neben der stets offensichtlichen Subjektivität und Singularität unserer Wahrnehmung die Unmöglichkeit deutlich werden, eine Situation je „ganz" zu erfassen. Es bleibt immer etwas offen. Neben der in diesem Beitrag fokussierten Psychotherapie und Spiritualität wird dieses Dritte hier auch in seiner Bedeutung für unseren alltäglichen Lebensvollzug deutlich: Jede Begegnung mit dem Gegenüber, mit der Welt ist sinnlich, aber jede sinnliche Wahrnehmung ist nur ein Registrieren von Ähnlichkeit und darin stets situativ, subjektiv und vorläufig.

Literatur

Abelin, Ernst (1986): Die Theorie der frühkindlichen Triangulation. Von der Psychologie zur Psychoanalyse. In: Stork, Jochen: Das Vaterbild in Kontinuität und Wandel. Stuttgart: Fromann-Holzboog. S. 45–72

Bräutigam, Walter; Paul, Christian; von Rad, Michael (1997): Psychosomatische Medizin. Stuttgart: Thieme

Doppelfeld, Basilius (1994): Symbole. Band IV: Mensch und Zahl. Münster-Schwarzach: Vier-Türme-Verlag

Emrich, Hinderk M. (2008): Psychiatrische Anthropologie, Band 1: Therapeutische Bedeutung von Phantasiesystemen. Würzburg: Königshausen und Neumann

Engel, George L. (1976): Psychisches Verhalten in Gesundheit und Krankheit. Bern: Huber

Engel, George L. (1977): The need for a new medical model: A challenge for biomedicine. Science 196. S. 129–136

Eirund, Wolfgang (2010): Traum und Glauben. Internationale Zeitschrift für Philosophie und Psychosomatik 2/2010. URL: http://www.izpp.de/ausgabe_2-2010.html

Jaspers, Karl (1948): Der Philosophische Glaube. München: Piper & Co. Verlag

Laux, Gerd; Dietmeier, Otto (2009): Psychopharmaka. Heidelberg: Springer

Mann, Leo (1999): Sozialpsychologie. Weinheim: Beltz

Moldzio, Andrea (2004): Schizophrenie. Eine philosophische Erkrankung? Würzburg: Königshausen und Neumann

Quindeau, Ilka (2008): Verführung und Begehren. Die psychoanalytische Sexualtheorie nach Freud. Stuttgart: Klett-Kotta

Uexküll, Thure von; Wesiack, Wolfgang (2003): Integrierte Medizin als Gesamtkonzept der Heilkunde: Ein biopsychosoziales Modell. In: Uexküll, Thure von et al. (Hg.): Psychosomatische Medizin. Modelle ärztlichen Denkens und Handelns. München: Urban & Fischer. S. 3–42

Vogt, Katja Maria (1998): Skepsis und Lebenshaltung. München: Alber

Der Kairosmoment

In wissenschaftlichen Theorien über das Dritte taucht unter verschiedenen erkenntnistheoretischen Blickwinkeln immer wieder der Begriff des Kairos auf (Stern 2005, Petersen 1987, Gadamer 1989, Schmid 1994, Benjamin 2007). Er geht auf die griechische Mythologie zurück, die den Kairos als den Gott des rechten Augenblicks und des richtigen Zeitpunktes beschreibt. Kairos wurde mit dem Bild eines schönen Jünglings verehrt, um zu zeigen, dass alles Rechtzeitige schön ist und dass Rechtzeitigkeit und Schönheit zusammengehören. Heraklit beschreibt den Kairosmoment so: „Alles, was man tun kann, hat seinen Kairos, seinen richtigen Moment. Dieser Moment ist ein Einschnitt im Fließen des Chronos. Er teilt die Zeit, rhythmisiert sie und macht sie so zur Harmonie: Zusammenstimmung des Gegenstrebigen." (Heraklit, Fragment B 51, zitiert nach Lange 1999) Im Unterschied zur linearen Zeit (chronos) werden im Kairos die Zeiten unterschieden. Der Pfeil des Pandaros unterscheidet Friedenszeit und Kriegszeit und teilt damit die Zeit (chronos) in zwei Hälften, eine davor und eine danach Kairos ist etymologisch mit Krisis verwandt: die Trennung, der Einschnitt, die Entscheidung (Lange 1999).

In den Theorien über eine performative Ästhetik kennzeichnet der Kairosmoment ein Ereignis, das sich den emergenten Eigenschaften einer schöpferischen Situation verdankt. Es tritt dann ein, wenn nichts gewünscht, erhofft oder beabsichtigt wird. Zum Kairos gehört, so der Medienwissenschaftler Mersch, „eine Kunst der Ankunft und des Begegnenlassens, die allerdings noch eine Umwendung der Haltung erfordert: Übergang vom Willen zum Nichtwollen, von der Absicht zur Absichtslosigkeit (...) Nichts anderes beinhaltet auch das Horazsche carpe diem. Statt der geläufigen Übersetzung 'Nutze den Tag', die es utilitaristisch verkürzt, müsste es treffender lauten: 'Pflücke den Tag', wiederum mit dem Bild einer aufspringenden Blüte, die eine unerwartete Schönheit offenbart, wie sie ebenso augenfällig wie unscheinbar am Wegrand stehen kann. Sie geht auf durch die Achtung, die Gewahrung dessen, was – wie gering auch immer – sich schenkt, ohne angesprochen oder gewollt zu sein. Das Glück des Kairos ist weder aussagbar noch das Ziel irgendeines Verlangens: es geschieht." (Mersch 2002)

In der psychotherapeutischen Forschung geht der Terminus „Gegenwartsmoment" („present moment") auf Daniel Stern (2004) zurück. Gegenwartsmomente betreffen die intersubjektive Erfahrungswelt zwischen TherapeutIn und PatientIn, die im Hier und Jetzt der therapeutischen Situation eine gemeinsame Geschichte miteinander teilen. In diese Geschichte kann ein besonderer Moment „hereinbrechen", den Stern mit dem Begriff Kairos charakterisiert. Er beinhaltet das Entstehen eines neuen Sachverhalts und vollzieht sich in einem Moment des Gewahrseins. Damit konstituiert dieser Moment einen neuen Erinnerungskontext. Die Vergangenheit, so Stern, wird sozusagen durch eine neue ersetzt, indem sie anders gruppiert wird (ebd., 226). Von Bedeutung ist dabei das impli-

zite Erleben der Gegenwart und nicht die Exploration einer vergangenen Geschichte.

Der Psychotherapeut Peter Petersen (1987) hat sich schon früh aus anthropologischer Sicht mit dem Begriff Kairos auseinandergesetzt. In dem folgenden Beitrag verbindet er den Kairosmoment, in dem etwas Unvorhergesehenes passiert, mit einem Blick auf die dialogische Situation der therapeutischen Beziehung und geht dabei zurück auf die Dialogphilosophie Martin Bubers.

In dem Beitrag von Peter Sinapius wird eine ästhetische Praxis, die sich am Hier und Jetzt gemeinsamer Erfahrungen orientiert, mit dem Begriff Empathie in Verbindung gebracht. Dabei wird der therapeutische Prozess aus der Perspektive der Philosophie der Ästhetik als kunstanaloger Prozess aufgefasst und das ästhetische Dritte als Ergebnis dialogischen Handelns beschrieben.

Literatur

Benjamin, Walter (2007): Kairos – Schriften zur Philosophie. Frankfurt am Main: Suhrkamp

Gadamer, Hans-Georg (1989): Kairos. Ein Diskurs über die Gunst des Augenblicks und das weise Maß. Radiointerview von Bernd H. Stappert, SWR 1989. In: Gadamer, Hans-Georg (2008): Von der Lust am Dialog. Auditorium Netzwerk Original Vorträge, Jokers Hörsaal, CD 2. Müllheim-Baden: Verlag für audio-visuelle Medien

Lange, Christoph (1999): Alles hat seine Zeit. Zur Geschichte des Begriffs kairos. http://archiv.fridericianum-kassel.de/ausst/chronos/chronos-text1.html, abgerufen am 16.5.10

Mersch, Dieter (2002): Ereignis und Aura – Untersuchungen zu einer Ästhetik des Performativen. Frankfurt am Main: Suhrkamp

Petersen, Peter (1997): Zeit in der Therapie: Rahmen – Kairos – Fluß. Vortrag auf der 4. Jahrestagung des Deutschen Fachverbandes für Kunst- und Gestaltungstherapie (DFKGT). Hannover, 7. – 9. März 1997. Unveröffentlichtes Manuskript

Schmid, Peter F. (1994): Personenzentrierte Gruppenpsychotherapie – Ein Handbuch - I. Solidarität und Autonomie. Köln: Edition Humanistische Psychologie

Stern, Daniel N. (2004): The Present Moment in Psychotherapy and Everyday Life (Norton Series on Interpersonal Neurobiology). Dt.: Stern, Daniel N. (2005): Der Gegenwartsmoment – Veränderungsprozesse in Psychoanalyse, Psychotherapie und Alltag. Frankfurt am Main: Brandes und Apsel

Peter Petersen

Kairos – ein Phänomen der Begegnung in der Therapie

Zusammenfassung

Kairos ist in der griechischen Klassik der Gott des richtigen Augenblicks. In der therapeutischen Beziehung bezeichne ich das blitzhafte, einmalige, unvorhergesehene und unvorhersehbare Ereignis mit dem Charakter des Widerfahrnisses als Kairos. Anhand einer ausführlichen Darstellung einer selbst geleiteten Therapie aus der klinisch-gynäkologischen Psychosomatik verdeutliche ich Kairos als Bestandteil der Begegnung (Martin Buber) mit den Aspekten von Rückhaltlosigkeit und Ankunft des Dritten.

In diesem Text wird ausschließlich von Begegnung in der *Therapie* die Rede sein – Begegnungen können sich auch sonst im Alltag, in der Kunst oder anderen Situationen ereignen. Therapie spielt sich ab in besonderen Gefilden menschlicher Beziehungen; zudem ist Therapie in hohem Grade durch Geheimhaltung zum Schutz der Therapiepartner umhegt. Therapie heißt: Begleiten, Dienen, Fördern, Helfen meines Patienten, meines Schülers, jedenfalls des mir anvertrauten hilfsbedürftigen Menschen. Patient heißt dabei soviel wie: der Leidende und Leid erfahrende, nicht unbedingt der Kranke. Therapie heißt also nicht: Heilen. Heilen ist eine andere Sphäre als Begleiten. Beim Heilen kommen höhere Mächte ins Spiel, ebenso handgreifliche Manipulationen und Eingriffe ins Leben, wie z. B. beim Chirurgen. Der Therapeut als Begleiter, Diener, Helfer und Förderer jedoch enthält sich im Allgemeinen der Manipulation – nur im Notfall muss er wissen, welcher Eingriff richtig ist.

Mein kurzer Essay gliedert sich folgendermaßen:

1. Kairos – Widerfahrnis und Ereignis
2. Eine therapeutische Episode – auf dem Hintergrund einer existenziellen Not
3. Kairos und Begegnung in den Dimensionen der therapeutischen Beziehung
4. Schluss: Das zutreffende Wort als Träger des Kairos

1. Kairos – Widerfahrnis und Ereignis

In der Begegnung widerfährt uns Unvorhergesehenes und Unvorhersehbares. Das ist häufig in lebendigen Therapien – auch wenn wir es *so* oft nicht einordnen.

Um dem Widerfahrnis gewachsen zu sein, bedarf es des scharfen Blickes und rascher Entschlusskraft. Die griechische Antike prägte den Begriff „Kairos“ (mit dem Akzent auf dem *o*), den „richtigen Augenblick“ für dieses Ereignis. In einer kleinen Statue meißelte der Bildhauer Lysipp, ein Zeitgenosse Alexanders des Großen, den Kairos für die Palästra in Olympia (die Kopie steht jetzt im Benediktinerinnen-Kloster Trogir/Dalmatien). Der alexandrinische Dichter Poseidipp schrieb zur Statue ein Epigramm. Das Epigramm erscheint als Dialog zwischen einem Besucher der olympischen Palästra und dem Kairos.

Woher stammt der Bildhauer?
Aus Sikyon.
Wie heißt er?
Lysipp.
Aber wer bist Du?
Kairos, der alles bezwingt.
Warum gehst Du auf Zehenspitzen?
Ich laufe unablässig.
Warum hast Du an beiden Füßen Flügeln?
Ich fliege wie der Wind,
Warum trägst Du in der rechten Hand ein Messer?
Um die Menschen daran zu erinnern, dass ich spitzer bin als jede Spitze!
Aber warum fällt Dir eine Haarlocke in die Stirn?
Damit mich greifen kann, wer mir begegnet.
So ist's, beim Zeus!
Warum bist Du kahl am Hinterkopf?
Wenn ich mit geflügelten Füßen an jemandem vorbeigeflogen bin, wird mich keiner von hinten erwischen, so sehr er sich mühte!
Aber zu welchem Zweck hat der Künstler Dich geschaffen?
Euch, Ihr Menschen, zur Lehre hat er mich hier her in den Vorhof der Palästra gestellt.

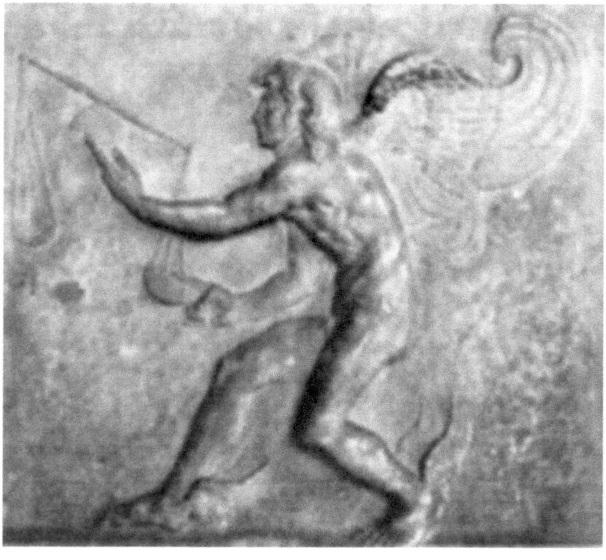

Abbildung: *Statue des Kairos, gemeißelt durch den Bildhauer Lysipp (Zeitgenosse Alexanders des Großen, Statue für die Palästra in Olympia, Kopie im Benediktinerinnen-Kloster Trogir/ Dalmatien)*

Der Kairos ist gereinigte Zeit, durch die die Ewigkeit in die räumliche Welt hineinstrahlt. Erhart Kästner (1975) sagt es in „Mykenai" mit treffenden Worten: „Unsere Sehnsucht geht auf das Unwiederholbare, das nur einmal geschieht. Das wahre Ereignis kehrt niemals wieder, es geschieht unterm Trägdruck, der Erstmaligkeit wie der Tod, wie die Liebe. Ein Widerfahrnis kann immer nur einmal, so lange die Sterne kreisen, geschehen; dann verzeichnen wir: Erstes Mal, niemals wieder!"

2. Eine therapeutische Episode – vor dem Hintergrund einer existenziellen Not

Bis 1998 war ich 22 Jahre lang als Psychotherapeut in der Frauenklinik der Medizinischen Hochschule Hannover tätig. Damals wurde ich eines Tages plötzlich zu einer Patientin in den Kreißsaal (Gebärzimmer) gerufen, es war ein Notfall. Ich nenne die Patientin Maja. Ihr bürgerlicher Name ist anders. Die Entbindung ihres fünften Kindes blockierte seit zwei Tagen. Ein Kaiserschnitt stand bevor. Diese Operation lehnte die Patientin ab, aus Gründen eines zuvor geschehenen Kaiserschnitts, den sie als seelische Verletzung empfand. Das war ein Dilemma zwischen ihren Ängsten und den Ängsten der Ärzte, das Kind könne Schaden nehmen, zumal angesichts ihrer chronischen Stoffwechselkrankheit.

Die lebhafte, Energie ausstrahlende junge Frau von etwa 30 Jahren mit vier eigenen Kindern war mir bekannt von einer früheren psychotherapeutischen Konsultation. Sie arbeitete in einem therapeutischen Beruf. Bei der Entbindung des vierten Kindes hatte der Geburtshelfer während der Kaiserschnittentbindung kurzweg eine Sterilisation durchgeführt, geleitet von seiner medizinischen Vernunft – ohne diesen Eingriff ausreichend zusammen mit der Patientin abgestimmt zu haben. Dieser Eingriff war in ihren Augen eine Manipulation, das heißt ungerechtfertigtes ärztliches Handeln. Inzwischen war eine Refertilisierung (Wiederherstellung der Fruchtbarkeit) durchgeführt worden, denn sie wünschte sich dringend ein weiteres Kind.

Nun lag diese Patientin in einem mit hellen, kalt wirkenden Kacheln ausstaffierten Geburtszimmer. Sie erkannte mich schneller, als ich sie. Ganz rasch war da ein warmer Kontakt zwischen uns vorhanden. In der nächsten halben Stunde unterhielten wir uns ein wenig über den drohenden Kaiserschnitt. Natürlich war es mir ein Leichtes, ihr mein Verständnis entgegenzubringen für ihre Ängste, gespeist aus ihrer seelischen Kränkung. Es entsprang meiner psychotherapeutischen Routine, ausgerichtet auf ihre gegenwärtige Lebenslage. Ich verzichtete darauf, mit ihr mutmaßliche geburtshilfliche Maßnahmen zu erörtern, denn diese lagen ohnehin außerhalb meiner Kompetenz. Ich konzentrierte mich ganz auf den gegenwärtigen therapeutischen Raum, der äußerlich bestimmt war durch das ungemütliche Geburtszimmer mit vielen chromblitzenden Geräten, natürlich ohne Gardinen, hygienisch rein, kahl. Möglicherweise habe ich ihre Hand ein wenig gehalten – aber das war nicht das Entscheidende. Entscheidend war, dass ihr gegenwärtiges körperliches Empfinden, mit all ihren Ängsten, Verkrampfungen, Kältegefühl, zur Sprache kam. Auch ich selbst spürte das körperlich. Als ich mich verabschiedete, konnte ich ihr keineswegs ein Hoffnungswort hinterlassen. Bei den Hebammen warb ich um deren Verständnis für die Lage der Patientin – und wir sprachen lange darüber, wie man wohl zukünftig die Kreissaalräume wärmer gestalten könnte, mit warmen Farben, mit Holz, mit Bildern.

Ich hatte mit einem Kaiserschnitt gerechnet. Überraschend erfuhr ich am Nachmittag: Der Geburtskanal hatte sich geöffnet, die Patientin konnte spontan entbinden.

Hier war ein *Ereignis* geschehen. Das Ereignis hatte mich überrascht. Zwar sind mir Ereignisse bekannt aus meiner beruflichen Arbeit. Aber sie lassen sich nicht herbeiwünschen oder gar herbeizwingen.

3.1. Kairos und Begegnung in den Dimensionen der therapeutischen Beziehung

In meiner Therapieepisode spielt die Begegnung eine hervorragende Rolle. Ich möchte dabei drei Dimensionen unterscheiden.

a) Rahmen und festgelegte Regeln (Rationalität des Handelns)

Jeder Beruf – Lehrer, Heilpädagoge, Arzt, Künstlerischer Therapeut, Psychotherapeut usw. – hat seine professionellen Regeln herausgebildet. Diese Regeln lernen wir in unserer Ausbildung. Sie sind ein stützendes Korsett, nicht mehr, aber auch nicht weniger. Diese Regeln sind heute oft in Lehrbüchern geschrieben. Sie sind juristisch verbindlich – das heißt, bei schweren Regelverletzungen kann es zur juristischen Klage kommen.

Welche Regeln hatte ich im Falle von Maja wahrgenommen? Mit psychotherapeutischem Sachverstand hatte ich die soziale Lage und ihr seelisches Befinden rational und realistisch, auch diagnostisch erfasst. Ich stellte einen warmen Kontakt bei angemessener Distanz her. Empathisch fühlte ich mich in ihre gegenwärtige Situation ein.

b) Reflexion des unbewussten gegenseitigen Fühlens (gefesselte Beziehung in der Übertragung/Gegenübertragung)

Die eigenen unbewussten oder halb bewussten Gefühle, die sich gelegentlich in Gedankensplittern ins Bewusstsein heben, sind eine Reaktion (sogenannte Gegenübertragung) auf die von der Patientin unbewusst in Gang gesetzte Szene (Übertragung). Dieser mehr oder weniger unbewusste Gefühlsprozess ist ein geschlossenes System, jenseits der personalen Begegnung. Offenheit und Freiheit der Begegnung sind ausgeschlossen. Insofern ist es eine gefesselte Beziehung.

c) Begegnung: Im Dialog dem Ereignis seinen Raum geben

Dialog ist abgeleitet vom griechischen Dialogos – das Zwischen-Wort, das sich zutreffend zwischen Ich und Du einstellen kann. Dialog ist nur möglich in der Freiheit gebenden Begegnung zwischen Ich und Du.

Der Dialog zwischen uns war ein Geschenk. Martin Buber, der große jüdische Philosoph, hat in seinem Buch „Das dialogische Prinzip" (Buber 1984) Wesentliches über den Dialog niedergelegt. Der Dialog entspinnt sich zwischen zwei gleichberechtigten Partnern („auf gleicher Augenhöhe"), zwischen Ich und Du. „Das Du ist älter als das Ich", sagt Nietzsche. Ohne Du gibt es kein Ich. Dialog heißt wörtlich: das Wort *zwischen* den Partnern. Dieses Zwischen lässt sich ermöglichen, aber es lässt sich nicht vorsätzlich machen. Der Dialog wird bestimmt durch sogenannte Zweckfreiheit. Auch wenn das Gespräch auf einen Zweck ausgerichtet ist (in diesem Fall die Erleichterung der Geburt), so sind sich die Dialogpartner darüber im Klaren, dass der Zweck nicht durch Druck oder Kraft erreicht werden kann. Das Motto ist „Wirken ohne worum Willen" (Meister Eckhart, zit. nach Quint 1993) – das heißt, bewirken, ohne nach dem Warum zu fragen.

Der Dialog zwischen der Patientin und mir wurde ermöglicht durch verschiedene Elemente: meine unbedingte emotionale Präsenz, durch das tiefe Vertrauen von Maja zu mir, das auch die taktile Berührung, das Handhalten möglich machte, schließlich auch meine rasche Reflexion der emotionalen Lage: Ich zögerte einen kurzen Moment, ob ich den von Maja herübergesandten Funken auffangen sollte, und entschied mich dann voll bewusst, auf diese Verbindung einzugehen.

Zwischenräume

Zwischen Ton und Ton
Die Hoffnung
Mitschwingendes erzeuge Klang.

Zwischen den Zeilen
Manchmal auch zwischen uns,
die unendliche Strömung.

Verena Rentsch (1971)

Ich hatte dem *Ereignis Raum gegeben*. Mit unseren professionellen Werkzeugen müssen wir zwar alles tun, die genannten professionellen Bedingungen zu schaffen, sodass das Ereignis sich einstellen möge. Aber: *Es* stellt *sich* ein, von selbst. Es ist ein selbstgebender Akt, der Geber ist verborgen. Nicht wir können es *her-*

stellen. Es ist nicht herstellbar, so wie im Allgemeinen eine chirurgische Operation nach festgelegten Regeln durchgeführt wird – Regeln, die unserem Verstand entsprungen sind.

Auch therapeutisches Handeln orientiert sich an rational vorgegebenen Plänen, Regeln und Leitlinien von Therapie. Zugleich weiß ich aber: Die Wirksamkeit dieser Pläne ist relativ, sie sind lediglich ein Leitseil, um grobe Fehler zu vermeiden.

Mit meiner therapeutischen Haltung versuche ich mich einzuschwingen auf eine mittlere Einstellung. Diese mediale Einstellung von höchster Aufmerksamkeit liegt zwischen passivem Kommenlassen und aktivem Eingreifen. Diese mediale Einstellung gehorcht dem Motto „Nicht machen – das Dritte sich einstellen lassen."

Es ist das Dritte zwischen dir und mir, zwischen Patientin und Therapeut, zwischen uns. Es ist das heilsam wirkende Ereignis. Um ein Ereignis Wirklichkeit werden zu lassen, bedarf es unserer Geduld – Geduld ist hier gekonnte Langsamkeit. Dazu gehört eine Sorgsamkeit, die konkretes Ahnen übt. Eine amerikanische Kunsttherapie-Kollegin hat dafür die Worte gefunden:

> Those, who part the waters are holy,
> those, who wait for the waters to part are divine.
> *Mary Talmage*
>
> Zu Deutsch:
> Wer die Wasser teilt, ist heilig.
> Wer wartet, bis die Wasser sich teilen, ist göttlich.

Diese wartende Haltung hat ihre eigenen logischen Regeln, – aber es ist eine Logik des Herzens, wie Pascal (1997) sagt. Das Herz als psychosomatisches Organ der Begegnung ist Wahrnehmungsorgan für das Ereignis. Das Herz als Mitte zwischen oben und unten, zwischen Kopf und Hand, zwischen kühlem Verstand und der emotionalen Hitze des Bauches und des Geschlechtes, zwischen Kontrolle und Handlung. Das Herz ist Vermittler, es ist nicht steuerndes Zentralorgan so wie das Hirn, das neuerdings modisch wieder im Mittelpunkt psychosomatischer Forschung steht.

3.2. Zukünftig dem Ereignis seinen Raum geben

Die kurze Therapiegeschichte Majas lehrt auch: Um dem Ereignis seinen Raum geben zu können, dazu bedarf es einer Denkstruktur, die dem Geschehen gerecht wird. Diese Denkstruktur ist den zuvor genannten therapeutischen Regeln übergeordnet. Denkstrukturen entsprechen einem anthropologischen Konzept. Es wäre eine schlimme Täuschung, zu glauben, wir könnten auf konkretes, präzises

Denken verzichten. Therapie entspricht einem klaren Denken, nicht allein dem tastenden Fühlen. Mehr denn je gilt heute: Der Mensch ist, was er denkt. Was heute gedacht wird, wird morgen in die soziale und kosmische Welt umgesetzt. Rose Ausländer (1990) fasst das in ihre Sprache:

> Gib mir
> den Blick
> auf das Bild
> unserer Zeit.
>
> Gib mir die Worte
> es nachzubilden.
> Worte
> stark
> wie der Atem
> der Erde.

Die Methode dieses Denkens ist zarter Empirie verpflichtet – nicht ausufernder Spekulation. So wie die Stimme der Vernunft leise ist, um den Zwischen-Raum einem Ereignis zur Verfügung zu stellen, mögen wir eine Fähigkeit auch in der Heilkunde neu kultivieren, welche die alten Ärzte und Therapeuten längst praktizierten. Heute spricht man leichthin von Intuition – nicht selten ohne dieses Wort recht mit Inhalt zu füllen. Das deutsche Wort lautet: Ahnung. Wer schweigt und wartet und dabei nicht einschläft, sondern die wache Spannung der Frage aushält, dem wächst eine neue Fähigkeit zu. Er lernt das Ahnen, ohne das Begreifen zu vergessen. Ahnen und Schauen sind auf ein unsichtbares Ganzes gerichtet, das für den ausgerichteten Blick und für den zupackenden Begriff nicht existent ist. Die Wirklichkeit des Ahnens ist die Zukunft.

3.3. Erläuternder Exkurs: Rückhaltlosigkeit und Ankunft des Dritten

Rückhaltlosigkeit: Die Begegnung in der Therapie steckt voller Gefahren. Wer nicht sicher ist, der möge nicht den „schmalen Grat betreten, darauf Ich und Du sich begegnen" (Buber 1984). Wer auf dieser Gratwanderung Ballast mitnimmt, dessen Fuß wird stocken und wer nach hinten schaut, der stürzt in den Abgrund.

Nur wer ohne Rückblick und ohne gefesselte Rückbindung mutig dem anderen entgegenschreitet, ist begegnungsfähig.

Aber wehe, wenn sich der Therapeut zuvor nicht sichert. Er würde seinen Patienten und sich selbst fahrlässig den mannigfachen Gefahren aussetzen. Er muss vorher sein diagnostisches Wissen eingesetzt haben, er muss seinen eigenen Schatten und dessen dunkle Regungen geprüft haben, und er muss sich selbst als Geschlechtswesen kennen – so muss er sich selbst und das Leben seines Patientenpartners unbarmherzig zum Objekt gemacht haben. Das ist ein Akt des Tötens. Wissenschaft und Diagnose fixieren, legen fest, sie wecken kein Leben. Aber das stählt – auch gegen die Verführung der Macht, gegen den Höhenrausch der Lust und gegen die Versuchung des Wunders, welche allemal der Begegnung in der Therapie auflauern.

In der Begegnung selbst aber hat der Therapeut sein Wissen hinter sich gelassen und vergessen – kein Seil der Erinnerung hindert ihn, den freien Raum zwischen ihm und seinem Patienten sich erfüllen zu lassen.

3.4. Die Ankunft des Dritten

Ich und Du, Patient und Therapeut, gehen ohne Rückhalt und ebenso ohne Vorbehalt aufeinander zu. Sie lassen sich beide aufeinander zu kommen. Diese zielfreie und nicht zweckverhaftete Haltung ist weder aktivisch noch passivisch, sie ist medial: vermittelnd und durchlässig. Als Mediale halten sie inne und werden gewahr, wie sich aus der Freiheit zwischen ihnen ein Neues, das Dritte, einstellt. Innewerden und absichtsfreies Waltenlassen lässt das Neue kommen. Das Neue kann niemals als Ziel angestrebt werden. Es ist gnädiges Geschenk der freien Begegnung. Es ist die Substanz, die wirkliche Zehrung, die den weiten Weg ermöglicht. Es gab sie zuvor nicht – und es ist auch sinnlos, sie in einem anderen Zusammenhang zu benutzen; denn sie entzieht sich der Nutzbarkeit und Ausbeutung. Begegnung ist kein Modell.

Die neue Substanz kann das rechte Wort zur rechten Zeit sein, die hilfreiche Geste oder der Ton, auf dem Cello gestrichen. Im Tanz und in der Bewegungstherapie ist es die einmalige Figur: Der Tanzende ist Gott am nächsten in diesem Augenblick.

Es ist gleichgültig, wer das Neue hervorbringt: Therapeut oder Patient. Wie oft habe ich es erlebt, dass meine Patienten das erlösende Wort sprachen, an dessen Formulierung ich innerlich mühsam arbeitete! Und manchmal hatte die Liebe schon von seinem Herzen Besitz ergriffen, während ich mich noch mit den gemeinsamen Verstocktheiten herumzuschlagen hatte. Das Dritte ist reine Gegenwart.

4. Schluss: Das zutreffende Wort als Träger des Kairos

Mit Wort meine ich das Universale, das sich zwischen Therapiepartnern einstellende Dritte: Es kann musikalisch, tänzerisch, bildnerisch, skulptural oder schlichtweg auch rein verbal sein. Das folgende, 1925 entstandene Gedicht der lettischen Lyrikerin Elza Rozenberger (2004) (genannt Aspazija, 1885–1943) mag verschiedene Nuancen des Dritten aufscheinen lassen.

Ein einziges Wort

Ein einziges Wort
kann wie fruchtbarer Regen niederfließen
auf die welkende Seele,
ein mitfühlendes Wort.

Ein einziges Wort
kann wie ein Regenbogen sich spannen über den Weg
und leuchten über dem Staub,
ein einziges, erfreuendes Wort.

Ein einziges Wort
vom höchsten Bergesgipfel her
kann niedersteigen zu der Seele,
ein erlösendes Wort.

Ein einziges Wort
ist wie eine Treppe mit goldenem Halt
für unsichere Steiger,
ein ermutigendes Wort.

Ein einziges Wort
kann dem Tage den Feierabend bringen,
kann jeden aufrichten, der fällt,
ein menschliches Wort.

Literatur

Aspazija (Elza Rozenberger) (2004): Ein einziges Wort – Vieus vienigs vārds. In: Riga udeni – Riga in Wassu. Lettische Lyrik. Riga: Tapalis Verlag

Ausländer, Rose (1990): Gesammelte Gedichte. Frankfurt am Main: Fischer

Buber, Martin (1984): Das dialogische Prinzip. 5. Auflage. Heidelberg: L. Schneider

Kästner, Erhart (1975): Ölberge, Weinberge: Ein Griechenland-Buch. Frankfurt am Main: Insel

Pascal, Blaise (1997): Gedanken: Über die Religion und einige andere Themen. Ditzingen: Reclam

Quint, Josef (1993): Meister Eckhart - Deutsche Predigten und Traktate. Zürich: Diogenes Verlag

Rentsch, Verena (1971): Wüstenrose (Gedichte). Zürich: Flamberg

Peter Sinapius

Gegenwartsmomente

Therapie als ästhetische Praxis

„Wir können nicht zweimal in denselben Fluss steigen."

Heraklit

Zusammenfassung

Das „Dritte" ist das nicht vorhersagbare und nicht planbare, unvermittelt Eintreffende in einem ästhetischen Prozess (Knill 1990). Es ist mit einem Gewahrsein für das „Hier und Jetzt" der ästhetischen Gestaltung verbunden und bezieht sich auf das gegenwärtige, unmittelbare Erscheinen von Objekten, Ereignissen oder Handlungen. In einer Therapie, in der es um ästhetische Erfahrungen geht, gehört es als Gegenwartsmoment der intersubjektiven Erfahrungswelt zwischen Therapeut und Patient an, die eine gemeinsame Geschichte miteinander teilen. Interaktionen zwischen Therapeut und Patient sind hier als ästhetische Figuren beschreibbar und umfassen neben der sprachlichen Kommunikation szenische und atmosphärische Handlungen und Ereignisse.

In dem vorliegenden Aufsatz werden die Ergebnisse einer phänomenologischen Studie vorgestellt, die vor dem Hintergrund der Philosophie der Ästhetik und der Dialogphilosophie den Blick auf die Dynamik des Beziehungsgeschehens zwischen Therapeut und Patient richtet, die sich unterhalb der Schwelle sprachlicher Reflexion vollzieht. Sie schließt damit an phänomenologische Ansätze einer psychotherapeutischen Theoriebildung über die therapeutische Beziehung an und erweitert sie um Aspekte einer Theorie der performativen Ästhetik. Die ästhetischen Dimensionen der Beziehungsgestaltung werden in eine Phänomenologie der therapeutischen Beziehung integriert und als therapeutisch wirksam und bedeutsam begründet.

1. Das Dritte

In einer gemeinsamen musikalischen Improvisation gilt es, Verantwortung für das sich entwickelnde Werk zu übernehmen. Was sich entwickelt, ist mehr als die Summe zweier oder mehrerer individueller Stile oder Ausdrucksmöglichkeiten – es ist etwas Neues, etwas Drittes.

Der Pianist Herbie Hancock (2010, 62) hat über sein Zusammenspiel mit Miles Davis Folgendes berichtet: „Einmal habe ich einen völlig falschen Akkord gespielt, mitten in Miles´ Solo. Die Töne, die er dazu spielte, banden meinen Fehler so ein, dass er plötzlich zu etwas Richtigem geworden war – das haute mich einfach um. Er hat das nicht als falschen Akkord gehört, sondern als etwas, das passierte. Und er hat die Verantwortung übernommen, daraus etwas Richtiges zu machen…“. Das Wort *Passieren*, das hier im Zusammenhang mit einer musikalischen Improvisation von Herbie Hancock und Miles Davis Verwendung findet, stammt von dem französischen Wort *passer* ab, was so viel bedeutet wie „vorübergehen“. Die Aufmerksamkeit von Miles Davis gehörte in der geschilderten Situation nicht dem Vergangenen an, dem, wie es hätte es klingen müssen und für das Herbie Hancock dann die Verantwortung zu übernehmen hätte, und auch nicht dem Zukünftigen, der Erwartung, wie es hätte werden sollen. Im *Vorübergehen* greift Miles Davis ein Ereignis auf, für das er die Verantwortung übernimmt, um einen unvermittelt auftauchenden Akkord zu einer ästhetischen Figur zu schließen. Diese Figur ist etwas Drittes, das aus einer dialogischen Situation heraus entsteht. Diese Situation ist weder planbar noch vorhersehbar, sie hat den Charakter einer Widerfahrnis. Wer so antwortet, dass er Verantwortung für das sich entwickelnde Werk übernimmt, gibt etwas, „was er nicht hat, sondern im Geben der Antwort erfindet.“ (Waldenfels 1994, 76)

Um den hier angedeuteten Moment, in dem aus der Unmittelbarkeit einer Situation heraus etwas Neues entsteht, geht es in einer Therapiepraxis, die ästhetische Erfahrungen zu ihrem Inhalt hat. Auch wenn ästhetische Handlungen und Ereignisse durch vergangene Erfahrungen determiniert sein können, werden sie in ästhetischen Prozessen sinnlich im Hier und Jetzt erfahren. In ihnen kann das ästhetische Material einen Ort der Begegnung zwischen Therapeut und Patient bilden. Das allerdings setzt voraus, dass der Therapeut in diesem Prozess eine aktive Rolle einnimmt und seine Handlungen als ästhetische Interventionen *am Werk* versteht. Das gilt auch für Künste, die vordergründig keine dialogische Qualität zu haben scheinen. Ein Bild, das der Patient gemalt hat, kann in der Betrachtung zu einem gemeinsamen ästhetischen Ereignis werden: Der Therapeut hängt es an die Wand, er gibt ihm einen besonderen Ort, er stellt es sprachlich in einen neuen Zusammenhang, er erzählt dazu eine Geschichte, er gibt seinen Empfindungen einen Ausdruck oder entwickelt Ideen, die sich an dem Werk entzünden. Solange er das tut, bleiben seine Handlungen auf der Ebene gemeinsamer sinnlicher Wahrnehmungen („ästhetische Resonanz“, vgl. Knill 2005, 126f.).

Ästhetische Erfahrungen, die aus der gemeinsamen Interaktion von Patient und Therapeut hervorgehen, werden nicht dadurch wirksam, dass sie nachfolgend sprachlich enkodiert und damit in das introspektive Bewusstsein überführt werden. Das unterscheidet eine ästhetische Therapiepraxis grundsätzlich von psychotherapeutischen Verfahren, die sich keiner ästhetischen Medien bedienen. Ästhetische Prozesse haben per se eine Nähe zu solchen Prozessen, in denen sich aus der Begegnung heraus etwas „Drittes“ zeigt. Ästhetisches Gestalten und

Handeln erfordert ein Gewahrsein für den Augenblick, in dem etwas zur Erscheinung kommen kann, was sich nur einem ästhetischen Wahrnehmen offenbart. Um einen Ton zum Klingen zu bringen, eine Farbe zum Leuchten, die Anmut einer Bewegung zur Erscheinung, bedarf es vor allem der Fähigkeit, das Klingen, das Leuchten oder die Anmut in ihrer unmittelbaren sinnlichen Präsenz zu vernehmen. Ästhetisches Wahrnehmen ist nicht spezifisch hinsichtlich dessen, was sich über die Objekte oder Ereignisse begrifflich sagen lässt, sondern hinsichtlich der Art und Weise wie sie zur Erscheinung kommen und der Zuwendung, die ihnen in ihrem gegenwärtigen sinnlichen Erscheinen entgegengebracht wird. In der Gegenwärtigkeit des ästhetischen Erlebens wird sich der Mensch nicht nur des Phänomens, sondern auch seiner eigenen Gegenwärtigkeit bewusst.

Einer Therapie, die mit ästhetischen Medien arbeitet, wohnt so das Unmittelbare, das hier in Bezug auf eine musikalische Improvisation beschrieben worden ist, inne. Das ästhetische Objekt bildet dabei den gemeinsamen Bezugspunkt für Erfahrungen, die daran gemacht werden können. Ästhetische Erfahrungen folgen keinem absichtsvollen, planvollen Handeln, sondern erfordern ein Gewahrsein für den Augenblick.

2. Der Gegenwartsmoment

Das „Hier und Jetzt" oder das, was wir „Gegenwart" nennen, ist nicht messbar. Es ist Gegenstand unseres subjektiven Erlebens. Der französische Geologe Michel Siffre hat versucht herauszufinden, was geschieht, wenn wochenlang nichts geschieht: Am 16. Juli 1962 stieg er ohne Uhr hinab in eine Höhle in den Südalpen, um dort wochenlang zu verbleiben. Seine einzige Verbindung nach außen war ein Feldtelefon, über das er angab, wie spät es seiner Meinung nach war oder wie viel Zeit vergangen war. Nach 58 Tagen verließ er die Höhle in der Annahme, dass erst 33 Tage verstrichen waren. Die von ihm empfundene Zeit war deutlich verschieden von der Zeit, die tatsächlich vergangen war. Sie hatte mit der Gegenwärtigkeit seines subjektiven Erlebens zu tun (Klein 2010, 20).

Wir alle erleben die Zeit, indem etwas geschieht, und seien es kleine, flüchtige Ereignisse, die unsere Erfahrungswelt ausmachen. Sie brauchen uns noch nicht einmal bewusst zu sein. Solche Momente machen die Lebenswelt des Kleinkindes aus. In der psychotherapeutischen Forschung hat Daniel Stern diese Momente unter dem Terminus „Gegenwartsmoment" eingeführt (Stern 2005).

Das Gewahrsein, das mit solchen Gegenwartsmomenten verbunden ist, hat eine Verwandtschaft mit ästhetischen Wahrnehmungen, die sich auf das gegenwärtige, unmittelbare Erscheinen von Objekten, Ereignissen oder Handlungen beziehen. Ein solcher Blick auf die Ästhetik der therapeutischen Beziehung kann an eine Phänomenologie der therapeutischen Beziehung anschließen, wie sie sich im Zusammenhang mit intersubjektiven und relationalen Konzepten der Psychotherapie in den letzten Jahrzehnten entwickelt hat (vgl. Altmeyer/Thomä 2006).

Die Idee von der therapeutischen Wirksamkeit interaktiver Handlungen geht zurück auf die Säuglingsforschung in den letzten Jahrzehnten des 20. Jahrhunderts. Stern (1985) u. a. (Dornes 1995, Lichtenberg 1991) stellten so fest, dass es neben dem reflexiven Bewusstsein auch ein gegenwartsgebundenes Gewahrsein gibt, das es dem Säugling z. B. gestattet, unmittelbar mit der Mutter zu interagieren, ohne dass er in der Lage wäre, darauf zu reflektieren (Stern 2005, 133). Entgegen der Auffassung, dass Säuglinge sich in einem Zustand des „normalen Autismus“ befinden, einem Zustand der Undifferenziertheit, in dem für sie keine soziale Welt existiert, rückten das direkte, soziale Erleben und Interagieren der Säuglinge in den Blick. Die Säuglingsforschung hat so dem selbstreflexiven, sprachlichen Selbst das präverbale Selbstempfinden an die Seite gestellt. Dieses Selbstempfinden bleibt ein Leben lang erhalten und ist verbunden mit einer angeborenen Fähigkeit zur „amodalen Wahrnehmung“, d. h. der Fähigkeit eine in einer Sinnesmodalität aufgenommene Information in eine andere Sinnesmodalität zu „übersetzen“. Ereignisse oder Handlungen werden vom Säugling nicht in ihrer kausalen Abfolge in Hinblick auf ein Ziel interpretiert („diese Handlung ist ein Griff nach dem Fläschchen“), sondern hinsichtlich der Art und Weise wie sie vollzogen werden (Stern 1985, 87): Wie gibt die Mutter das Fläschchen, wie wickelt sie den Säugling, wie hebt und senkt sich ihre Stimme? Das Streicheln des Säuglings oder der Tonfall einer besänftigenden Stimme („Ist ja gut“) können von dem Säugling in ihrer Gestalt und ihrem Gestus als übereinstimmend erlebt werden, obgleich sie verschiedenen Modi angehören. Sie werden übereinstimmend erlebt, da sie ähnliche „Aktivierungskonturen“ aufweisen. Über die Stimmführung, die Gestik oder Mimik vermittelt sich die Botschaft, die noch keiner begrifflichen Enkodierung bedarf. Dabei sind Mutter und Säugling in der Lage schlagartig zwischen verschiedenen Modalitäten zu wechseln und unmittelbar ihre Bedeutung zu erschließen. So vermittelt beispielsweise der mahnende Zeigefinger dasselbe wie die Strenge in der Stimmführung oder das Zusammenziehen der Augenbrauen. Säuglinge sind von Beginn an in der Lage, Handlungen und Ereignisse sinnesübergreifend wahrzunehmen und auf soziale Vorgänge selektiv zu reagieren, indem sie Sinneswahrnehmungen in ihrer Qualität mit ihrem Selbstempfinden verbinden. Sie können zwischen Selbst und Anderen unterscheiden, indem sie nonverbale Botschaften in ihr Selbstempfinden eingliedern, ohne ein reflexives Bewusstsein ausgebildet zu haben (ebd., 24).

Anknüpfend an diese Erkenntnisse betrachtet Stern in seinen Untersuchungen über die Interaktionen zwischen Therapeut und Patient die therapeutische Beziehung unter der Prämisse, dass es auch hier verschiedene Formen von Bewusstsein gibt, die mit Erfahrungen in der Therapie verbunden sein können. Für Erfahrungen, die jenem gegenwartsgebundenen Gewahrsein entsprechen, schlägt er den Begriff intersubjektives Bewusstsein vor (Stern 2005, 134). Die Erfahrungen, die der Gegenwärtigkeit des Erlebens angehören, versteht er als zentrale Momente von Entwicklung und Veränderung in Psychotherapie und Alltag. In der Therapie werden diese Erfahrungen von Patient und Therapeut geteilt. Sie sind als eine Geschichte zu verstehen, die gelebt wird, während sie geschieht. An ihr haben Therapeut und Patient gleichermaßen Anteil. Im Vordergrund steht dabei das implizite Erleben und nicht das Explizieren von Bedeutungen. Vom Therapeuten verlangt sie das Vermögen, sich in die seelische Welt des anderen einzuleben.

3. Empathie und ästhetisches Wahrnehmen

Im Zusammenhang mit psychotherapeutischen Konzepten, die die intersubjektive Erfahrungswelt zwischen Therapeut und Patient in ihr Zentrum rücken, spielt die empathische Wahrnehmung eine zentrale Rolle, unter der das Vermögen verstanden wird, sich in die seelische Erlebniswelt eines anderen einzufühlen. Was allerdings Empathie *ist*, bleibt eher ungenau und diffus. Eine noch immer verbreitete Theorie über Empathie ist z. B. die Simulationstheorie, der zufolge Empathie mit der Fähigkeit zusammenhängt, ähnliche mentale Zustände zu erleben wie eine andere Person. Einer anderen Theorie nach, der Theorie-Theorie, beruht die Empathie auf dem Vermögen, sich die mentalen Zustände einer anderen Person zum Gegenstand zu machen, also über sie nachzudenken (nach Staemmler 2010, 38). Staemmler schlägt vor, diese Begriffe zu erweitern. Er versteht

> „Empathie als eine auf Intersubjektivität beruhende, sich leiblich vollziehende und gegenseitige Bezugnahme (im Sinne des social referencing) zwischen zwei (oder mehreren) Personen – eine Bezugnahme sowohl auf die Erfahrungswelt der jeweils andere(n) Person(en) als auch auf die gemeinsame Situation und deren emergente Eigenschaften" (ebd., 227).

Die Wahrnehmungssituation, die mit einer solchen intersubjektiven Bezugnahme verbunden ist, lässt sich durch das präzisieren, was in der jüngeren Philosophie der Ästhetik unter einem ästhetischen Wahrnehmen verstanden wird:

> „Es geht den Subjekten der ästhetischen Wahrnehmung um ein Verspüren der eigenen Gegenwart im Vernehmen der Gegenwart von etwas anderem. In der sinnlichen Präsenz eines Gegenstands [oder einer Situation, Anm. d. Verf.] werden wir eines Augenblicks unserer eigenen Gegenwart inne." (Seel 2003, 62)

In diese Gegenwart kann etwas Drittes und Unvorhergesehenes hineinsprechen: ein plötzlich sich einstellendes Bild, eine sich zu einem Ganzen schließende Interaktion oder ein sich mit einem Mal erschließendes Motiv. Dieser Moment wird mit Bezug auf die griechische Mythologie und den Gott des rechten Augenblicks Kairos in der jüngeren philosophischen Ästhetik „Kairosmoment" genannt, der einer Widerfahrnis gleichkommt:

> „Wahrnehmen heißt nicht Erkennen, Unterscheiden, Bezeichnen und Verstehen, sondern ist in erster Linie Antworten […] Was sich dabei zeigt, geschieht." (Mersch 2002, 48f.)

Damit wird in der Philosophie der Ästhetik ein ästhetisches Wahrnehmen ähnlich dem empathischen Wahrnehmungsvermögen in der Psychotherapie als ein Wahrnehmen charakterisiert, das Situationen und Ereignisse in ihrem gegenwärtigen, unmittelbaren sinnlichen Erscheinen erfasst (Seel 2003). Ein solches wahrnehmendes Handeln unterscheidet sich von einer Wahrnehmung, die darauf aus ist, Gegenstände, Handlungen oder Situationen begrifflich zu identifizieren und sie in sprachlogischen Zusammenhang zu bringen (Seel 2003, Mersch 2002). Das ästhetische Wahrnehmen ist mit einem gegenwartsgebundenen Bewusstsein verbunden (Seel 2003), während eine auf die funktionale und begriffliche Bestimmung der Wirklichkeit ausgerichtete Wahrnehmung eher mit einem reflexiven Bewusstsein verbunden ist (Seel 2003, Stern 1985 und 2005). Ein Wahrnehmen im Sinne eines klassifizierenden Beobachtens, das sich einer Sache bemächtigt, erkennt nichts, was nicht schon gewusst wird. Im sozialen oder politischen Leben kennen wir das als bloße Machtausübung. Es geht den Dingen voraus, es ist da, bevor sie sich zeigen können. Die Wahrnehmung, die sich einer Sache hingibt, übernimmt für das andere, das Sich-Ereignende Ver-Antwortung. Dieses Antworten, das wir auf uns nehmen, nennt Mersch mit Bezug auf Waldenfels (1999) „Responsivität".

Die performative Ästhetik räumt der Ästhetik einen universellen Status ein, da sie sich auf alle Lebensbereiche gleichermaßen beziehen kann. Ich vermute, dass das „ästhetische Wahrnehmen" geeignet ist, ein empathisches Wahrnehmen genauer zu charakterisieren und zu untersuchen, weil wir in den Künsten ein Modell dafür haben, das sich ohne Weiteres auf nicht-künstlerische Situationen und Ereignisse beziehen lässt (Sinapius 2010).

An einem einfachen Beispiel aus meiner kunsttherapeutischen Praxis möchte ich deutlich machen, wie ein ästhetisches Wahrnehmen in das Hier und Jetzt einer Situation führen kann:

> Die hier wiedergegebene Zeichnung (Abb.) ist das erste Bild, das die 7-jährige Miriam mit mir in der Therapie gemalt hat. Sie kommt schüchtern in den Therapieraum und sieht mich mit großen, strahlenden und erwartungsvollen Augen an. „Was wollen wir malen?", frage ich sie. Miriam zuckt mit den Achseln. „Das wird sich finden", sage ich. Wir setzen uns vor ein großes leeres Blatt und beginnen – jeder auf seiner Seite des Blattes –, etwas unsicher, was da auf uns zukommt, zu malen: Ich male eine Blume, woraufhin sie, fast fragend, einen Baum malt. Drumherum wächst Gras in die Höhe. Plötzlich bemerke ich zwei lange Ohren, die hinter dem Gras auftauchen. Miriam ruft: „Ein Hase!". Kaum hat sie das ausgerufen, tauchen auch schon zwei kleine Ameisen auf und hinter ihnen ein dicker Mistkäfer. Der ist, so bemerke ich, offenbar hungrig und hat

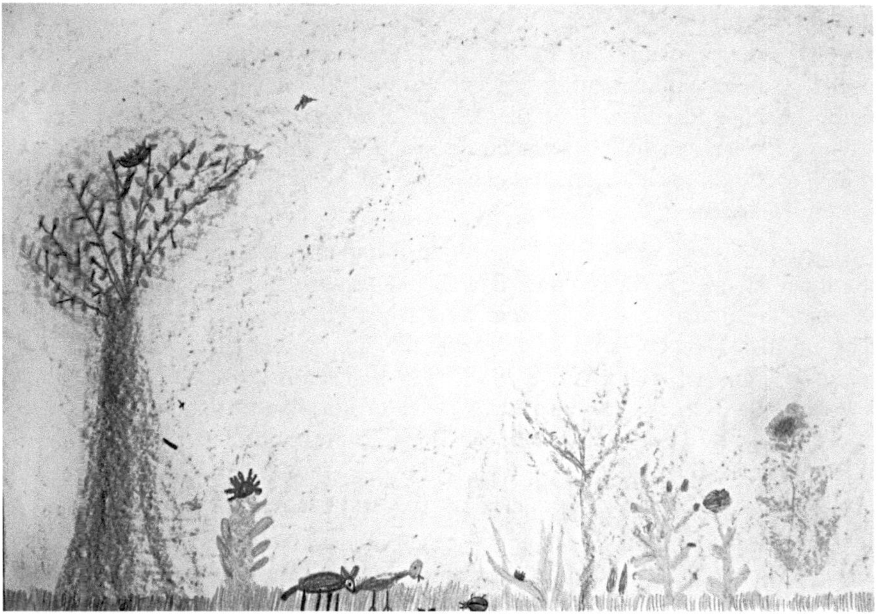

***Abbildung:** Miriam rettet die Tiere (50 x 70 cm, Wachsstifte/ Papier)*

es auf die beiden Ameisen abgesehen. Sollen denn die Ameisen zu Schaden kommen? Miriam schüttelt den Kopf! Wir müssen ihnen zu Hilfe kommen: Miriam entschließt sich, eine Gans zu malen, die im Begriff ist, den Mistkäfer zu fressen. Der arme Mistkäfer! Gibt es keinen Ausweg? Miriam überlegt kurz, dann betritt ein Fuchs die Bildfläche. Der wird die Gans fressen, bevor sie dem Mistkäfer gefährlich werden kann! Dann ist es aber um die Gans geschehen! Da taucht hinter dem Baum der Lauf des Gewehres des Jägers auf, der auf den Fuchs anlegt. Nein! Das wollen wir nicht! Und schon macht sich eine Fliege auf den Weg, summt um den Kopf des Jägers, sodass der Schuss daneben geht! Ein Glück! So sind alle gerettet.

Zugegebenermaßen gewinnt die Geschichte eine ganz eigentümliche Logik, wenn man an ihre Folgen denkt: Die Tiere sind jetzt frei, aufeinander loszugehen. Uns interessierte aber nicht die kausale Abfolge der Ereignisse in Hinblick auf ein logisches Ergebnis, sondern die Möglichkeit, unsere bildnerischen Aktionen emotional in eine Beziehung zueinander zu bringen. Im Vordergrund stand dabei nicht das Explizieren von Bedeutungen, sondern das implizite Erleben, wobei sich Wahrnehmen und Handeln an der aktuellen intersubjektiven Situation orientierten.

4. Ästhetik therapeutischer Beziehungen

In einer Studie (Sinapius 2010) bin ich der Frage nachgegangen, ob es phänomenologisch beschreibbare Formen ästhetischen Wahrnehmens und Handelns in therapeutischen Prozessen gibt, die die Beziehung zwischen Patient und Therapeut regulieren. Ich habe untersucht, ob sich therapeutische Interaktionen als ästhetische Figuren darstellen und ob sie sich so durch eine Theorie der Ästhetik begründen lassen.

Ich habe Interviews mit Kunsttherapeutinnen und Kunsttherapeuten geführt, um von ihnen etwas zu erfahren über den Charakter der therapeutischen Interaktionen und ihre Bedeutung für den therapeutischen Prozess. Aus diesen Interviews habe ich das Datenmaterial erschlossen, das dieser Studie zugrunde lag. Die qualitative Auswertung hat mich zu vier ästhetischen Kategorien geführt, die in der Lage sind, ästhetische Qualitäten der therapeutischen Beziehung abzubilden: das Tänzerische, das Musikalische, das Symbolische und das Poetische.

Eine der Geschichten, die mir die Therapeutinnen erzählt haben, möchte ich hier wiedergeben und anschließend an ihrem Beispiel die vier ästhetischen Kategorien beschreiben, die in ihr sichtbar werden. Die Therapeutin, die mir die folgende Episode aus ihrer therapeutischen Praxis erzählt, arbeitet in einer Altenpflegeeinrichtung. Sie besucht eine bettlägerige, demenzkranke Frau in ihrem Zimmer und setzt sich an ihr Bett:

> „Als ich mich ans Bett gesetzt habe … ist sie mit der einen Hand ununterbrochen in einem relativ kleinen Radius über die Bettdecke gefahren, in einer sehr gleichförmigen Bewegung, und hat auf der anderen Seite sehr laut mit den Zähnen geknirscht, was ich so von ihr nicht kannte. Also offensichtlich [war sie] ganz angespannt, war auch vom Gesichtsausdruck her angespannt. [Sie] hat deutlich auf mein Gesicht und die Begrüßung reagiert, einfach von der Augenbewegung her, [sie hat] auch ein bisschen gelächelt und ist dann aber sehr, sehr stark in dieser Bewegung geblieben. Ich habe ihr dann die Hand gereicht, sodass sie sich also entscheiden konnte, ob sie sie greifen will oder in irgendeiner Form Kontakt aufnimmt oder nicht. [Ich] habe dann, quasi eine halbe Stunde, hauptsächlich über die Hand Kontakt aufgenommen und dann versucht, diesen Rhythmus, den sie hatte, in so einem summenden nonverbalen Lied, einem Lied ohne Worte aufzunehmen. Dann hatte [ich] das Gefühl, dass sie irgendwann angefangen hat, diesen Rhythmus auch zu erwidern, [sodass] es was Gemeinsames wurde und sie auch ein bisschen ruhiger wurde in der Bewegung." (ebd., 185)

Das Tänzerische

Die Therapeutin tritt in den Raum und setzt sich an das Bett. Sie bemerkt in den Bewegungen der Patientin eine ungewöhnliche Anspannung und Unruhe. Sie registriert die Augenbewegungen und ein Lächeln, das sie als Begrüßung wertet. Sie reicht ihr vorsichtig die Hand, um abzuspüren, wie sie Kontakt aufnehmen kann. Das ist ja schon bemerkenswert: Sie fragt sich angesichts der ungewöhnlichen Situation nicht, was die Unruhe der Patientin bedeutet, sondern überlässt sich ganz den sinnlichen Eindrücken, die sich ihr vermitteln.

Die Bewegungsimpulse, die die unsichtbare Dynamik zwischen Therapeutin und Patientin bestimmen, nenne ich das Tänzerische. Die Charakterisierung der Therapie als etwas Tänzerisches eröffnet einen ästhetischen Zugang zu der Bewegungsdynamik in der Beziehung zwischen Patientin und Therapeutin, durch die sie zueinander in Kontakt kommen. Zu diesen Bewegungen gehören das Abspüren von Nähe und Distanz, die Bewegungsrichtung, der Kraftfluss der Bewegung, die Berührung und der Kontakt ebenso wie die Stille und das Innehalten. Innerhalb einer Beziehung wird so nicht nur die körperliche Bewegung als Bewegung wahrgenommen, sondern ebenso jedes andere emotionale Abstimmungs- und Ausdrucksverhalten, das uns sinnlich zugänglich ist.

Das Musikalische

Nachdem die Therapeutin der Patientin ihre Hand gereicht hat, stimmt sie sich auf ihren Rhythmus ein: Sie beginnt eine Melodie zu summen, die mit den Bewegungen der Patientin korrespondiert. Sie fühlt sich in ihre Patientin ein. Einer außenstehenden Beobachtung bliebe versagt Ängste oder Verstörungen aufzunehmen und ihnen Kohärenz zu verleihen. Ein musikalisches Einstimmen ermöglicht es, Empfindungen miteinander zu teilen.

Diese Fähigkeit der Therapeutin, sich in die Erfahrungswelt der Patientin einzufühlen, nenne ich das Musikalische. Während das Tänzerische die Bewegungsdynamik im Rahmen einer therapeutischen Beziehung beschreibt, durch die ein Spielraum für eine Begegnung geschaffen wird, ist das Musikalische als feines Abstimmungsverhalten zu verstehen, das sich innerhalb dieses Spielraumes vollzieht und die Therapeutin an der Erfahrungswelt der Patientin teilhaben lässt. Damit ist eine besondere Art wahrnehmenden Handelns charakterisiert.

Das Musikalische soll die Art und Weise einer aktiven Wahrnehmung beschreiben, durch die etwas von der Erfahrungswelt des anderen in der Beziehung zwischen Therapeutin und Patientin zum Klingen kommt. Um mit einem anderen zu musizieren, muss ich mich auf ihn einstimmen. In einem freien Zusammenspiel können ein Klang, ein Thema, ein Motiv oder ein Rhythmus erst aus der wechselnden Bezugnahme aufeinander entstehen. Diese Bezugnahme verlangt ein Hören, das einem Lauschen gleicht, und in das sich der eigene Part eingliedert, um etwas Neues entstehen zu lassen. Der musikalische Zusammenklang ist ein auf die unmittelbare Wahrnehmung abgestimmtes Handeln. Was ich hier als „das Musikalische" bezeichne, soll das Abstimmungsverhalten zwischen Patientin und Therapeutin beschreiben, das sich innerhalb des therapeutischen Spielraumes vollzieht.

Das Symbolische

Die dritte ästhetische Kategorie, die in der therapeutischen Beziehung eine Rolle spielt, nenne ich das Symbolische. Nachdem die Therapeutin sich mit ihrer Melodie auf die Patientin eingestimmt hat, nimmt sie wahr, wie ihre Patientin „irgendwann“ den Rhythmus erwidert, wie sich ihre Bewegungen verändern und wie schließlich die Melodie zu etwas Gemeinsamem zwischen ihnen wird.

Wenn sich Therapeutin und Patientin aufeinander eingestimmt haben, entsteht zwischen ihnen ein Raum, in dem sie gemeinsame Erfahrungen machen und miteinander teilen können. Ihr gemeinsamer Bezugspunkt kann eine Geschichte, eine Melodie, eine Handlung oder ein Bild sein. Was sich darin zeigt, ist nicht einfach das, was die Patientin als Problem oder Fragestellung mitbringt. Es ist auch nicht das, was die Therapeutin für bedeutend oder wesentlich hält. Es ist Ergebnis einer wechselseitigen Interaktion.

Der Begriff Symbol ist begriffsgeschichtlich und wissenschaftstheoretisch sehr vieldeutig. In der Semiotik gilt er als konventionelles Zeichen, während in der analytischen Psychologie zwischen Symbolen, die für die Archetypen stehen, und Zeichen unterschieden wird und in den Naturwissenschaften Symbole Repräsentanten von Wirklichkeit sind. Ich orientiere mich hier an einem Symbolbegriff, wie er in der Philosophie und Ästhetik verwendet wird: Das Symbol ist nicht das im Voraus Gewusste oder die Übersetzung des einen in das andere, es ist nicht die Allegorie, sondern in dem Symbol selbst allein, so sagt Gadamer (1977, 50), kann man das finden, was es zu sagen hat. Es ist damit in der lateinischen Bedeutung des Wortes symbolum den Begriffen „Bild“ oder „Sinnbild“ nahe.

Das Poetische

Das Poetische nenne ich das, was dieser Episode ihren Sinn verleiht. Dabei ist der Sinn etwas, was auf einen größeren Zusammenhang verweist, der hinter einer Aussage oder Handlung liegt.

In unserer Episode werden die Bewegungen zwischen Therapeutin und Patientin als ästhetische Figur sichtbar: Ein Tanz wie ein leichtes Wiegen, das sich in der Unmittelbarkeit der Begegnung und in der Gegenwärtigkeit des Er-Lebens vollzieht. Die Therapeutin braucht dafür keine Zielvorgabe und kein therapeutisches Programm, sondern die Bereitschaft sich der Fülle sinnlicher Eindrücke hinzugeben, die sich eingliedern in ein dialogisches Geschehen. Die leichten, kreisförmigen Handbewegungen der Patientin verlieren ihre Monotonie, sobald die Therapeutin sie leise aufnimmt in den Rhythmus ihres Liedes.

Mit dem *Poetischen* in der therapeutischen Beziehung bezeichne ich jenen Moment, in dem sich etwas Drittes, Unvorhergesehenes aus der therapeutischen

Beziehung „entbirgt“. Das Entbergen bezieht sich im Gegensatz zum Enthüllen, das Inhalt einer psychotherapeutischen, aufdeckenden Therapiepraxis ist, nicht auf Vergangenes, sondern auf den Gegenwartsmoment, in dem sich aus einer therapeutischen Interaktion Sinn erschließt. Im Gegensatz zum Explorieren oder Erklären hat das Sich-Entbergende Ereignischarakter.

Die Frage nach der Bedeutung oder dem Sinn eines Werkes, einer Geschichte oder Handlung (Sinapius 2009, 109) kann in drei Richtungen gehen. Die Frage kann lauten: „Warum?“ und sich mit den Ursachen oder der Vorgeschichte einer Darstellung oder Handlung beschäftigen. Dann sucht sie die Antwort in der Vergangenheit. Sie kann aber auch lauten: „Wozu?“. Dann wird die Darstellung oder Handlung von einem in der Zukunft liegenden Zweck aus erklärbar. Daneben gibt es noch einen Sinn, der sich weder kausal noch final erschließt, sondern der durch die Dinge zu uns spricht. Dann ist Sinn etwas, das sich nicht reflexiv oder vorausschauend erfüllt, sondern in dem Moment der Zuwendung zu den Dingen: dem Kairosmoment.

Literatur

Altmeyer, Martin; Thomä, Helmut (Hg.) (2006): Die vernetzte Seele – Die intersubjektive Wende in der Psychoanalyse. Stuttgart: Klett-Cotta

Dornes, Martin (1995): Der kompetente Säugling / Die präverbale Entwicklung des Menschen. Frankfurt am Main: Fischer

Gadamer, Hans-Georg (1977): Die Aktualität des Schönen. Kunst als Spiel, Symbol und Fest. Stuttgart: Reclam

Hancock, Herbie (2010): Mit dem Klavier gegen Gier. Gespräch mit Herbie Hancock. In: ZEIT Nr. 26 vom 24. Juni 2010. S. 62

Klein, Stefan (2010): Zeit – Der Stoff aus dem das Leben ist. Frankfurt am Main: Fischer

Knill, Paolo J. (1990): Das unvermittelbare Heilmittel oder das Dritte in der Kunsttherapie. In: Petersen, Peter (Hg.): Ansätze kunsttherapeutischer Forschung. Berlin: Springer

Knill, Paolo J. (2005): Kunstorientiertes Handeln in Veränderungsprozessen. Zürich: EGIS-Verlag

Lichtenberg, Joseph D. (1991): Psychoanalyse und Säuglingsforschung. Berlin/Heidelberg: Springer

Mersch, Dieter (2002): Ereignis und Aura – Untersuchungen zu einer Ästhetik des Performativen. Frankfurt am Main: Suhrkamp

Seel, Martin (2003): Ästhetik des Erscheinens. Frankfurt am Main: Suhrkamp

Sinapius, Peter (Hg.) (2009): "So will ich sein" / Krankheitsbewältigung bei Krebs – Bilder aus der Kunsttherapie. Köln: Claus Richter Verlag

Sinapius, Peter (2010): Ästhetik therapeutischer Beziehungen – Therapie als ästhetische Praxis. Aachen: Shaker Verlag

Staemmler, Frank-M. (2010): Das Geheimnis des Anderen – Empathie in der Psychotherapie. Stuttgart: Klett-Cotta

Stern, Daniel N. (1985): The interpersonal World of the Infant. New York: Basic Books. Dt.: Stern, Daniel N. (1992): Die Lebenserfahrung des Säuglings. Stuttgart: Klett-Cotta

Stern, Daniel N. (2005): Der Gegenwartsmoment – Veränderungsprozesse in Psychoanalyse, Psychotherapie und Alltag. Frankfurt am Main: Brandes und Apsel

Waldenfels, Bernhard (1994): Response und Responsivität in der Psychologie. In: Journal für Psychologie, 2 (2). Lengerich: Pabst Science Publishers. S. 71–80

Waldenfels, Bernhard (1999): Sinnesschwellen. Studien zur Phänomenologie des Fremden. Frankfurt am Main: Suhrkamp

Abbildung

Der Dritte Raum

Das Konzept des Dritten Raums („third space") geht auf die postkoloniale Theoriebildung und hier insbesondere auf den Literaturtheoretiker Homi K. Bhabha (1994) zurück. Er entwirft den Dritten Raum als einen Zwischenraum („in-between"), in dem binäre kulturelle Differenzen neu ausgehandelt werden. Dabei wird nicht die Existenz von Grenzen an sich in Frage gestellt, vielmehr wird die Grenze selbst zum Ort der Auseinandersetzung und Übersetzung. „Diese 'Zwischen'-Räume", so Bhabha, „stecken das Terrain ab, von dem aus Strategien – individueller oder gemeinschaftlicher – Selbstheit ausgearbeitet werden können, die beim aktiven Prozeß, die Idee der Gesellschaft selbst zu definieren, zu neuen Zeichen der Identität sowie zu innovativen Orten der Zusammenarbeit und des Widerstreits führen" (ebd., 2). Bhabha nimmt die Ausgangsposition dieser Aushandlung selbst immer schon als vermischt an und verknüpft sie mit seinem Konzept der Hybridität, das Differenz nicht als eine Markierung zwischen Innen und Außen, Peripherie und Zentrum festmacht, sondern als einen unumgänglichen Ort mitten im Zentrum.

Bhabhas Konzept des Dritten Raumes weist zahlreiche Parallelen und Schnittstellen zu anderen Theorien auf, etwa zu Edward Sojas Begriff des „third space", der die konkrete räumliche Dimension des Ortes betont, an dem Reales und Imaginäres zugleich präsent sind, sowie zu Henri Lefebvres Theorie von „other spaces", bell hooks „margin" oder Michel Foucaults „hétérotopies".

In der künstlerischen Praxis – sei es in pädagogischen, therapeutischen oder partizipativen Kunstprojekten – werden der dritte Raum und seine Rahmenbedingungen durch die Künste bestimmt. Der Beitrag von Annika Niemann setzt das postkoloniale Konzept des Dritten Raumes ins Verhältnis zu einer transformativen Praxis der Kunstvermittlung. Er fokussiert dabei Momente der Verunsicherung, des Missverständnisses und der Störung als wesentliche Koordinaten, die dazu beitragen im Intervall von künstlerischem Werk, Publikum und institutionellem Rahmen Dritte Räume zu ermöglichen.

In den partizipativen Projekten des Künstlers Ulf Aminde ist der dritte Raum die Bühne. Im Interview beschreibt er diese Bühne als ästhetischen Raum, in dem Künstler, Teilnehmende und Betrachter spielerisch zueinander in Beziehung treten. In der gemeinsamen Suche nach einer ästhetischen Form verortet Aminde das Dritte.

Ilse Schimpf-Herken und Till Baumann nehmen den dritten Raum in Bezug auf die interkulturelle psychosoziale Friedensarbeit in den Blick. In Anlehnung an die biografische Erinnerungsarbeit und Augusto Boals Theater der Unterdrückten beschreiben sie den dritten Raum als einen Übergangsraum zwischen Realität und Fiktion, in dem die sinnliche Wahrnehmung der Phänomene in ihrer Beziehungs- und Zeitdimension erfolgen kann.

Der dritte Raum in der Psychotherapie hat andere theoretische Quellen als der postkoloniale Dritte Raum. In der Psychotherapie geht die Vorstellung eines „Spielraumes" auf Winnicott (1997, 49) zurück und definiert einen Bereich, der weder Teil der intrapsychischen Realität noch Teil der äußeren Welt ist: „Psychotherapie geschieht dort, wo zwei Bereiche des Spielens sich überschneiden: der des Patienten und der des Therapeuten. Psychotherapie hat mit zwei Menschen zu tun, die miteinander spielen" (ebd.).

In der psychodynamisch imaginativen Traumatherapie zur Behandlung schwer traumatisierter PatientInnen ist das Konzept der „inneren Bühne" als gemeinsamer imaginärer Raum eingeführt, der als sicherer Ort für den Patienten gilt. Ulrich Sachsse führt in seinem Beitrag den Begriff „dritter Raum" als einen Spielraum ein, in dem die Patienten innerseelische als auch interpersonelle Konflikte inszenieren können. Dieser Raum kann gebildet werden durch Imaginationen, Kunst, Gestaltung, Bewegung, Drama, Spiel oder andere Formen ritualisierter Selbst- und Objekt-Inszenierungen.

Literatur

Bachmann-Medick, Doris (2006): Cultural Turns – Neuorientierung in den Kulturwissenschaften. Hamburg: Rowohlt

Bhabha, Homi, K. (2000): Die Verortung der Kultur. Englisch: The location of culture (1994). Tübingen: Stauffenburg Verlag

Winnicott, Donald W. (1997): Vom Spiel zur Kreativität. Stuttgart: Klett-Cotta

Annika Niemann

Lost in Translation - Dritte Räume in der Kunstvermittlung

„Dabei sollten wir immer daran denken, daß es das ‚inter' – das Entscheidende am Übersetzen und Verhandeln, am Raum da-zwischen *– ist, das den Hauptanteil kultureller Bedeutung in sich trägt."*

Homi K. Bhabha (2007, 58)

Zusammenfassung

Der folgende Text beleuchtet zwei Beispiele aus der Praxis der Kunstvermittlung in Bezug auf ihren transformatorischen Umgang mit Grenzen. Als Folie der Reflexion dient das Konzept des Dritten Raumes nach Homi Bhabha, als ein Zwischenraum der kontinuierlichen Verhandlung kultureller Differenzen. Der Text fokussiert dabei insbesondere den Vorgang des Übersetzens von und zwischen Kulturen als schöpferische Praxis.

Unterwegs navigiert der Text an den Rändern dritter Ufer, er beschäftigt sich mit einem Nashorn oder mit Überlegungen zum Kanubau. Sofern die Sprünge zwischen den Sequenzen zuweilen „unvermittelt" erscheinen, mag dies auf den Versuch zurückzuführen sein, Denken in Text zu übersetzen. Das Unvermittelte erzeugt aber auch jene Brüche und Spalten, denen sich das Dritte verdankt.

1. Das Ufer

In einer berühmten Erzählung des Brasilianers João Guimarães Rosa aus dem Jahr 1968 lässt der Vater des Ich-Erzählers eines Tages ein Kanu für sich fertigen: „Er bestellte ein besonderes Kanu aus Vinhático-Holz, klein, innen im Heck das knappe Sitzbrett, gerade breit genug für den Ruderer. Es mußte jedoch tadellos gefertigt sein, extra stark und kräftig gebogen, und geeignet, seine zwanzig oder dreißig Jahre im Wasser auszuhalten." In unmittelbarer Nähe des heimatlichen Hauses, „keine Viertellégua weit", rollt ein mächtiger Fluss, so breit, dass man kaum die Form des anderen Ufers ausmachen kann. Sobald es fertig ist, besteigt der Vater das Kanu und beginnt zu Rudern. „Und das Kanu legte ab und glitt dahin – sein Schatten ging mit, gleich groß, wie ein Kaiman, langgestreckt, länglich. Unser Vater kam nicht wieder. Und doch war er nirgendwohin gegangen. Und führte nun seine Erfindung aus, auf der Fläche des Flusses zu verharren, zwischen einer Hälfte und der anderen, immer in seinem Kanu, um nicht mehr auszusteigen, nie mehr." Weder steuert er das andere Ufer an, noch kehrt er zum heimatlichen zurück, nie taucht er auch nur in der Nähe des Ufers auf: „nicht tagsüber und auch nicht des Nachts, er schipperte nur auf dem Fluß, einsam einsiedlerisch. [...] Er berührte nicht die beiden Ufer, nicht die Inseln und Sandbänke des Flusses, betrat weder Erde noch Gras.“ Der Vater macht die Mitte des breiten, mächtigen Flusses zu seinem Aufenthaltsort; er wählt „Das dritte Ufer des Flusses“, wie Guimarães Rosa seine Erzählung überschreibt (1968, 100ff.).

Ufer sind zunächst binäre Konstruktionen: Wir unterscheiden das linke und das rechte Flussufer, Nord- und Südufer, das eine und das andere. Bei näherer Betrachtung entzieht sich das Ufer jedoch dem linearen Zugriff: Geologisch wird als Uferbereich allgemein der Grenzbereich zwischen Wasser und Festland bezeichnet, ohne die räumlichen Grenzen klar festzulegen, die sich durch die stete Veränderung des Wasserstandes, durch Strömungen und Erosion in einem ständigen Formungsprozess befinden[20]. Die Bezeichnung Ufer scheint weniger einen eindeutig lokalisierbaren Ort zu markieren, als ein Verhältnis: etwas, von dem aus und zu dem wir uns aktiv in Beziehung setzen, und das erst im Hinblick auf ein Anderes, Jenseitiges Gestalt gewinnt.

Differenzen wie Nord und Süd, Hier und Dort, Wir und Nicht-Wir strukturieren unsere Lebensrealität. „Die dort drüben“ sind aber nicht einfach so „dort“, der Andere ist nicht per se anders: Er wird zum Anderen gemacht. Problematisch ist dabei nicht die Existenz der Grenze selbst, – wir alle sind in eine Welt geworfen, die voll unausräumbarer Differenzen ist (Clifford Geertz) –, sondern die Willkür, die Distanzierung und Abwertung, die mit der Betonung von Differenzen häufig einhergeht. Entlang von Grenzmarkierungen wie Nationalität, Geschlecht, Ethnizität, sozialem Status oder Kultur werden Zugehörigkeiten und Ausschlüsse produziert – und damit Menschen unterschiedliche Werte der Anerkennung und Möglichkeiten des Handelns zugewiesen (Mecheril 2010, 15).

2. Übersetzungen

Guimarães Rosas Erzählung schafft mit dem „dritten Ufer“ eine metaphysische Figur, die sinnbildlich für aktuelle Tendenzen in der kulturwissenschaftlichen Erkenntnistheorie ist. Mit dem Dritten, so Albrecht Koschorke im einführenden Kapitel des Bandes „Die Figur des Dritten“, werde „die *Unterscheidung als solche* zum Gegenstand und Problem“, und damit jene Tatsache, die „keine eigene Position innehat, aber die Positionen auf beiden Seiten der Unterscheidung ins Verhältnis setzt, indem sie sie zugleich verbindet und trennt“ (Koschorke 2010, 11, Hervorhebung durch den Verfasser). Damit geraten solche Prozesse in den

[20] Vgl. Wikipedia-Eintrag „Ufer“: http://de.wikipedia.org/wiki/Ufer (aufgerufen am 08.08.2011)

Blick, die den Übergang zwischen zwei unterschiedenen Seiten betreffen, oder, um im Bild zu bleiben, der Akt des *Übersetzens* zwischen dem einen Ufer und dem anderen.

In ihrem herkömmlichen linguistisch-textuellen Bezugsfeld bezieht sich die Kategorie des Übersetzens auf das Übertragen eines Textes von einer Sprache in eine andere. Unter dem Begriff der Translation (von lat. *transferre*: *trans* = hinüber, *ferre (la)* = tragen) werden die Tätigkeiten des Übersetzens und des Dolmetschens zusammengefasst. Beide Begriffe, das Übersetzen wie das Hinübertragen, verbildlichen die räumliche Dimension eines Übergangs, aber in einer unterschiedlichen Weise: Entweder wird ein Objekt gleich einer Spielfigur von einem Feld in ein anderes versetzt oder es wird – gleichsam wie ein Schatz – behutsam hinübergetragen.

Im aktuellen Diskurs wird dem Vorgang des Übersetzens selbst eine schöpferische Dimension zuerkannt. Dabei geht es nicht nur um ein Nachempfinden im Sinne einer größtmöglichen Ähnlichkeit, Äquivalenz oder Treue des Translats zum Original, sondern um ein Neu-Erfinden. Walter Benjamin schreibt 1921 in seinem Aufsatz über „Die Aufgabe des Übersetzers“, dass das Wesentliche eines Textes, das Unfassbare, Geheimnisvolle, Dichterische „der Übersetzer nur wiedergeben kann, indem er – auch dichtet“ (1972/1921, 9), und weiter: „Denn in seinem Fortleben, das so nicht heißen dürfte, wenn es nicht Wandlung und Erneuerung des Lebendigen wäre, ändert sich das Original.“ (ebd., 12). Darin scheint bereits eine Auffassung vom Übersetzen auf, die das transformative, kreative Potenzial der Vermittlungspraxis selbst in den Mittelpunkt rückt.

Im Kontext kulturwissenschaftlicher Analysen wird der Prozess des Übersetzens als ein „Verfahren der *differenzbewussten Grenzüberschreitung*“ zu einem zentralen Moment interkulturellen Austauschs (Bachmann-Medick/Buden 2008, 1, Hervorhebung durch die Verfasserin). Bachmann-Medick macht sogar einen *translational turn* in den Kulturwissenschaften aus (vgl. 2010, 238ff.), der die Übersetzung als eine selbständige kulturelle Praxis und „eine entscheidende Strategie für den Umgang mit kultureller Komplexität“ (Bachmann-Medick/Buden 2008, 5) fruchtbar werden lässt. Dabei verschiebt sich der Fokus von einer Übersetzung, die Sprache und Texte zum Gegenstand hat, auf eine Übersetzung von und zwischen Kulturen und Disziplinen. Wie im Fall der textuellen Translation wird dabei nicht eine Kultur/Disziplin eins zu eins in eine andere übertragen (dies würde im übrigen ein Verständnis voraussetzen, das die Kultur/Disziplin als ein in sich abgeschlossenes Gebilde, etwa als Kugel oder Container, auffasst), vielmehr entstehe im translatorischen Vermittlungsprozess ein Raum *wechselseitiger* Transformation. Zygmunt Bauman formuliert das so: „No act of translation leaves either of the partners intact. Both emerge from their encounter changed, different at the end of act from what they were at its beginning“ (zit. nach Bachmann-Medick 2010, 253f.).

Ein Beispiel aus der (aktuellen) Kunstgeschichte soll den Vorgang transkultureller Übersetzung illustrieren. In einer Ausstellung des Künstlerduos Geissler und Sann in der Neuen Gesellschaft für Bildende Kunst in Berlin hängt zurzeit eine großformatige Fotografie aus dem Jahr 2004[21]. Sie zeigt ein Nashorn, genauer: ein Panzernashorn aus dem Nürnberger Zoo, das dort zur Erinnerung an Albrecht Dürer gehalten wird. Der fertigte im Jahr 1515 einen berühmten Holzschnitt jenes – in Europa zu der Zeit gänzlich unbekannten – Tieres an, das der indische Sultan dem portugiesischen Herrscher in Lissabon zum Geschenk gemacht hatte (vgl. Wagner 2011; Trux 2003). Dürers „Rhinocerus“ weist dabei ganz eigentümliche anatomische Merkmale auf: Im Genick wächst ihm ein zweites Horn, sein Panzer erinnert an eine mittelalterliche Rüstung, die Haut ist von ornamenthaften Flecken übersäht. Diese „Ungereimtheiten“ verdankt das Bild weder den mangelnden handwerklichen Fähigkeiten des Künstlers noch dessen überbordender Fantasie: Sie sind die Folge eines Übersetzungsprozesses. Dürer selbst hat nie ein Nashorn zu Gesicht bekommen. Er erstellte seinen Druckstock allein aufgrund einer brieflichen Mitteilung aus Lissabon (in der sich der Verfasser auf einen Text Plinius` bezog, vgl. Trux 2003) sowie der Vorskizze eines unbekannten Künstlers, der das Tier auf seiner Reise in Augenschein genommen hatte.

Von seinem ursprünglichen Ausgangspunkt in Indien bis zur Berliner Ausstellung hat das Nashorn eine Vielzahl von Übersetzungen erfahren: aus der sinnlichen Wahrnehmung in die textuelle Beschreibung, vom Text zur Skizze, von der Skizze zum Druckstock, fast 500 Jahre später „reinkarniert“ in Gestalt des Nürnberger Panzernashorns Albrecht und von dort aus zurückversetzt ins Zweidimensionale der Fotografie Geissler und Sanns. Im Rahmen der Ausstellung, die weitere Arbeiten des Künstlerduos über die gegenwärtige Weltwirtschafts- und Finanzkrise zu einer komplexen Einheit voller Anspielungen zusammenführt, gewinnt das Rhinozeros schließlich eine weitere Konnotation: „...verweist es in seinem urtümlichen Aussehen nicht auf eine viel größere Geschichte, in der selbst der Börsen-Crash letztendlich nur Ereignis ist?“, fragt Frank Wagner im Vorwort des Ausstellungskatalogs, und stellt weiter fest, „Dürers Nashorn wirft die Frage nach dem Verhältnis von Realem zu Symbolischem und damit vom künstlerisch-kreativen Entwurf und dem physischen Objekt auf.“ (Wagner 2011) Übersetzt in den Kontext dieses Textes wird die Reise des Nashorns zum Sinnbild eines Kulturtransfers, der neue Bedeutungen schafft.

[21] Die Fotografie „Rhinocerus, Nürnberg“, 2004, von Geissler/Sann, ist Teil der Ausstellung „volatile smile – Ein uneinschätzbares Lächeln“ in der Neue Gesellschaft für Bildende Kunst, 13.08.-11.09.2011.

3. Dritte Räume

Im Kontext postkolonialer Theoriebildung, die sich mit den Auswirkungen von Kolonialismus und Prozessen der De- und Rekolonisierung beschäftigt[22], prägte Homi Bhabha in den 1990er-Jahren den Begriff des „Dritten Raumes" (vgl. Bhabha 2007). Er entwirft diesen Dritten Raum als einen Zwischenraum, in dem binäre Differenzkonstruktionen aufgebrochen und Prozesse des „zum-Anderen-gemacht-werden" irritiert werden. Dabei geht es Bhabha nicht darum, die Grenze als solche aufzuheben oder abzuschaffen, um aus zwei voneinander getrennten Einheiten ein „Drittes" zu synthetisieren. Vielmehr gelte es, Differenzen anzuerkennen, ohne sie festzuschreiben; sie, so Bachmann-Medick, „in ihren Bedingungen von Ungleichheit zu erkennen und sie doch immer wieder neu auszuhandeln" (2010, 202). Dabei denkt Bhabha die Ausgangslage selbst als eine immer schon ineinander verschränkte, sich überlagernde, hybride. Das Andere ist nicht außerhalb von uns – es ist mitten im Zentrum. Im Dritten Raum wird damit die Grenze selbst zu einem Zwischenraum der Begegnung und der Übersetzungen, in dem kulturelle Symbole und Repräsentationen neu ausgehandelt werden und damit andere (neue) Formen des Zusammenlebens. „(...) indem wir diesen Dritten Raum erkunden", so Bhabha, „können wir der Politik der Polarität entkommen und zu den anderen unserer selbst werden." (2007, 58)

Wie aber kann ein solcher Dritter Raum konkret aussehen? Welche Bedingungen lassen aus einem Raum des Dialoges einen Dritten Raum werden? In einem Textbeitrag zur „documenta 12 Vermittlung" (Mörsch et al. 2009) fragen Maria do Mar Castro Varela und Nikita Dhawan nach den spezifischen Möglichkeiten einer Dekolonisierung durch Kunst und kritische Kunstvermittlung: „Gehen wir davon aus, dass Dritte Räume möglich sind, bleibt die Frage danach offen, wie diese zu etablieren sind, für wen diese erreichbar sind" (2009, 346). Anders formuliert: Wie wäre ein Kanu zu konstruieren, das zugleich stabil und wendig genug ist, dritte Ufer anzusteuern? Wie und durch wen wäre es zu navigieren?

4. Kunstvermittlung oder Vom Versuch ein Kanu zu bauen

Der Begriff Kunstvermittlung hat in den vergangenen Jahren, häufig in Ablösung oder Fortsetzung der Bezeichnung Museumspädagogik, Konjunktur erfahren. Allgemein beschreibt er das Feld der Arbeit mit Dritten im Kontext von Kunst und ihren Institutionen (vgl. Institut für Kunst im Kontext et al. 2011, 121f.). Museen und Ausstellungen werden dabei als ein produktives Experimentierfeld für Bildungsprozesse begriffen: Mit unterschiedlichen Formaten, die von

---

22 Zu ihren prominentesten Vertretern gehören Edward W. Said, Gayatri C. Spivak und Homi K. Bhabha. Eine kritische Einführung in die postkoloniale Theorie liefern María do Mar Castro Varela und Nikita Dhawan (2005)

der „klassischen" Führung bis zu eigenständigen künstlerischen Projekten reichen, will die Kunstvermittlung dem Publikum Räume des Sprechens und Handelns eröffnen. Vielfach geht sie dabei über den linearen Wissenstransfer, also die Vermittlung von Lehrinhalten *über* Kunst, kulturelle Produkte und Praktiken hinaus, und begibt sich in einen offenen Prozess, der selbst künstlerische Arbeitsweisen beinhalten kann und sich als eine „Fortsetzung von Kunst" (vgl. Maset 2006) versteht. Im Anschluss an den translational turn lässt sich Kunstvermittlung als ein Übersetzungsprozess verstehen, der „von Kunst aus" (vgl. Sturm 2011) und durch Kunst hindurch die Lebens- und Erfahrungswelt des Publikums adressiert. Sie schließt dabei an ein rezeptionsästhetisches Verständnis an, das den aktiven, gestaltenden Part des Rezipienten betont, durch dessen Wahrnehmen, Mitdenken und Mithandeln Kunst erst zur Erfahrung kommt. In diesem Zwischenraum, zwischen den künstlerischen Positionen, dem Publikum und dem institutionellen Rahmen, in dem Kunst gezeigt wird, verortet sich die Kunstvermittlung.

Eva Sturm stellt in diesem Zusammenhang mit Rekurs auf Gerald Raunig die Schaffung eines Intervalls, in dem differente Positionen sichtbar werden können, als eine ureigene Aufgabe der Kunst heraus (Sturm 2011, 21). Dieses Intervall entsteht Raunig zufolge dann, wenn die Grenze zum Grenzraum erweitert wird, durch „das Aufbrechen und Ausdehnen von (sozialen) Grenzlinien zu temporären Grenzräumen" (ebd.). Gebildet wird es nach Sturm aber „nicht nur durch die Künstlerin oder den Künstler, sondern durch jene, die mit ihr [der Kunst] zu tun bekommen, sie 'fortsetzen'" (ebd.).

Insofern sich Kunstvermittlung selbst als ein Raum der Verhandlung von und der Arbeit an Zwischenräumen versteht, stellt sich die Frage, welche Handlungsmöglichkeiten gerade die Kunstvermittlung bietet, Grenzen zu destabilisieren, machtvolle Differenzen infrage zu stellen und damit Dritte Räume anzusteuern.

Vor dem Hintergrund dieser Überlegungen nehme ich im Folgenden zwei Beispiele aus meiner Praxis als Kunstvermittlerin in den Blick. Das Erste beschreibt einen Workshop, der im Rahmen des Pilotprojekts „Kunst im Parlament"[23] im Mauer-Mahnmal des Deutschen Bundestages mit SchülerInnen einer 9. Klasse[24] stattfand und sich ganz explizit mit dem Thema Grenze auseinandersetzte. Das zweite Beispiel gibt Einblick in ein Kunstvermittlungsprojekt mit jungen MigrantInnen, das sich ausgehend von einer Ausstellung der ifa-Galerie Berlin des Instituts für Auslandsbeziehungen (ifa) mit „Kulturtransfers" beschäftigte.

[23] Das Pilotprojekt „Kunst im Parlament" des Kunst-Raums im Deutschen Bundestag entsteht in Kooperation mit der ifa-Galerie Berlin des Instituts für Auslandsbeziehungen.

[24] Die kooperierende Schule war die Hildegard-Wegscheider-Oberschule in Berlin.

4.1.

Manch ein Ufer markiert eine gewaltvolle Grenze. Von 1961 bis 1989 verlief am Spreebogen die innerdeutsche politische Grenze im geteilten Berlin. Flüchtlinge aus der DDR, die an dieser Stelle über die Spree schwammen, waren dem gewaltsamen Zugriff der Grenzsoldaten erst dann entzogen, wenn sie das westliche Ufer erreicht hatten. Zahlreiche Menschen verloren an dieser Grenze ihr Leben.

Gegenüber dem Reichstagsgebäude, an jener Stelle, an dem mehr als 28 Jahre lang die Berliner Mauer verlief, steht seit 2003 das Marie-Elisabeth-Lüders-Haus des Deutschen Bundestages, in dem u. a. Büros, die Bibliothek und die Wissenschaftlichen Dienste des Parlaments untergebracht sind, und, ebenerdig zur Uferseite, das Mauer-Mahnmal. Der Architekt Stephan Braunfels hat hier Mauersegmente dem ursprünglichen Verlauf der Grenzmauer folgen lassen: Wie ein schmerzhafter Fremdkörper durchschneiden sie den Raum. Die Oberflächen der Betonkörper sind mit großen Ziffern versehen, die die Zahl der Todesopfer des DDR-Grenzregimes nach Jahren geordnet dokumentieren. Der Raum des Mauer-Mahnmals selbst bleibt ansonsten weitgehend leer: ein großzügiges Rund aus Beton, dessen gläserne Fassade zum Spreebogen hin den Blick auf das gegenüberliegende Reichstagsgebäude frei gibt. Auf einer Wand im Mauer-Mahnmal werden seit einigen Jahren Ausstellungen fotografischer Werke gezeigt; im Frühjahr 2011 waren hier großformatige Arbeiten des Fotografen Robert Häusser zu sehen[25]. Stacheldraht, Beton, Holzzäune, vermauerte Häuserfronten und Kontrollposten – in eindringlichen Schwarz-Weiß-Fotografien hat Robert Häusser die Berliner Mauer ins Bild gesetzt. Im Mai 2011 waren 29 SchülerInnen im Alter von 14 und 15 Jahren im Rahmen eines dreistündigen Vermittlungsprogramms eingeladen, diese Ausstellung aktiv zu erkunden und sich ausgehend davon mit ihren Erfahrungen und Perspektiven einzubringen.

Wie lässt sich ein so komplexes, aufgeladenes Thema an einem historisch und architektonisch derart wirkmächtigen Ort in so kurzer Zeit überhaupt vermitteln? Klar war schnell, dass es im Kunstvermittlungsprogramm nicht vornehmlich darum gehen konnte, möglichst viele Informationen über die Berliner Mauer, ihre Opfer und politischen Implikationen zu transportieren. In der Konzeption des Formats kristallisierten sich zwei Ziele heraus: Zum einen sollte der Workshop die Ausstellung direkt mit der Lebenswelt der Jugendlichen kontextualisieren, also danach fragen: Wo verlaufen Grenzlinien heute in eurem Lebensumfeld und wie kann man sie erkennen? Wer bleibt draußen, und wer darf mitmachen? Zum anderen sollte das Thema Grenze an diesem besonderen Ort in seinen ästhetischen Qualitäten erlebbar und vor allem transformierbar werden:

---

[25] Die Ausstellung „In memoriam – Die Berliner Mauer“ mit Fotografien von Robert Häusser war vom 13. April bis 26. Juni 2011 im Mauer-Mahnmal des Deutschen Bundestags zu sehen.

die Architektur Stephan Braunfels` und die fotografischen Arbeiten Robert Häussers also Gegenstand einer ästhetischen wie inhaltlichen Auseinandersetzung, auf die die SchülerInnen mit kreativen, auf ihre persönliche Gegenwart verweisenden Gestaltungslösungen reagieren konnten.

Wer als Gast den Deutschen Bundestag besucht, muss zunächst eine Sicherheitskontrolle durchlaufen: Wie am Flughafen werden Jacken, Taschen und schließlich die Besucher selbst „durchleuchtet". Ich entschloss mich, diese mit einschüchternden Apparaturen und Personal versehene institutionelle Grenze durch eine Inszenierung für den Vermittlungsprozess zu nutzen. Nachdem die Jugendlichen die Sicherheitsschranke passiert hatten, erhielten sie (nach dem Zufallsprinzip) einen Stempel, der die Gruppe in „A" und „B" teilte; die Rucksäcke wurden am Ende der Kontrollstrecke mit einem roten oder einen grünen Punkt versehen. Das Ganze erweckte den Anschein eines regulären Teils des Sicherheitschecks und löste unter den TeilnehmerInnen aufgeregtes Getuschel aus. Noch bevor das Vermittlungsprogramm offiziell begonnen hatte, wurde verglichen, wer „A" und wer „B" zugeordnet worden war, wurde gerätselt, welche Kriterien dazu geführt haben mochten und um Zugehörigkeiten gefeilscht. Die Intervention legte so den willkürlichen und konstruktiven Charakter von Grenzziehungen offen und initiierte den Dialog über das Thema des Workshops: Grenzgänger.

Nicht immer sind Grenzen so deutlich und sichtbar wie in Robert Häussers Fotografien der Berliner Mauer. In Zeiten des Internet hat es den Anschein, als müsse man sich gar nicht mehr vom Fleck bewegen, um Grenzen zu überwinden. Und doch werden Menschen ausgeschlossen, neue Grenzen gezogen und verteidigt. Ausgehend von der Auseinandersetzung mit der Ausstellung machten die Jugendlichen Grenzen in vielen unterschiedlichen Lebensbereichen aus: religiöse Grenzen, interfamiliäre Grenzen durch Scheidung der Eltern, Außenseiter in der Schule, Grenzen zwischen Stadt und Land, Jung und Alt, Arm und Reich u.v.m. In einem nächsten Schritt visualisierten sie die Beschaffenheit dieser Differenzlinien im Raum. Mithilfe einfachen Kreppklebebands wurden Terrains definiert, Nischen abgetrennt, der Sitzkreis unterbrochen, Raumachsen verlängert, Durchgänge verschlossen. Auf diese Weise entstand eine raumgreifende Bodenzeichnung, die sich die Architektur des Mauer-Mahnmals aneignete und bewusst mit unterschiedlichen Raumelementen wie auch mit den Mauersegmenten interagierte.

In der gemeinsamen Rezeption der so entstandenen Installation experimentierten wir zunächst mit der Position, die die Jugendlichen gegenüber oder innerhalb der Zeichnung einnahmen: Auf welcher Seite und in welcher Distanz verorteten sie sich? Wie sahen die Konstellationen der Akteure untereinander aus? Manchmal wurde dabei das, was *in* der Grenzlinie passierte, wichtiger als das, was jenseits von ihr Form gewann. Im Versuch, sich selbst innerhalb der Installation zu verorten, wählten viele die Grenze selbst, die sich – ganz im Sinne Raunigs – zum Grenzraum ausdehnte und mit Leben füllte: mit kleinen Zeichnungen, mit Markierungen – begleitet von intensiven Diskussionen.

Schließlich untersuchten wir die Grenzdarstellungen auf Poren, Öffnungen und Durchlässigkeiten. Wie stabil ist die Grenze? Gibt es Möglichkeiten des Übergangs, und wenn ja, in welche Richtung? Es zeigte sich, dass einige Grenzen durch einfache Eingriffe ihren trennenden Charakter verloren oder sich sogar umkehrten, andere hingegen so massiv angelegt waren, dass sie eine Transformation oder auch nur einen Positionswechsel gar nicht zuließen. Deutlich wurde dabei auch, dass es keine Form ohne Grenze gibt, oder, mit den Worten Martin Heideggers: „Die Grenze ist nicht das, wobei etwas aufhört, sondern, wie die Griechen erkannten, die Grenze ist jenes, von woher etwas *sein Wesen beginnt*“ (zit. in Bhabha 2007, 1, Hervorhebung des Verfassers).

Das Ergebnis des Vermittlungsprozesses war ein „Guide für Grenzgänger“: eine Sammlung gezeichneter, skizzierter oder notierter Handlungsanweisungen zur Überwindung von Grenzen, die nicht selten einen utopischen oder fantastischen Charakter entfalteten.

4.2.

Einen ganz anderen Fokus wählte das Projekt „Kulturtransfers“ in der ifa-Galerie Berlin des Instituts für Auslandsbeziehungen. Hintergrund war eine Ausstellungsreihe gleichen Namens, die sich mit transkulturellen Begegnungen und Wanderungen von Ideen, Waren, Techniken, Strategien und Motiven beschäftigt. Den Ausgangspunkt des Vermittlungsprogramms bildete die Ausstellung „Another Country – Eine andere Welt“[26], die sich vor dem Hintergrund von sieben künstlerischen Positionen aus dem Nahen Osten, aus Europa, der Türkei und den Amerikas mit den verschiedenen Formen und Richtungen kultureller „Kreolisierung“ auseinandersetzte.

Die Erfahrung von Migration prägt unsere gesellschaftliche Wirklichkeit in vielerlei Hinsicht und gestaltet in großem Maße unsere Alltagskultur. Wichtiges Anliegen war es daher, die lokale Perspektive von MigrantInnen in das Ausstellungsprogramm einzubeziehen. Im Kunstvermittlungsprogramm[27] kooperierten wir mit einer Gruppe des Berliner AWO Jugendmigrationsdienstes: Die zehn

---

[26] Die Ausstellung „Another Country – Eine andere Welt“ war vom 30. April bis 27. Juni 2010 in der ifa-Galerie Stuttgart sowie vom 22. Oktober 2010 bis 23. Januar 2011 in der ifa-Galerie Berlin des Institut für Auslandsbeziehungen (ifa) zu sehen. Vgl.: http://www.ifa.de/ausstellungen/dt/rueckblick/2010/another-country/

[27] Das Kunstvermittlungsprogramm der ifa-Galerie Berlin wird unter der gemeinsamen Leitung von Annika Niemann und der Ausstellungskoordinatorin Ev Fischer realisiert.

TeilnehmerInnen im Alter von 16 bis 26 Jahren absolvierten dort über mehrere Wochen einen Kurs, der neben beruflichen Qualifikationsangeboten auch Sprachvermittlung und ein interkulturelles Training umfasste. Über einen Zeitraum von sechs Wochen spürten wir den Kulturtransfers im lokalen Kontext nach und tauschten uns mit Bezug auf die künstlerischen Positionen der Ausstellung über die eigenen Perspektiven, Erfahrungen und Ressourcen aus: Wer transferiert was, von woher nach wohin, und wie vollzieht sich der Transfer? Wer sind die Akteure, was sind die Gegenstände, welche Wege und Medien „bewegen" die Kultur(en) in unserem Umfeld?

Konzeptuell verfolgte das Projekt dabei zwei Spuren: Zum einen inszenierte es im Kleinen einen ästhetischen Kulturtransfer innerhalb unserer – von sehr unterschiedlichen Herkunfts- und Lebenskontexten geprägten – Gruppe, der uns eine reflexive Auseinandersetzung mit kultureller Aneignung und -Differenz ermöglichte. Zum anderen lenkte es in einer visuellen Recherche den Blick auf die Spuren von Kulturtransfers in der Berliner Alltagskultur und machte so die Allgegenwärtigkeit kultureller Übersetzungen sichtbar.

Zum Auftakt hatte ich die TeilnehmerInnen gebeten, einen Gegenstand mitzubringen, der von ihrer Kultur erzählt. Die Aufforderung war dabei bewusst offen gehalten, um nicht den Raum für das, was sich als Kultur zeigen kann und jeweils persönlich ganz anders konnotiert wird, frühzeitig mit abstrakten Konzepten zu verstellen. So versammelten sich in unserem Anfangskreis unter anderem ein brasilianisches Politmagazin, ein Schneckengehäuse von einer philippinischen Insel, das blau-gelbe Wappenfähnchen einer tschechischen Kreisstadt, ein tunesischer Kaffeetopf, ein einfacher Kugelschreiber und ein deutsches Kochbuch – und lösten ein erstes Gespräch darüber aus, was Kultur für den Einzelnen bedeutet: Lässt sich Kultur überhaupt so einfach „transferieren"? Wie funktioniert so ein „Transfer"? Was kann man mitnehmen – und was bleibt zurück? Wo ist Kultur, und wann?

Die mitgebrachten Gegenstände sollten während des Projektverlaufs ein wichtiges Vehikel für den Austausch bleiben. Zunächst eröffneten sie uns einen Zugang für die Auseinandersetzung mit den künstlerischen Positionen der Ausstellung. Nicht alle TeilnehmerInnen hatten zuvor Kontakt mit zeitgenössischer Kunst oder von sich aus den Impuls, sich den – mitunter nicht leicht zu erschließenden – Kunstwerken anzunähern. Wir starteten also damit, für den mitgebrachten Gegenstand einen Ort im Ausstellungsdisplay zu finden: einen Ort, wo sich das Objekt wohlfühlen könnte, wo es irgendeine Form der Resonanz gab. So entstanden unerwartete Konstellationen, die die Ausstellung um ganz neue Perspektiven und Bezüge erweiterte: Die Zeitschrift aus São Paulo fand ihren Platz vor Ashley Hunts großformatiger Weltkarte der Bewegungen und Grenzziehungen der Globalisierung („A World Map: In Which We See...", 2008-2010), deren vielfarbig vernetzte Struktur aus Kreidelinien die Teilnehmerin an das Verkehrschaos ihrer Heimatmetropole erinnerte; das tschechische Wappen ließ sich auf einem Hocker vor der Videoinstallation Dubravka Sekulics nieder, die die historischen Verschränkungen des Eurovision Song Contest mit der Entwicklung des Fernsehens im 20. Jahrhundert nachzeichnet („TeleVision (Magic in the Air)", 2010), während sich das Schneckenhaus in der Nachbarschaft von Javier Hinojosas „Aufzeichnungen für eine kollabierende Stadt" (2006-2009) wohlfühlte: Auf den Fotografien hatte die Teilnehmerin Flecken von Strand entdeckt, und, Zitat Fatima T.: „die Schnecke braucht Wasser". Es entspann sich ein angeregter Dialog, bei dem die TeilnehmerInnen Beobachtungen von und Erfahrungen mit der Wanderung kultureller Praxen miteinander teilten, und sich, fast nebenbei, über die Strategien zeitgenössischer Kunst austauschten.

Den so begonnenen „Kulturtransfer" setzten wir in den kommenden Wochen sinnbildlich in die Tat um. Wöchentlich wechselten die mitgebrachten Objekte ihre BesitzerIn und begleiteten jeweils einen anderen Teilnehmer in den Alltag. Ständiger Reisebegleiter war dabei ein Logbuch, in dem der Transferweg dokumentiert und die Beobachtungen und Erfahrungen aufgezeichnet werden konnten: Wie verändert sich die Wahrnehmung, wenn der Gegenstand seinen Kontext wechselt? Inwiefern wandelt sich die Beziehung zum „Anderen"? Und wann wird das Andere zum Eigenen? Manche Logbuchseite blieb indessen blank und weiß, manch ein Gegenstand verschwand in den Tiefen des Rucksacks oder wurde nur dann und wann von einem peripheren Blick gestreift. Auch solche Leerstellen waren Teil dieses Kulturtransfers und Ausdruck mal eines blinden Fleckes, mal des Interesses gegenüber dem Anderen, das eben nicht zwangsläufig von Neugierde und mitteilsamer Offenheit geprägt ist.

Die zweite Projektspur bestand in einer visuellen Recherche im eigenen Lebenskontext. Die TeilnehmerInnen forschten nach den wechselnden Funktionen von Gebäuden, die Berliner Moscheen beherberg(t)en, sie sammelten Speisekarten diverser Imbisse, durchforsteten den Küchenschrank und Supermarktregale nach „hybriden" Lebensmitteletiketten und dokumentierten die Klingelschilder der Wohnblocks in ihrer Nachbarschaft. Aus dem Materialfundus destillierten wir übergreifende Themen wie Schrift, Sprache, Lebensmittel, die schließlich in Kleingruppen in einem Zeitungsformat verarbeitet wurden. Wichtiger als das Ergebnis als solches wurden die Dialoge während des Tuns, die nicht immer um das Thema kreisten, als vielmehr alltägliche Fragen verarbeiteten: Soll mein Kind in die deutsche Kita? Wie wird meine Ausbildung anerkannt? Wo finde ich jene Zutat zum Kochen?

5. Lost in Translation

Dieser Text liefert keine Bauanleitung für Kanus. Vielleicht verbergen sich aber zwischen den Zeilen Hinweise auf jene Qualitäten, die ein Kanu für die Reise zum dritten Ufer mitbringen müsste. In den skizzierten Beispielen betreffen sie zunächst jene Interventionen, die dabei helfen das sichere Ufer gewohnter Sichtweisen und Handlungskonventionen zu verlassen: Interventionen, die nach den Gelenkstellen suchen, in denen das, was in einer Ausstellung thematisiert wird, für die TeilnehmerInnen des Vermittlungsprozesses ästhetisch erlebbar und persönlich relevant wird; Zugangsweisen, die nach jenen Kippmomenten Ausschau halten, in denen das Andere nicht angeeignet, sondern als immanent erfahrbar wird und so die üblichen Perspektiven hinterfragt. Folgt man Bachmann-Medicks Gedanken zur translatorischen Wende, liegt ein entscheidendes Moment jeder Übersetzungspraxis in den Untiefen, den Stromschnellen und Sandbänken unter der Wasseroberfläche: Gerade die Missverständnisse, die Irritationen, das Unsagbare oder Inkommensurable, so Bachmann-Medick, gelte es für die interkulturelle Verständigung fruchtbar zu machen (2010, 255).

In einer Beziehung, wie sie die Politik, die Pädagogik oder die Psychoanalyse strukturiert, so betont die Kunstvermittlerin und Theoretikerin Nora Sternfeld in einem Buch über „Das pädagogische Unverhältnis" (2009), müssen wir immer mit dem Anderen rechnen. „Und – das ist der wesentliche Unterschied [zur Bildhauerei, zum Schreiben einer Arbeit oder der Reparatur eines Autos] – die Anderen rechnen auch mit uns" (ebd., 12). Gerade in dieser Verwiesenheit aber, so Sternfeld weiter, liege das Risiko (und das Potenzial) jenes Kontrollverlusts, der Spalten, Brüche und Zwischenräume für eine neue Verständigung, für die Neuverhandlung und -erfindung der Verhältnisse öffnen kann.

Diese Spalten und Brüche betreffen explizit *alle* am Vermittlungsprozess beteiligten, SchülerInnen wie VermittlerIn, aber auch jene, die eher peripher teilhaben: etwa die MitarbeiterInnen des Sicherheitspersonals, die am Tag vor dem Workshop im Bundestag ganz eigenartiges Material im Gepäck der Vermittlerin scannten und ihre eigenen Grenzkategorien („was darf rein, was muss draußen bleiben") infrage stellten; sie betreffen die Verantwortlichen des Arbeitsschutzes, die in ein Nachdenken über eine kindgerechte Architektur gerieten, und schließlich die Kuratoren, die diskutierten, welche Spuren des Vermittlungsprogramms auch nach der Veranstaltung sichtbar bleiben dürften. Nicht zuletzt gerät beim Versuch, etwas in Bewegung zu bringen, auch der Boden der Kunstvermittlerin ins Wanken. „Von Kunst aus" bedeutet auch ein Sich-Einlassen auf die Ungewissheit, wohin der gemeinsame Prozess führt. Die Überschrift, die für diesen Text gewählt wurde, referiert auf diesen Zustand: „Lost in Translation". Sie ist dem erfolgreichen Hollywood-Film unter Regie von Sofia Coppola (2003) entlehnt, in dem die Versuche der Übersetzung in einer globalen, interkulturellen, multilingualen Welt immer unzureichend und hilflos erscheinen, in dessen Zwischenräumen aber eine zarte Beziehung zwischen seinen Protagonisten wächst. *Dass* dieser Zwischenraum im Vermittlungsprozess entsteht, ist keineswegs selbstverständlich oder voraussagbar. Die Kunstvermittlung kann daran arbeiten, Bedingungen herzustellen, in denen die Potenzialität eines Dritten Raumes entsteht. *Ob* dieser Dritte Raum dann tatsächlich erscheint, bleibt offen. Was letztendlich zählt ist wohl der Mut, das Kanu *trotzdem* zu besteigen.

Manchmal, so legt uns Derrida nahe, ist gerade das Unmögliche die Bedingung der Möglichkeit (zit. nach Sternfeld 2009, 22). Und so lässt auch João Guimarães Rosa seinen Erzähler im „Dritten Ufer des Flusses" feststellen:

„Was es gar nicht gab, das geschah." (1968, 101)

Literatur

Bachmann-Medick, Doris (2010): Cultural Turns. Neuorientierung in den Kulturwissenschaften. 4. Aufl. Reinbek bei Hamburg: Rowohlt

Bachmann-Medick, Doris; Buden, Boris (2008): Kulturwissenschaften – eine Übersetzungsperspektive. http://eipcp.net/transversal/0908/bachmannmedick-buden/de (aufgerufen am 09.07.2011)

Benjamin, Walter (1972/1921): Die Aufgabe des Übersetzers. In: ders. Gesammelte Schriften Bd. IV/1. Frankfurt/Main. S. 9–21

Bhabha, Homi K. (2007): Die Verortung der Kultur. Tübingen: Stauffenberg

do Mar Castro Varela, Maria; Dhawan, Nikita (2005): Postkoloniale Theorie. Eine kritische Einführung. Bielefeld: transkript

do Mar Castro Varela, Maria; Dhawan, Nikita (2009): Breaking the Rules. Bildung und Postkolonialismus. In: Mörsch, Carmen und Forschungsteam der documenta 12 Vermittlung (Hg.) (2009): Kunstvermittlung 2. Zwischen kritischer Praxis und Dienstleistung auf der documenta 12. Ergebnisse eines Forschungsprojekts. Zürich/Berlin: diaphanes. S. 339–353

Guimarães Rosa, João (1968): Das dritte Ufer des Flusses. Übersetzt von Curt Meyer-Clason. In: Oviedo, José Miguel (Hg.) (1992): Lateinamerika. Gedichte und Erzählungen. Frankfurt am Main: Suhrkamp. S. 100–106

Institut für Kunst im Kontext, Universität der Künste Berlin; Fehr, Michael; Hummel, Claudia (Hg.) (2011): Zoom: Berliner Patenschaften Künste & Schule. Berichte und Materialien zur Kooperation zwischen Schulen und Kultureinrichtungen. Berlin: Kulturprojekte Berlin GmbH

Koschorke, Albrecht (2010): Ein neues Paradigma der Kulturwissenschaften. In: Eßlinger, Eva; Schlechtriemen, Tobias; Schweitzer, Doris; Zons, Alexander (Hg.): Die Figur des Dritten. Ein kulturwissenschaftliches Paradigma. Berlin: Suhrkamp. S. 9–31

Maset, Pierangelo (2006): Fortsetzung Kunstvermittlung. In: Maset, Pierangelo/ Reuter, Rebekka/ Steffel, Hagen (Hg.): Corporate Difference. Formate der Kunstvermittlung. Lüneburg: edition HYDE. S. 11–24

Mecheril, Paul u.a. (Hg.) (2010): Migrationspädagogik. Bachelor/Master. Weinheim, Basel: Beltz Verlag

Mörsch, Carmen und Forschungsteam der documenta 12 Vermittlung (Hg.) (2009): Kunstvermittlung II – Zwischen kritischer Praxis und Dienstleistung auf der documenta 12. Ergebnisse eine Forschungsprojekts. Zürich, Berlin: diaphanes

Sternfeld, Nora (2009): Das pädagogische Unverhältnis. Lehren und Lernen bei Rancière, Gramsci und Foucault. Wien: Turia + Kant

Sturm, Eva (2011): Von Kunst aus. Kunstvermittlung mit Gilles Deleuze. Wien, Berlin: Turia + Kant

Trux, Elisabeth M. (2003): Überlegungen zum Feldhasen und anderen Tierstudien Dürers mit einer Datierungsdiskussion. In: Schröder, Klaus Albrecht; Sternath, Maria Luise (Hg.): Albrecht Dürer. Katalog zur Ausstellung der Albertina, Wien. Ostfildern-Ruit: Hatje Cantz. S. 45–55

Wagner, Frank (2011): Können Nashörner lächeln? – Vorwort des Ausstellungskataloges: Geissler/Sann. volatile smile – Ein uneinschätzbares Lächeln. Eine Ausstellung des RealismusStudios der Neuen Gesellschaft für Bildende Kunst (NGBK), Berlin

Ulf Aminde

„Surrogate des Möglichen"

Ein Interview mit dem Künstler Ulf Aminde

Zusammenfassung

Ulf Aminde ist Künstler. Er verbindet in seiner künstlerischen Arbeit Elemente aus Theater, Performance, bildender Kunst und Film. Dabei inszeniert er Situationen, die Fragen nach der Repräsentation des Sozialen entstehen lassen, Identitäten hinterfragen und seine eigene Position als Künstler zur Disposition stellen. In vielen seiner Arbeiten ist die Begegnung und Teilhabe von und mit anderen Bedingung und Beginn des künstlerischen Arbeitsprozesses.

Das folgende Interview ist als E-Mail-Dialog zwischen Ulf Aminde und Annika Niemann im Winter 2010/2011 entstanden. Es umkreist die Frage nach der Rolle des „Dritten" in partizipativen Kunstprojekten, zwischen ästhetischem Produkt, rezipierender Öffentlichkeit und dem interaktiven Prozess der Protagonisten. Das Dreiecksverhältnis zwischen Teilnehmenden, Künstler/Autor und Betrachter wird dabei zu einer prinzipiellen Frage nach dem Motor und den Möglichkeiten künstlerischen Arbeitens.

Niemann: Du hast in den letzten Jahren verschiedene Projekte initiiert, die im aktuellen Kunstdiskurs als „partizipativ" bezeichnet werden: Du lädst dabei ProtagonistInnen aus unterschiedlichen gesellschaftlichen Zusammenhängen zur Teilnahme und Teilhabe ein. Wie sieht das konkret aus? Was veranlasst dich und was ist der Hintergrund für eine solche Einladung?

Aminde: Wenn *ich* nicht konkret zu einer bestimmten Arbeitssituation, die mir auch zusagt, eingeladen werde, entsteht der Impuls aus einer Neigung und einem bestimmten Bild, das ich in mir trage. Anders gesagt: Ich suche Menschen, die mich interessieren, einfach aus Leidenschaft. Das ist schon ein tragendes Motiv und wenn das nicht da ist, wird die Arbeit nichts und bleibt distanziert. Aber dann reicht es mir nicht aus, dass ich ein bestimmtes Bild von jemandem habe und er das dann erfüllt; – im Gegenteil: Ich hoffe zutiefst, und das kann dann gerne auch anstrengend werden, dass sich mein(e) Gegenüber selbst behaupten, nur so komme ich an etwas heran, das mich interessiert: dass wir uns da auch extrem begegnen.

Konkret gehe ich meist sehr direkt auf andere Menschen zu, ich habe da keine Strategie. Wenn ich mit Obdachlosen arbeiten will, suche ich sie auf der Straße und konfrontiere sie mit meiner Arbeitsidee („Ohne festen Wohnsitz", 2006). Als ich eine relativ aufwendige Performancearbeit mit Langzeitarbeitslosen in einem Jobcenter versucht habe zu realisieren, bin ich so lange zu den Managern des Jobcenters gegangen, bis ich die Erlaubnis hatte, das Gebäude an einem Wochenende zu einer Bühne umzubauen („softskill", 2009). Die Arbeitslosen besuchte ich so lange, bis sie merkten, dass ich es ernst meine und vor allem mit ihnen spielen will. Das ist ja dann immer wieder der Funken, der überspringt: Wenn ich selbst *Lust* habe auf andere Menschen. Dann steckt das deutlich an, wenn andere die Möglichkeit ahnen, selbst ins Spielen kommen zu können, die Regeln mitbestimmen zu können etc. Ein Wagnis muss es sein, sonst ist es für alle Beteiligten unfruchtbar. Ich muss also schon genau wissen, wenn auch nur energetisch oder emotional oder unscharf, aber darin insistierend, dass ich ein Ziel habe. Das wirkt.

Was hinter meinen Arbeitsvorhaben steckt, kann ich kaum beantworten – warum ich das mache. Es ist einfach so, dass ich natürlich einen Druck verspüre, Welten, Themen und Bilder, Inhalte und Fragen an mir und den anderen zu realisieren. Ich will da etwas ausleben, gerne im Sozialen, und ich möchte das, was mich beschäftigt, immer gleich probieren, umsetzen, Prozesse erzeugen, in denen dann Surrogate des Möglichen entstehen.

Ich möchte mich konfrontieren mit anderen. Ich vertraue dabei auf Ideen und Ansätze, Vorstellungen und Riecher, die ein Ziel anvisieren, eine Arbeit entstehen zu lassen. Der Weg dahin ist sehr unterschiedlich, aber hängt immer damit zusammen, dass ich meinen Hunger einfließen lasse und die anderen den ihren.

Niemann: Gibt es in deiner Arbeit Momente, Situationen oder Ebenen, die du als „ein Drittes" beschreiben würdest? Wo würdest du in deiner Arbeit „das Dritte" verorten?

Aminde: Es gibt immer ein Drittes – mein ganzer Blick in den Spiegel wird ja erst beendet, wenn ich einen Dritten hinzunehme. Aber direkt auf die Frage gesehen, versuche ich mal zu unterscheiden zwischen einem dritten „Etwas", das entsteht, wenn ich mit einem Zweiten zusammenarbeite, also ein Film, ein Foto, eine Aktion etc., also eine Art Ergebnis einer Zusammenarbeit, und einem dritten „Anderen": *Den Anderen*, an den das Ganze gerichtet ist. Den trage ich in mir, aber auch die Menschen, mit denen ich arbeite. Natürlich produziere ich meistens auch für eine Öffentlichkeit, den Kunstbetrieb etc. Das ist schon sehr präsent. Das Arbeiten versucht sich so immer einzuschreiben in ein vorheriges oder bestehendes. Letztlich löst sich diese, ich nenne es mal sogar „Abhängigkeit", erst auf, wenn der Arbeitsprozess seinem eigenen Höhepunkt zusteuert, wenn man merkt: Was wir hier begonnen haben, hat eine eigene Dynamik bekommen, entwickelt sich wie eine soziale Maschine von alleine.

Zurück zu der eigentlichen Intention der Frage: Das Dritte kann ganz wesentlich in der Zusammenarbeit mit anderen Menschen auch ein „Produkt", eine Art Ergebnis sein. Das ist sogar eine wesentliche Strategie meines Arbeitens. Selbst wenn (und vor allem wenn) am Ende eine Performance aus unserer Zusammenarbeit entstehen soll, ist mir schon wichtig einen gewissen Druck aufzubauen, dass wir am Ende etwas in der Hand haben wollen, eine Aufführung gemeinsam bestehen müssen oder eben einen Film fertig bekommen müssen, etc. Dieser Druck legt sich über das ganze Arbeiten und ist eine Ordnung in den diffusen sozialen Prozessen, die ich ja anrege. Es wird zu einer Richtschnur, die ständig variabel bleiben soll, aber als Richtung doch dauerhaft da ist. Meine Arbeiten versuchen so stark auf die Teilnehmer einzugehen, mit deren Motivationen, Fähigkeiten und Realitäten umzugehen, dass das Ganze drohen würde zu zerfallen, wenn ich nicht immer wieder den Blick schärfen würde für ein konkretes Vorhaben und damit auch für ein Ergebnis.

Hier liegt meistens die größte Herausforderung für die Teilnehmer: zu akzeptieren, dass ich keinen Plan habe und dass das mein Plan ist. Dass sie verstehen müssen, dass ich ein tiefes, tiefes Vertrauen habe in die Entwicklung dieser Arbeitsweise und mir ganz sicher bin, dass am Ende dabei etwas herauskommen wird, wenn sie sich darauf einlassen. Denn ich habe kein Skript, das von den anderen ausgearbeitet werden muss, sondern das Skript entsteht während des Arbeitens. Irgendwann verstehen wir alle dann, dass wir mittendrin sind im *Dritten*, dass unser Fragen nach der Richtung bereits die Richtung vorgibt. Wenn das ein gemeinsames Verständnis wird, dann beginnen sich die anderen und ich uns neu zu formieren, vielleicht sogar das erste Mal richtig zu begegnen. Das ist sehr gemeinschaftsbildend und dann auch beglückend. Manchmal entsteht das erst während der Aufführung oder wenn ein Film dann gezeigt wird, die Ausstellung eröffnet wird. Dann verstehen wir an dem Dritten, dem Ergebnis, wer wir sind und was wir gemacht haben. Manchmal bleibt das Ganze aus. Dann gehe ich damit allein in den Kunstbetrieb und fühle mich wie ein Räuber, weil ich dann ja in einer Ausstellung allein die Früchte ernte, allein verstehen muss, was das Ganze war.

Im Übrigen meine ich hier kein Verständnis, das eine Sache, eine Arbeit, ein Ergebnis komplett beschreiben könnte. Eher meine ich mit Verständnis: ein Erlebnis zu haben, Teil einer Geschichte geworden zu sein, die durchaus rätselhaft dastehen kann. Wichtig ist die Teilhabe. Das ist ganz wichtig.

Niemann: Du schreibst in einer E-Mail: „(…) denn die Beziehung zwischen dem Künstler und dem anderen kann ja als das eigentliche Werk gesehen werden, gerade auch von der künstlerischen Seite“...

Aminde. Was ich ja damit sagen möchte, ist, dass ich schon sehr stark danach frage, inwieweit soziales Miteinander sich nach künstlerischen Grammatiken entwickeln kann. Ich bin da nur sehr vorsichtig, weil ich mich nicht darauf ausruhen möchte, dass doch der „Prozess“ mit den anderen so toll war, es halt nur keiner in der Aufführung selbst merkt. Nein, – die Aufführung, die Ausstellung, das Ergebnis ist schon wesentlich, nur begreife ich unser Hinarbeiten klar als ein künstlerisches Arbeiten, das auch stark die Frage nach der Form und vor allem der Veränderlichkeit von Formen einschließt. Denn im Sozialen wollen wir immer wieder neue Formen finden und erfinden. Formen und Farben (und Licht und Schatten) – das kommt doch aus der Kunst, oder nicht? Ich will aber auf keinen Fall ästhetisieren, denn da liegt für mich die Gefahr etwas schön zu finden und es in Wirklichkeit nur befrieden zu wollen. Das liegt mir fern. Meine Vorstellungen von sozialen Formen schließen Streit und Aufbegehren, Zank und Scham deutlich mit ein.

Niemann: Die kunsttherapeutische Situation wird oft unter dem Aspekt einer Triade verstanden: PatientIn und KunsttherapeutIn beziehen sich dabei gemeinsam auf das Werk als drittes Element. Mit dem triadischen Modell wird sowohl die Interaktionsdynamik zwischen TherapeutIn und PatientIn beschrieben, als auch die zwischen PatientIn und Werk und zwischen TherapeutIn und Werk. Kannst du deine künstlerische Arbeit ins Verhältnis zu diesem triadischen Modell bringen?

Aminde: Wie oben beschrieben, denke ich stark in einem dynamischen Erleben, dass sich mein Interesse und Begehren im Arbeiten mischt und konfrontiert mit dem Begehren und Interesse der anderen. Das Ganze findet in meiner Praxis immer am besten statt, wenn es auch ein Ergebnis geben soll, weil das die Bühne ist, auf der sich alle austoben können. Die Arbeit ist das Zugpferd, um diesen Karren überhaupt los zu ziehen. Bestehende Hierarchien zwischen den Teilnehmern und mir versuche ich spielerisch zu integrieren und dadurch infrage zu stellen. Mir ist der Begriff des Therapeuten sehr fremd, wenn er sich versteht als Gebender, der mehr wisse als der „Patient". Das widerspricht meiner Erfahrung. Obwohl energisches Auftreten in jedem Falle zu meinem Arbeiten gehört, bin ich doch ganz Ohr und Auge für das, was die anderen zu ihrem Ding machen. Das ist doch genau mein Spiel: Kann mein Ding zum Ding der anderen werden und *vor allem* umgekehrt: Kann ich das Ding der anderen zu meinem Ding machen? Das Ding selbst, was ist das: Was will ich, was will der andere und warum? Diese dauernd zu erneuernde Frage ist komischerweise dabei weder unbedeutend noch überbetont: Es geht immer auch um eine soziale Auseinandersetzung, die wir bearbeiten, und doch ist das Drumherum, das Ergebnis genauso wichtig.

Als wir ein Schattentheater produzierten, in dem ich als Regisseur von meinen eigenen Schatten überrumpelt werden sollte („Ruhe und Ordnung", 2009), war es interessant zu sehen, wie wir einerseits auf die Aufführung hinarbeiten mussten und andererseits die Verhältnisse zwischen den Teilnehmern und mir in der Struktur der Arbeit selbst bearbeitet werden sollten. Dazu kam dann, dass ich die ganze Zeit reagieren musste auf die Besonderheiten und Wünsche, die Fähigkeiten und Ängste der anderen und das Ergebnis eine Melange von allem wurde. Erst das Zusammenwirken erzeugt das Ergebnis und damit die Form.

Niemann: Du bist Künstler und kein Therapeut – gibt es in deiner Arbeit dennoch eine Ebene, die du als heilsam oder therapeutisch beschreiben würdest?

Aminde: Heilsam ist doch vor allem, wenn jeder Einzelne einen Begriff der temporären Gemeinschaft, in der er sich gerade befindet, in sich trägt und wenn diese temporäre Gemeinschaft einen Einzelnen in der Lage ist zu tragen. Wenn er sich darin aussprechen kann. Dann spricht sich die Gemeinschaft aus. Die Frage ist nur, wie kommt man da hin? Ein Trick, den ich oft anwende, ist immer wieder zu versuchen zu erfassen, was wirklich, wirklich zwischen uns lebt und das dann auf den Tisch zu bringen. Denn dann können wir alle zusammen arbeiten, wenn alle unsere Verliebtheiten, Streitereien und Rangeleien, unsere Eifersucht und Angst, wenn die ganzen „Liebeskräfte“, so nenne ich das mal, alle mitspielen dürfen. Das nenne ich heilsam. Bitte nicht zu viel verdrängen. Das Dritte ist für mich die Bühne, auf der das stattfindet oder sich eben zeigen kann. Dann wird das Ganze zum Dritten, der Schauplatz. Eine Schauplatztechnik bestünde darin, sich selbst innerlich so geschmeidig zu machen, dass man alles, was real stattfindet, zu seiner eigenen Sache machen kann. Und zwar anhand einer gemeinsamen künstlerischen Arbeit. Ein Ideal. Aber der Versuch wäre heilsam.

Ich hatte 2009 eine Theaterproduktion mit Langzeitarbeitslosen für die Schillertheatertage in Mannheim. Eine Gruppe der Teilnehmer waren Menschen zwischen 18 und 25 Jahren, die nun wirklich gar keine Lust hatten sich auf mein künstlerisches Begehren einzulassen. Wir hatten zwei Monate lang Streit. An einem Tag eskalierte der Streit sehr heftig, allerdings unter den Teilnehmern, aber nachdem ich selbst sehr laut und auch verletzend geworden war. Am nächsten Morgen (ich war erstaunt, dass sie überhaupt noch mal kamen) lud ich alle in die Probebühne des Theaters ein. Dort hatte ich einen Stuhl für mich und eine Reihe Stühle gegenüber für die anderen aufgebaut. Ich sagte ihnen, nach zwei Monaten Streit hätten wir uns gut kennengelernt und jetzt möchte ich sie zu einem „Battle“ einladen: Ich mache und äffe sie nach und sie machen und äffen mich nach. Der Beste gewinnt 50 Euro. Das Ganze habe ich gefilmt und es ist eine wundervolle gegenseitige Liebeserklärung geworden („Frontalunterricht“, 2009). Am Ende waren wir alle ganz erleichtert, weil wir in der Lage waren, alles, was zwischen uns lebte, auf das Parkett zu holen. Die Gruppe war dann später in der Aufführung der Performance sehr intensiv.

Niemann: Das „Dritte“ wird oft als das „Andere“, „Unbekannte“, „Unbewusste“ oder „Unvermittelbare“ charakterisiert. Spielt diese Beschreibung im Kontext deiner Arbeit eine Rolle?

Aminde: Ich suche immer eine Begegnung mit der Alterität, klar. Faszinierend ist aber zu realisieren, dass ich der Andere für die anderen bin. Da fängt es an für mich interessant zu werden. Entscheidend ist doch vor allem unser Umgang mit dem „Anderen". Bin ich in der Lage den Anderen als Fremden zu nehmen und mich selber dadurch als fremd zu erfahren, oder muss ich ihn eingemeinden: Ach, der süße Süchtige und der nette Behinderte, schau, was für tolle Bilder die malen. Das ist doch grausam. Ich suche eine Begegnung, die gerne auch schreckhaft und krisenhaft ist. Ich will mit den Fremden gar nicht für immer zusammenkommen, ich will keinen eingemeindeten Anderen. Ich will auch klare Grenzen. Ich habe meine eigenen Dunkelkammern und die anderen die ihren. Wir grüßen uns höflich.

Niemann: Mich interessiert, wie du deine Rolle als Künstler in diesem Beziehungsfeld siehst. Wie stehst du zur Autorenschaft?

Aminde: Also die Autorenschaft sehe ich deutlich variabel. Ich spiele ja gerade mit dem Postulieren: Ich bin hier der Künstler und ihr seid die Teilnehmer. Ich trage die Verantwortung, dass das etwas wird hier am Ende, aber ich bin auf euch angewiesen. Gleichzeitig baue ich ein Projekt, das so weit wie möglich von den anderen an- und aufgenommen werden kann (und soll). Das ist paradox: Einerseits zu sagen, ich bestimme hier, andererseits zu sagen, ihr sollt es entscheiden. Nur will ich keine pseudodemokratischen „Wir sind jetzt alle gleichberechtigte Autoren"-Gesänge. An die glaube ich nicht. Ich will, dass sich die Intentionen vermischen und daraus eine Verwirbelung entsteht.

Das andere ist, dass ich oft in der Postproduktion und Auswahl am längeren Hebel sitze und dann auch noch mit meinem Namen und nicht dem Namen der anderen im Kunstkontext auftauche. Das ist schon schwierig, aber ich kann es immer wieder nur betonen: Mein Garant dafür, dass für alle eine ereignisreiche Situation entsteht, die mehr ist als vorher da war, ist, dass ich mein Ding auslebe. Wenn ich das nicht habe oder sogar verliere, dann wird die Sache nichts. Mir hilft es nicht, wenn ich dann sagen kann: Aber alle durften gleichberechtigt partizipieren. Mir ist es wichtiger am Ende sagen zu können: Alle haben an der Arbeit mitgemacht und dazu beigetragen, dass sie so stark geworden ist.

Niemann: Welche Rolle spielt der Betrachter, das Publikum?

Aminde: Das Publikum ist schon sehr wichtig, denn es ist der Blick von außen, dem wir uns immer wieder stellen müssen. Und ich habe oft mein Publikum in den Teilnehmern meiner Arbeiten. Die Frage nach Darsteller und Zuschauer ist doch in jede Mikrosituation im Sozialen übertragbar. Ich bin der Darsteller und die Zuschauer sind die Teilnehmer. Wir alle sind dann zusammen die Darsteller vor den Zuschauern des Abends oder der Ausstellung. Wir produzieren für und mit dem Blick des Zuschauers. Hier genau mischt sich die Frage nach meinem Ding: Wie mache ich meine Sache, mein Ding und was ist das Ding der anderen und wie kann sich das zusammentun? Oft ist der Darsteller ja derjenige, der etwas ausleben soll vor Publikum und *für* das Publikum, wie eine Dienstleistung. Der Zuschauer wird also zwangsläufig in das Geflecht miteinbezogen. So wird er Teil des Abends, aber auch der Arbeit.

Ich habe letztes Jahr eine Busfahrt organisiert, in der ich die Teilnehmer von Berlin aus zu meiner eigenen Ausstellungseröffnung im Kunstverein Arnsberg mitgeschleift habe („the hidden chapter of my lost insistence“, 2010). Manche von denen sind dann sogar noch bei einer Performance an dem Abend mit aufgetreten. So wurden meine Freunde zu Besuchern, zu Zuschauern und zu Darstellern und wir alle zusammen waren Teil einer Erfahrung, die ich schon als die Arbeit und auch das „Dritte“ in deinem Kontext bezeichnen würde.

In einer anderen Arbeit versuchte ich die Besucher meiner Ausstellung in eine Familienaufstellung über das Betriebssystem Kunst mit zu verwickeln, in dem sie als Besucher zu einer Ausstellung kamen und aufgefordert wurden, sich bei der Aufstellung aktiv zu beteiligen, Rollen zu übernehmen („Ruhe und Ordnung“, 2009). Die anderen blieben Zuschauer des schaurigen Spektakels, aber uns allen war an diesem Abend klar, dass es kein Entrinnen gibt. Ob Darsteller, Akteur oder Zuschauer: Wir alle sind Teil des Systems und damit auch Teil der Arbeit (am System).

Ilse Schimpf-Herken/Till Baumann

Dimensionen der Kunst in der psychosozialen Arbeit

Zusammenfassung

Kunst kann in der psychosozialen Arbeit neue Wege zur Heilung aufzeigen. Indem nicht an der Gewalttat angesetzt wird, sondern Umwege der Erfahrung im „dritten Raum" ermöglicht werden, kann eine langsame Annäherung an die schmerzvolle Situation erfolgen, in der der verletzte Mensch Subjekt seines/ihres Heilungsprozesses ist. *Orte der Erinnerung* an gewaltvolle Vergangenheit können zu Übergangsräumen werden, in denen Vertrauen erfahren und Mut gefasst werden kann. Durch den Umweg über *literarische Metaphern* werden erneut gemeinsame Bilder erfahrbar, in denen Identität gestärkt wird und das, was die Gewalt an Vertrauen oder Beziehung zerstört hat, kann erneut verbunden werden. Bei der Arbeit mit *Forumtheater*-Szenen geht es um die Schaffung und Transformation eines Bilds der Realität als Übergangsraum für das reale Leben. Die drei Zugänge, mit denen das Paulo Freire Institut in den letzten Jahren vielfältige Erfahrungen zwischen Lateinamerika und Europa machen konnte, zeigen, dass künstlerische Ansätze eine besonders behutsame Annäherung ermöglichen, in der Vertrauen und Beziehung wachsen und zum Motor gesellschaftlicher Veränderung werden können.

In der interkulturellen psychosozialen Arbeit gibt es seit vielen Jahren eine intensive Auseinandersetzung mit dem von Winnicott formulierten psychoanalytischen Konzept des „Übergangsraums", das von den Kulturwissenschaften mit dem symbolischen „dritten Raum" kontextualisiert und mit den dialogischen Ansätzen der Pädagogik Paulo Freires (1971) in einer international orientierten Friedensarbeit weiterentwickelt wurde. In dem folgenden Text soll es um eine Theorie-Praxis-Reflexion der Friedensarbeit gehen, die sich auf diese drei Wissenschaftsorientierungen bezieht und unter anderem die Frage erörtert, wie über Generationen tradierte, nicht bearbeitete Traumata integriert werden können. Die Autor/innen sind seit vielen Jahren in der dialogischen Arbeit in Lateinamerika engagiert, Ilse Schimpf-Herken schwerpunktmäßig im Bereich der Biografie- und Erinnerungsarbeit, Till Baumann in der Theaterarbeit nach Augusto Boal (1989, 2006a, 2006b) im Rahmen von Konflikttransformation und Menschenrechtspädagogik. Beide sind hierbei immer wieder auf Phänomene verdrängter Gewalt gestoßen, die zu einem konstitutiven Bestandteil von Kultur und gesellschaftlichem Handeln geworden sind. In der Arbeit in Chile und Kolumbien ist deutlich geworden, dass die Folgen des politischen und wirtschaftlichen Terrors weit über die Menschenrechtsverletzungen der Diktaturen der 1960er- und

1970er-Jahre sowie die Kriegs- und Vertreibungserfahrungen der Gegenwart hinausweisen. Sie stehen in einer Kontinuität mit den nicht bearbeiteten Traumata der Eroberung Lateinamerikas (vgl. Schimpf-Herken 1978, 13ff.). Eine Auseinandersetzung hiermit wird häufig vermieden oder abgewehrt.[28]

Bei der Ausübung von Terror geht es um die Zerstörung von Sinnzusammenhängen und sozialen Bindungen, eben um die Zerstörung der Zugehörigkeit in kulturell und sozial geschaffenen Räumen, in denen das Individuum seit seiner Kindheit sozialisiert wurde, sich geborgen fühlt und seine Autonomie entwickelt. Winnicott beschreibt diese „Übergangsräume" als solche, in denen die kulturellen Erfahrungen des Menschen ihre Handlungsfähigkeit herausbilden.

> „Dieser dritte Bereich (...) ist ein intermediärer Bereich von Erfahrungen, in denen in gleicher Weise innere Realität und äußeres Leben einfließen. Es ist ein Bereich (...) in der das Individuum ausruhen darf von der lebenslangen, menschlichen Aufgabe, innere und äußere Realität voneinander getrennt und doch in wechselseitiger Verbindung zu halten." (Winnicott 1971, 11)

Im Übergangsraum findet die Herausbildung von Symbolen statt, das Kind entwickelt Fähigkeiten im Umgang mit der Außenwelt auf emotionaler, kognitiver und physiologischer Ebene und eine zunehmende Autonomie im Umgang mit dem anderen. Die Übergangsphänomene, die sich in vielen Fällen unter Einbeziehung von Objekten („Übergangsobjekten") und Ritualisierungen vollziehen, stellen eine Verbindung zwischen Innen und Außen her, sie verlieren im Laufe der Zeit an Bedeutung, bleiben aber als Referenzrahmen erhalten.

> „Dieser intermediäre Erfahrungsbereich, der nicht im Hinblick auf seine Zugehörigkeit zur inneren und äußeren Realität in Frage gestellt wird, begründet den größeren Teil der Erfahrungen des Kindes und bleibt das Leben lang für außergewöhnliche Erfahrungen im Bereich der Kunst, der Religion, der Imagination und der schöpferischen wissenschaftlichen Arbeit erhalten." (Winnicott 1992, 25)

Die Zugehörigkeit und das Oszillieren zwischen innerer und äußerer Welt werden nicht nur durch die Auswirkungen direkter Gewalt und Terror eingeschränkt oder zerstört, sie werden auch medial durch Bilder, Symbole und Denkverbote beeinflusst, was beispielsweise erinnert und was vergessen werden soll, was verbalisiert oder unsichtbar gemacht wird. Wirklichkeit ist immer ein Zusammentreffen von medial und politisch erzeugtem Zeitgeist, machtpolitischer Aushandlung und der individuellen Verarbeitung von biografischer Erfahrung im

---

[28] In einem Gespräch mit einer Direktorin des peruanischen Erziehungsministeriums erhielt die Autorin, die die Erinnerungsarbeit in ihre Workshops einbeziehen wollte, die folgende Absage: „Wenn wir den Bürgerkrieg mit dem „Leuchtenden Pfad" aufarbeiten wollten, dann kämen auch die Geschichten der Unterdrückung der indigenen Bevölkerung auf den Tisch, und damit wären wir total überfordert. Hierzu sind wir noch nicht bereit." Der „Leuchtende Pfad" war in den 1990er-Jahren eine aufständische, maoistisch-orientierte Bewegung, die zunehmend mit Gewalt und Terror operierte.

soziokulturellen Kontext. Ein aktuell besonders deutliches Beispiel hierfür sind die in vielen lateinamerikanischen Ländern gefeierten Großereignisse zur 200-jährigen Unabhängigkeit von der Herrschaft der spanischen Kolonisatoren. Sie werden seit jeher von den Eliten genutzt, um nationale Einheit zu demonstrieren und gleichzeitig die Erinnerung an die blutige Unterdrückung des indigenen Widerstandes auszulöschen. Je pompöser und aufwendiger der Fortschritt beschworen wird, umso unsichtbarer werden die Vielfalt und Kontinuität der indigenen Lebensformen. Die Geschichte und Aufstände der unterdrückten Mehrheiten und Minderheiten werden unsichtbar gemacht, die einheimische Bevölkerung mit exotischen Stereotypen verfremdet. Beispielsweise wurden in Chile die Angehörigen des Mapuche-Volkes als tapfere Kämpfer/innen stilisiert, die sich nie den spanischen Eroberern unterworfen hätten – im Alltag neoliberaler Politik werden die „edlen Wilden" jedoch weiterhin diskriminiert. Ihre identitätsstiftenden Zeremonien wurden von der Pinochet-Diktatur verboten und sind im öffentlichen Diskurs kaum präsent.[29] Ihre Stimmen, die Zwischentöne und Kontinuitäten werden durch die Marschmusik der Nationalhymnen und gleichgeschalteten neuen Medien verdrängt – und „überdecken die historisch tradierten Traumata, die die Ethnien Lateinamerikas vereinen", so die Worte eines „Lonco" von Tirua[30]. Synkretismus der Religionen und Kontinuitäten in den kulturellen und sozialen Beziehungen überlagern sich, überwinden aber nicht die psychischen Folgen erlittener Gewalt und des Terrors, die seit mehr als 500 Jahren den Kontinent geprägt haben.

Auch die Eliten in der jungen Republik haben mit ihren Methoden der Landvertreibung, der Verfolgung und Diskriminierung der Herkunftsethnien wenig ver-

---

[29] Welche grundlegende Bedeutung die Muttersprache und die Rituale im Selbstverständnis der Mapuche haben, wurde bei einem Biografieworkshop sehr deutlich. Die Mapuche-Ethnie Chiles hat sich lange Zeit erfolgreich dem spanischen Kolonialismus widersetzt, ihre soziale Organisation konnte sich trotz permanenter Bedrohung in vielen ländlichen Regionen erhalten. Dies wurde in unserer Biografiearbeit in folgender Weise deutlich: Die Lebenskurve eines „lonco" („Weisen") zeichnete sich durch zwei extrem polarisierte Linien aus. Auf Nachfrage erläuterte er, dass sein Leben wieder einen Sinn erhalten habe, seitdem seine Gemeinschaft heimlich begonnen habe, den „guillatun" zu feiern, weshalb die obere Kurve im extrem positiven Bereich liege. Ein tiefer Schmerz, deshalb die Negativkurve, sei aber geblieben, weil es auch in der demokratischen Regierung nach 1989 nicht gelungen sei, ihre Mapudugunsprache zu offizialisieren.

[30] „ Loncos" haben in der Mapuche-Kultur die Aufgabe der Tradierung von Geschichte und sind die Verantwortlichen bei der Durchführung der religiösen Zeremonien. Tirua ist ein Küstenort in der 8. Region in Südchile, in einem Gebiet, in dem auch heute noch der indigene Bevölkerungsanteil mehr als 60 % beträgt. Durch die Migration in die Städte, durch das Erdbeben im Februar 2010, das im Besonderen die Küstenregion Zentralchiles getroffen hat, und durch die sozio-ökonomische Entwicklung im Land ist die Gefahr sehr groß, dass das Wissen der „lonco", das nicht verschriftlicht wird, in seiner identitätsstiftenden Bedeutung verloren geht.

ändert. Sie haben sich selbst an der Ausbeutung der fruchtbaren Ackerböden und der Bodenschätze mit Hilfe der indigenen Arbeitskräfte bereichert. Widerstandsbewegungen wurden blutig niedergeschlagen und waren begleitet von Genoziden und der extremen Ausbeutung afrikanischer Sklav/innen in der Pazifikregion und der Karibik. Diese Perspektive auf Geschichte steht in keinem Schulbuch und wird aus der Erinnerung ausgelöscht. Sie wird weder bebildert noch in Stein geschlagen und führte über Jahrhunderte zu verwirrenden Phänomenen der Gleichzeitigkeit von aufklärerischem Pathos der Gleichheit und Brüderlichkeit einerseits und einer alltäglichen Praxis von Menschenrechtsverletzungen und Gewalt andererseits.
Die Entwicklung eines Unrechtsbewusstseins kann unter diesen Rahmenbedingungen kaum stattfinden. Stattdessen wurde und wird die Gewalt naturalisiert[31] oder abgespalten, wenn der Terror, etwa das Verschwindenlassen von Menschen, nicht integrierbar waren bzw. sind.[32] Eine weitere erfolgreiche Unterwerfungsstrategie der Machteliten war von jeher das Verbot und die Auflösung sozialer Organisationen und Bewegungen, um die Kommunikation der Menschen zu unterbinden, die die größte Gefahr für ihre Machtausübung darstellt. Stattdessen richtete man den Blick auf das ferne Europa oder heute die USA und lenkte hiermit von einer Auseinandersetzung mit den eigenen historischen Zusammenhängen ab.

Auch die Diktaturen Lateinamerikas der 1970er- und -80er-Jahre (z. B. in Argentinien, Chile, Uruguay und Brasilien) stehen in dieser Tradition. Durch Einschüchterung, Gewalt und Vertreibung wurden und werden die Menschen beschämt, vereinzelt und handlungsunfähig gemacht. Die Verfolgung der Täter und damit eine Anerkennung der Täter- oder Komplizenschaft werden verhindert. Der Alltag der Mehrheit der Menschen in den Transformationsgesellschaften wird bestimmt vom Existenzkampf und der Anpassung an die Normen der neoliberalen Eliten, die den wirtschaftlichen Erfolg über alles stellen. Die Definitionsmacht wird heute von jenen ausgeübt, die die Exportwirtschaft in den Händen halten. Sie dringen tief in die sozialen Beziehungen der Menschen ein. Offener Terror oder Gewalt sind nicht mehr notwendig, weil die Menschen eingeschüchtert sind und sich um jeden Preis anpassen.[33]

---

[31] Gewalt wie sie sich beispielsweise in der Leibeigenschaft ausdrückt, die in Lateinamerika erst im 20. Jahrhundert langsam aufgehoben wurde, aber bis heute in vielen ländlichen Regionen weiter besteht.

[32] In Jujuy, einer Stadt in Nord-Argentinien, die unter dem Terror des Militärchefs und späteren Gouverneurs Bussi extrem zu leiden hatte, imaginierte sich die Bevölkerung einen Werwolf, der ihre Angehörigen des Nachts aus den Häusern holte und ermordete. Mit dieser mythischen Gestalt versuchten die Menschen zu verdrängen, dass sie mit den Tätern zusammenlebten, aber nicht wagten sich zu wehren. (Siehe Isla 1992, 167-216)

[33] Was in der Wirtschaft über den Wettbewerb erreicht wird, kommt im Bildungsbereich der Wirkungsweise der internationalen Vergleichsstudien, z.B. Pisa oder TIMSS zu. Die Indikato-

In Kolumbien wiederum ist der Alltag vieler Menschen weiterhin von Krieg und Menschenrechtsverletzungen bestimmt. Angesichts jahrzehntelanger Erfahrungen von brutaler Gewalt und Vertreibung herrscht ein gesellschaftliches Klima der Angst, das durch Morde und Drohungen gegen Gewerkschafter/innen und Menschenrechtsaktivist/innen und ein landesweites Netz von bezahlten Informanten weiter verstärkt wird. Ansätze von sozialer und gewerkschaftlicher (Selbst-)Organisierung im Kampf für soziale und bürgerliche Menschenrechte werden auf diese Weise immer wieder unterdrückt. Vertreibungen und der von paramilitärischen Gruppen ausgeübte Alltagsterror dienen dabei häufig der Durchsetzung wirtschaftlicher Interessen multinationaler Konzerne.

Um diese jahrzehntelangen Terror- und Kriegserfahrungen aushalten zu können, ist es für viele Menschen eine mögliche Überlebensstrategie, die Gewaltsysteme und die Politik der „starken Hand" („mano dura") und deren Normen zu verinnerlichen. Dann muss die erlittene Gewalt nicht mehr als Beschämung oder Ausdruck des eigenen Unvermögens erduldet werden, sondern man lässt sich von der vermeintlichen Macht blenden und gibt seine Verantwortung an sie ab.

> „Es ist nicht der Unterdrücker, der eine Kultur schafft und sie den Unterdrückten aufzwingt. Diese Kultur ist vielmehr das Ergebnis der strukturellen Beziehung zwischen den Unterdrückten und den Unterdrückern." (Freire 1968, 458)

Diese strukturelle Beziehung schafft „double binds", sodass sich viele Menschen gleichzeitig als Opfer und Teil des Unterdrückersystems verstehen. Diese Verstrickungen sind der Hintergrund und Nährboden für Verunsicherung und politische Apathie. Paulo Freire bezeichnet dies als „Kultur des Schweigens"[34]

---

ren von Bildungsqualität werden aufgrund internationaler Standards in den Fächern Mathematik und muttersprachliche Kompetenz festgelegt, die keine Rücksicht auf die spezifischen sozialen oder kulturellen Verhältnisse der Menschen nehmen. Die Folge hiervon ist in Lateinamerika, wo es ein allgemeines, staatlich zugesichertes Recht auf Bildung de facto nie gegeben hat, dass die Leistungsnormen der Wirtschaftseliten durchgesetzt werden. Ranking und Leistungsdruck benachteiligen jene, die von der Norm abweichen. Im Umkehrschluss wird das kulturelle Wissen der Herkunftsgesellschaften Lateinamerikas museal verklärt, festgeschrieben oder marginalisiert. Diejenigen, die nicht mithalten können, fallen heraus und werden zu Verlierern. Die staatlichen Bildungseinrichtungen können dem kaum etwas entgegensetzen, auch sie passen sich dem Modell an, unterwerfen alle Schüler/innen den gleichen Standards und Leistungsvergleichen und bestrafen sich selbst, indem sie akzeptieren, im öffentlichen Ranking die schlechtesten Plätze zugewiesen zu bekommen. „Als 2006 Peru in der internationalen Vergleichsstudie den letzten Platz zugewiesen bekam, wurden die Lehrer vom Präsidenten beschimpft. Wir wurden beschämt, ohne dass man uns bessere Arbeitsbedingungen oder Fortbildungen gegeben hätte. Internationale Vergleichsstudien sind ein Instrument der Beschämung der OECD." (Amalia Huaroto, eine Teilnehmerin aus dem ProCalidad-Kurs, der 2009/2010 in Berlin von der staatlichen Institution der Entwicklungszusammenarbeit Inwent durchgeführt wurde.)

[34] Mit „Kultur des Schweigens" bezeichnet Freire eine Form des Identitätsverlusts bei Menschen, die über Jahrhunderte unterdrückt, nicht anerkannt und marginalisiert wurden. Sie

Dieser Rückzug kann unter besonderen Umständen auch als Widerstand interpretiert werden, wie in ethnopsychoanalytischen Studien nachgewiesen wurde: Die Selbststigmatisierung als „Diebe, Lügner, Faulenzer" (Bosse 1979) wird inszeniert, um identitätsstabilisierende Praktiken nicht dem Zugriff der Eindringlinge preiszugeben. Beides hat langfristig jedoch zur Folge, dass sich die Normen der Eliten immer weiter durchsetzen, und sich die Spirale von Gewalt und Schweigen gegenseitig nährt und stabilisiert. Kriege, Naturkatastrophen, Migration und Armut verstärken die Aufrechterhaltung ungleicher Verhältnisse, und es ist heute unübersehbar, dass es Bürger erster und zweiter Klasse gibt.

Der Widerstand gegen diese ungerechte Weltordnung wurde in den Ländern des Südens auf vielfältige Weise organisiert. Waren es in den 1960er- und -70er-Jahren zunächst die Aufstände gegen die kolonialen Herrschaftssysteme, die Befreiungsbewegungen und Guerilla in Lateinamerika, so entwickelten sich hieraus Bewegungen der Befreiungstheologie (Helder Camara, Leonardo Boff), der Befreiungspädagogik (Paulo Freire, Francisco Gutierrez), des Theaters der Unterdrückten (Augusto Boal) und seit den 1990er-Jahren postmoderne Ansätze der Diskurskritik und Friedens- und Konfliktarbeit (Homi Bhabha). Viele dieser Bewegungen waren in ihrer Entstehungsphase vom Marxismus der 1960er/70er-Jahre, von der Ethnologie und Psychoanalyse geprägt worden. Allen gemein ist das Ringen um eine subjektorientierte Artikulation der anderen Geschichte und der aktiven Partizipation der zum Schweigen „Verdammten dieser Erde" (Frantz Fanon, 1968). Für Homi Bhabha war es die Metapher des „Dritten Raumes" (1987), mit der er das Potenzial der Menschen unterschiedlicher Herkunft in der Begegnung beschreibt, für Paulo Freire waren es die Kulturzirkel und die Alphabetisierung, in deren Kontext sich die „Unterdrückten" einander von ihren Erfahrungen erzählten und eine gemeinsame neue Welt von Bedeutung schufen, für Augusto Boal das Forumtheater, in dem von Gewalt und Ungerechtigkeit Betroffene ihre Realitäten inszenieren und im dialogischen Prozess mit dem Publikum transformieren.

> „Der gemeinsame Austausch, in dem zuweilen auch scheinbar Unvereinbares und kulturelle Gegensätze aufeinander treffen, bringt die Akteure dazu, sich miteinander zu verständigen und in Beziehung zu treten. An dieser Schnittstelle entsteht der „dritte Raum", in welchem die jeweiligen unterschiedlichen, gegensätzlichen Zugehörigkeiten und Bedeutungen präsent sind und gleichzeitig im Verständigungsprozess neu erschaffen und mit kultureller Bedeutung neu versehen werden." (Özbek/Wohlfahrt 2006, 174)

Im Folgenden sollen drei Ansätze aus der psychosozialen, kunsttherapeutisch orientierten Friedensarbeit dargestellt werden, die sich mit der Frage des „Übergangsraumes" bzw. des „Dritten" in der pädagogischen Arbeit auseinandersetzen:

---

glauben am Ende selbst, dass sie weniger wert sind, und sich gesellschaftlich besser nicht exponieren. Demütigung erfahren zu haben führt zu Selbstzweifeln und Apathie (siehe Freire 1971, Kap. 1).

- Das Dritte am Beispiel von Führungen in Buchenwald: konstruktivistische Reflexionen in der Erinnerungsarbeit
- Das Dritte in der Auseinandersetzung mit einem biografischen Text: Annäherung an Kriegs- und Vertreibungstraumata
- Das Dritte in der Theaterarbeit

Das Dritte in der Biografie- und Erinnerungsarbeit

Das Paulo Freire Institut führt seit 1997 Lehrerfortbildungen für chilenische Lehrer/innen durch, die ihren Ausgangspunkt in der Frage haben, welchen Beitrag das öffentliche Bildungssystem nach Jahren der Diktatur zur Demokratieentwicklung leisten kann. Als 1997 zum ersten Mal zwanzig chilenische Lehrer/innen für zwei Monate nach Berlin kamen, um zum Thema „Strategien der Konfliktbearbeitung in Schule und Unterricht" zu arbeiten, stand das Alltagsbewusstsein vieler Menschen im vereinten Deutschland unter dem Eindruck der rassistischen Übergriffe in Rostock-Lichtenhagen, der Neonazi-Aufmärsche und der Schwierigkeiten der Begegnungen zwischen Ost und West. Vor diesem Hintergrund wurde für die chilenischen Lehrer/innen ein Begegnungsseminar konzipiert, das einen selbstkritischen Umgang mit Fragen der historischen Erinnerung, des Rassismus, der Interkulturalität, der Konfliktbearbeitung, Gender und Menschenrechte ermöglichen sollte.

Die internationale Begegnung in einem fremden Kontext wurde somit selbst zu einem „dritten Raum", in dem die Irritation in der Auseinandersetzung mit dem „innerdeutschen Dialog" bei den Chilen/innen eine wachsende Infragestellung des Eigenen hervorrief. Dieses wurde bei einem Besuch in der Gedenkstätte Buchenwald zum Thema der „Verantwortung in der Geschichte" besonders deutlich.

Nach einer fünfwöchigen Kursdauer hatte sich zwischen den Teilnehmer/innen aller politischen Richtungen ein erstes Vertrauen in den gemeinsamen Lernprozess entwickelt, sodass eine Fahrt nach Buchenwald zumutbar erschien. Mit dem pädagogischen Leiter von Buchenwald und dem pädagogischen Team war verabredet worden, dass ausschließlich die unterschiedlichen Interpretationen der deutschen Geschichte reflektiert und keine Parallelen zu Chile gezogen werden sollten. Dabei sollte die Triangulierung aus der kritischen Gegenüberstellung verschiedener Geschichtsverständnisse aus DDR-Sicht, der neuen Interpretation der Bedeutung des Ortes für ein gesamtdeutsches Geschichtsbild nach der Vereinigung und der chilenischen tabubesetzten Geschichtsbetrachtung eine kritische, biografische Annäherung an Wirklichkeit ermöglichen. Bei dem ganztätigen Rundgang über das Gelände des ehemaligen Konzentrationslagers wurden den chilenischen Lehrer/innen immer wieder unterschiedliche Möglichkeiten der

Annäherung an Geschichte in Frageform vorgetragen. Für viele war ein solch konstruktivistischer Ansatz gänzlich ungewohnt und führte vielfach zu Verunsicherungen hinsichtlich der wissenschaftlichen Objektivität.

Bei der abendlichen Auswertung brach ein Teilnehmer in Tränen aus, weil er während des Rundganges an eine seit Jahrzehnten verdrängte, traumatische Erfahrung erinnert worden war. Ein hellgrauer Fleck an einer Gebäudewand, wo eine Erläuterungstafel mit Informationen aus DDR-Geschichtsperspektive entfernt worden war, hatte ihn an die hellen Flecken an der Wand im Haus seiner Eltern erinnert, die sichtbar wurden, als seine Mutter in der Nacht nach dem Militärputsch die Bilder von Präsident Allende abgenommen und verbrannt hatte. Er war sich bewusst geworden, dass er auch 24 Jahre nach dem Ereignis immer noch vor Angst schlotterte bei dem Gedanken, dass ihn jemand fragen könnte, was der Inhalt der Bilder gewesen sei.

Seine Reaktion rief bei den Kolleg/innen eine Welle von Erinnerungen an den Militärputsch hervor, über die seit Jahrzehnten nicht gesprochen worden war, zunächst aus Angst vor Verfolgung, heute, um nicht an die schwere Zeit erinnert zu werden. Diese spontane Entladung vieler Leid- und Opfergeschichten aus der damaligen Zeit machte den Weg frei für anderes Unaussprechbares. Auch die Diskriminierung einer indigenen Kursteilnehmerin von der Osterinsel konnte jetzt angesprochen werden. Sie war in den vergangenen Wochen täglich marginalisiert worden, ihre Redebeiträge missachtet, indem die anderen Kursteilnehmer ostentativ Parallelgespräche aufnahmen. In jener Nacht saß die Rapa Nui-Kollegin umringt von Interessierten, die sie zu ihrem Verhältnis zur Mehrheitsgesellschaft befragten. Viele entschuldigten sich für ihr diskriminierendes Verhalten und überlegten mit ihr gemeinsam, wie es zu einer wertschätzenden Beziehung kommen könnte.[35]

Durch die Inszenierung des Rundganges war ein „dritter Raum“ entstanden, in dem jede/r Teilnehmer/in sich im Laufe des Tages im Monolog mit sich selbst auseinandersetzte und im Dialog mit den anderen öffnen konnte. Das „Dritte“ konnte entstehen aus der Begegnung mit der deutschen Geschichte und der Auseinandersetzung mit der eigenen Biografie, die gemäß der Entscheidung jedes Einzelnen öffentlich oder schweigend ausgetragen wurde. Für die/den Eine/n war dabei das Thema die Gewalt der Militärregierung, für andere die Scham der Komplizenschaft mit den Putschisten, für andere ging es wiederum um die Chance, in dieser intensiven Situation der Nähe das schwierige Thema des Rassismus gegenüber Minoritäten anzusprechen. Diese Tabuthemen der chilenischen Post-Diktatur-Zeit hatten im „Übergangsraum“ eine Chance, gehört und toleriert zu werden. Indem neue Begegnungen und Mehrperspektivität ermög-

[35] Ein konkreter Ausdruck dieser „Wiedergutmachung“ war beispielsweise, dass man von nun an den chilenischen Spruch hinsichtlich der 4000 km langen Geografie des Landes wie folgt erweiterte: „Von Arica bis Feuerland, inklusive der Osterinseln“.

licht wurden, konnte, wenn schon nicht Akzeptanz, so doch eine Auseinandersetzung mit dem anderen ermöglicht werden. Der Rundgang hatte den Raum für die Auseinandersetzung mit sich selbst ermöglicht und emotionale Nähe hergestellt, sodass die eigene Angst aussprechbar und die andere politische Meinung aushaltbar wurden. Was im Alltag unter den Teppich gekehrt oder hinter dem Rücken ausgetragen wurde, konnte durch die Anwesenheit des pädagogischen Leiters der Gedenkstätte, Daniel Gaede, einem Künstler der konstruktivistischen Narration „zwischen den Zeiten", und den Teammitgliedern des Freire-Instituts, die beiden deutschen Geschichten angehörten, authentisch werden. Die chilenischen Teilnehmer/innen hatten das Gefühl, dass sie mit ihrer „Krise" nicht allein waren, und dass das Netz chilenischer Wirklichkeit zunehmend haltbar wurde, in dem ein jeder und eine jede Platz hatte.

Die Erfahrung des „Übergangsraums" wurde für viele Lehrer/innen ein Referenzrahmen, der sie beflügelte nach ihrer Rückkehr die Orte des Grauens in Chile zu besuchen, um ganz persönlich nachzuvollziehen, was man in Jahrzehnten nicht hatte wahrhaben wollen. Andere machten die Erinnerungsarbeit zum Thema im Unterricht. Für die Gruppe selbst wurde es zu einem starken Band vertrauensvoller Zugehörigkeit: Man hatte zum ersten Mal gemeinsam erfahren dürfen, dass Vertrauen möglich ist und dass nur das Schweigen zu Vereinzelung, Unsicherheit und Angst führt.

Das Dritte in der Auseinandersetzung mit einem biografischen Text: Annäherung an Kriegs- und Vertreibungstraumata

Nach elf Jahren der Arbeit mit dem psychosozialen Konzept der biografischen Erinnerungsarbeit (inzwischen hatte das Paulo Freire Institut 2003 friedenspädagogische Seminare[36] mit Vertreter/innen von Menschenrechtsorganisationen aus Kolumbien, El Salvador, Nicaragua, Honduras und Guatemala begonnen), fand 2009 ein Treffen der kolumbianischen Teilnehmer/innen im Cauca-Tal bei der Ethnie der Nasa in Cabildo Caldono statt. Auf dem Weg dorthin fuhr der Bus durch endlose Zuckerrohrplantagen, Kilometer um Kilometer zu beiden Seiten des Flusses, bis zum Horizont war nur das kräftige Grün der hohen Zuckerrohrpflanzen zu sehen, die zur Herstellung von Biosprit angebaut wurden. Vor 39 Jahren, als die Verfasserin dieses Artikels im Cauca-Tal geforscht hatte, waren bereits auf der einen Uferseite Plantagen, auf der anderen Seite lebten damals dichtgedrängt indigene und bäuerliche Bevölkerungsgruppen, die teilweise von der anderen Flussseite vertrieben worden waren. Aus Betroffenheit über diesen

[36] Die Kurse wurden sechs Jahre lang im Rahmen der internationalen Zusammenarbeit im Auftrag von Inwent (Internationale Weiterbildung und Entwicklung gGmbH) durchgeführt, einer Agentur der staatlichen Entwicklungszusammenarbeit, die heute unter dem Namen GIZ (Gesellschaft für Internationale Zusammenarbeit) mit zwei weiteren Organisationen fusioniert ist.

Wandel in weniger als 40 Jahren verfasste sie einen literarischen Text, den sie im folgenden Jahr auf einer Seminarreihe in Kolumbien zum Thema „Erinnerungsarbeit“ als Ausgangspunkt für ihre Workshops verlas. Das „Dritte“ in der psychosozialen Arbeit mit Witwen, Kriegsflüchtlingen und vertriebenen Indigenen der Nasa-Ethnie war dieses Mal ein biografischer Text, in dem die Frage nach den Mauerresten unter dem Zuckerrohr, nach der Dorfgeschichte, nach den vertriebenen Männern, Frauen und Kindern gestellt wurde. Indem zu Beginn der Text vorgetragen wurde, assoziierten viele der 20-30 Teilnehmer/innen eigene Erfahrungen und jene ihrer Eltern und Großeltern. Sie erzählten, welche unterschiedlichen Begegnungen mit dem Krieg jeder als Kind gemacht hatte, wenn beispielsweise eines Tages der Stuhl der besten Schulfreundin leer blieb; wenn die Großmütter im Alter von dem Verlust einer ganzen Vätergeneration in den 1940er-Jahren sprachen. Sie erzählten, dass man heute zwar nicht mehr direkt Angst haben müsse, überfallen zu werden, aber jederzeit die Guerilla kommen könne oder Hubschrauber, die ganze Landstriche mit Entlaubungsmittel vergifteten. Die Metaphern der Geschichten verbanden das Gemeinsame der Lebenserfahrungen einer gewaltvollen Vergangenheit miteinander und zeugten von Liebe und Menschlichkeit inmitten von Krieg. Die Einsamkeit, die die Gewalterfahrung in das Leben der Menschen geschlagen hatte, löste sich in dem Aufspüren des Gemeinsamen wieder auf und brachte eine spürbare Entlastung.

Das literarische „Dritte“ hatte zur Identifikation mit den Metaphern angeregt und hiermit die eigene Geschichte verbunden. Was bisher nicht direkt ausgesprochen werden konnte, wurde in Symbolen oder Bildsprache beschrieben und inspirierte zur eigenen Textproduktion bzw. zu Formen des theatralen Ausdrucks, die eine therapeutische Funktion ausübten. Es bildeten sich spontan Gruppen entsprechend der Generationen (Großeltern, Mütter/Väter und Jugendliche), die jeweils eine zeitgemäße Interpretation der Geschichte des Cauca-Tals entwickelten. Während die Großeltern beispielsweise die Ermordung ihrer Männer und ihre Ohnmacht in der patriarchalen Gesellschaft darstellten, spielte die Generation der 1968er die Konflikte mit der Frauenemanzipation, den Konflikt mit der dogmatischen Linken und die zwielichtige Rolle der Intellektuellen jener Zeit nach. Die Jugendlichen entwickelten dramatische Szenen ihres Verlorenseins, der Landflucht, der Arbeitslosigkeit, der Drogenproblematik oder des Machismus. Die Herstellung eines „dritten Raumes“ als Bühne hatte nicht nur dazu geführt, dass sich die unterschiedlichen Generationen die Erfahrungen und Stimmungen ihrer jeweiligen Epoche vor Augen führten, vor dem Hintergrund der Erinnerungen entstanden viele Reflexionen für eine menschlichere Zukunft: „Erinnerung braucht Zukunft, Zukunft braucht Erinnerung.“[37]

---

[37] „Erinnerung braucht Zukunft, Zukunft braucht Erinnerung“ ist der Titel einen Aufsatzes von Ilse Schimpf-Herken (2008).

Im Unterschied zu einer biografischen Erinnerungsarbeit, bei der es stets um die Triangulation von verschiedenen Perspektiven geht, ermöglicht die Auseinandersetzung mit einem biografischen Text primär das Herausarbeiten des Gemeinsamen in den Metaphern: das Gemeinsame der Bedeutungen, der Erfahrungen, der Vorurteile und Stereotypen.

Bei beiden Strategien geht es um die Auseinandersetzung mit schmerzvoller, verdrängter Wirklichkeit und es wird über die Auseinandersetzung mit dem Fremden die Annäherung an das Eigene versucht. Es gibt nur einen unterschiedlichen Fokus: Bei der Erinnerungsarbeit geht es mithilfe des „Übergangsraumes" primär um das Bewusstwerden und die Anerkennung des Verdrängten bzw. um die Freisetzung der Energie, die entsteht, wenn man den eigenen Ängsten auf die Schliche kommt. Bei der Arbeit mit Kunstelementen wie literarischen Metaphern oder Theaterszenen wird die Wirklichkeit über die szenischen Bilder symbolisch ausgedrückt, um eine andere Perspektive bzw. Annäherung zu ermöglichen. Hierbei geht es nicht um eine zu verfolgende Strategie, sondern um den Bedeutungsreichtum von Metaphern und die Wirkung von dramaturgischen Prozessen. Es geht darum, einen „dritten Raum" herzustellen, in dem „aesthesis", die sinnliche Wahrnehmung der Phänomene, in ihrer Beziehungs- und Zeitdimension erfolgen kann. Künstlerische Ansätze regen die Menschen an, sich in ihrer „aesthesis" zu erproben, und zwar in dem selbst gewählten Weg zwischen dem Eigenen und dem Fremden.

Das Dritte in Augusto Boals Theater der Unterdrückten

Ein Forumtheater-Workshop in der kolumbianischen Hauptstadt Bogotá: Die Teilnehmenden sind mit Forumtheater erfahrene Pädagog/innen und Schauspieler/innen mit biografischen Erfahrungen in sozialen Bewegungen und Menschenrechtsarbeit, die sich zu einer methodenvertiefenden Fortbildung mit Till Baumann zusammengefunden haben.[38] Bei Forumtheater geht es um die Theatralisierung und Transformation von Unterdrückungssituationen mit realem Hintergrund.[39] So werden in drei Arbeitsgruppen Szenen erarbeitet und den anderen

[38] Die dreitägige Fortbildung fand im Rahmen von Follow-Up-Aktivitäten des oben erwähnten friedenspädagogischen Programms des Paulo Freire Instituts statt und wurde von der damaligen Inwent (Internationale Weiterbildung und Entwicklung gGmbH) gefördert.

[39] Forumtheater ist ein zentraler Ansatz des Theaters der Unterdrückten (Boal 1989), in dem die Mitwirkenden ihre Lebensrealitäten in Szene setzen und gemeinsam mit dem Publikum Schritte zur Veränderung proben. Teilnehmende entwickeln auf der Basis von realen Konfliktsituationen Szenen, die innerhalb der Gruppe oder auch im öffentlichen Raum aufgeführt werden. In der Regel geht es um eine oder mehrere Figuren, die mit ihren Anliegen, Wünschen und Initiativen nach Veränderung scheitern bzw. unterdrückt werden. Der Joker, eine Art Vermittler zwischen Publikum und Bühne, moderiert die Diskussion und motiviert das Publikum, sich direkt in die Szene einzumischen und Veränderungsvorschläge anzubieten.

Teilnehmenden präsentiert: Als Erstes ein Konflikt in der Schule, in dessen Verlauf die Lehrerin angesichts des Drucks durch Schulleitung und Elternverbände zwischen die Stühle gerät. Dann eine Familiengeschichte der etwas anderen Art, in der sich ein Vater und Ehemann einer erwerbstätigen Frau für eine – im kolumbianischen Kontext durchaus ungewöhnliche – Erziehungszeit entschieden hat und sich mit dem Machismo seines Umfelds und den überzogenen Erwartungen der Schwiegereltern konfrontiert sieht. Beide Szenen werden in einem dialogischen Prozess intensiv bearbeitet und mit vielfältigen schauspielerischen Interventionen aus dem Publikum in immer wieder neue Richtungen verändert. Schließlich wird eine dritte Szene präsentiert: eine Familie in einem der benachteiligteren Stadtteile der kolumbianischen Hauptstadt. Die Mutter ist krank und muss regelmäßig mit Medikamenten versorgt werden, die angesichts des prekären öffentlichen Gesundheitssystems von der Familie selbst finanziert werden müssen. Die jugendliche Tochter verlässt das Haus regelmäßig in den Abendstunden, um Nachtschichten im Zentrum der Stadt zu arbeiten, sie ist froh über die gefundene Arbeitsstelle. Doch heute ist alles anders: „Bewaffnete Akteure", wie es in Kolumbien heißt[40], haben sich im Stadtteil verteilt und im Auftrag paramilitärischer Gruppen eine Ausgangssperre für Jugendliche verhängt. Nach Einbruch der Dunkelheit sollen diese ihre Häuser nicht mehr verlassen. Jugendliche auf der Straße sind tagsüber bereits direkt von den Paramilitärs angesprochen worden, andere Familien werden über Zettel informiert, die durch die Briefschlitze geworfen werden. Auch die Familie in der Forumtheater-Szene hat einen entsprechenden Zettel erhalten. Was nun?

Raul Zelik hat in einer Studie über die „terroristischen Formen der Inneren Sicherheit" (2009) in Kolumbien am Beispiel der Region Bolívar auf das Angst-Regime aufmerksam gemacht, das paramilitärische Gruppen durch Massaker, Alltagsterror und Einschüchterung etablieren. Oft handelt es sich dabei um die kalkulierte Ausübung möglichst öffentlichkeitswirksamer Formen von Gewalt, die Geschichten darüber verbreiten sich in den Narrativen der Alltagskommunikation. Ein dicht geknüpftes Netz von Informant/innen sorgt zudem dafür, dass jede öffentliche Äußerung oder jede aktive Teilnahme an der Organisierung im

Nacheinander kommen die Zuschauer/innen auf die Bühne und zeigen spielerisch Handlungsalternativen – eine Probe auf die Realität, ein Training für den Ernstfall (siehe hierzu: Baumann 2001/2006).

40 Die Tatsache, dass „actor" aus dem Spanischen neben „Akteur" auch mit „Schauspieler" übersetzt werden kann, verleiht dieser Terminologie einen gewissen bitter-ironischen Beigeschmack. Ebenso verhält es sich mit dem militärterminologischen „teatro de operaciones" (engl. „theatre of operations"), ins Deutsche wohl am besten mit „Einsatzgebiet" oder „Kriegsschauplatz" zu übersetzen, das mit seiner semantischen Absurdität schon vielfältige Impulse für künstlerische Auseinandersetzungen mit Krieg und Frieden geboten hat. Man beachte dabei insbesondere das bemerkenswerte Berliner Ausstellungsprojekt „Friedensschauplätze/Theatre of Peace" (NGBK 2010, http://www.theaterofpeace.org).

Dorf oder Betrieb bei der nächsten Straßenkontrolle Folgen haben kann und erzeugt in der Bevölkerung ein Gefühl von permanenter Kontrolle.

> „Insofern muss man davon ausgehen, dass der Paramilitarismus auf vielschichtige und indirekte Weise wirkt. Er entfaltet sich nicht nur in Form konkreter Gewalt, sondern vor allem diffus über Ängste, Ahnungen und Erzählungen. Der paramilitärische Schrecken formt menschliche Beziehungen und Körper. Zeitliche und räumliche Einschränkungen scheinen dabei völlig aufgehoben zu sein: Die antizipierende Furcht und die Erinnerung an Geschehenes verbinden sich in den kollektiven Erzählungen der Bevölkerung. Der Paramilitarismus entfaltet sich auch dort, wo er bislang keine Kontrolle ausübt, er prägt die Verhältnisse auch dann noch, wenn seine Organisationsstrukturen bereits aufgelöst sind." (Zelik 2009, 188)

Anfangs reagierte das Publikum, die anderen Teilnehmenden des Forumtheater-Workshops, ähnlich wie die betroffene Familie in der Szene: mit Hilflosigkeit. Die Darstellung der Gruppe schien einen Ausschnitt aus der kolumbianischen Realität zu repräsentieren, der vielen nur allzu vertraut schien. Die Vereinzelung, der Verlust von sozialen Bindungen und die schwierigen Bedingungen für praktische Solidarität untereinander, das verbreitete Misstrauen und die Kultur des Schweigens prägen das Klima in der kolumbianischen Gesellschaft. Dieses Klima war auch unter den Teilnehmenden des Forumtheater-Workshops spürbar. Bis ein Gespräch entstand, sich die ersten Teilnehmenden mit ihren Veränderungsideen zu Wort meldeten und sich schließlich nacheinander von ihren Stühlen erhoben, um die Protagonist/innen aus der gezeigten Szene zu ersetzen und aktiv auf die Suche nach Handlungsspielräumen und Transformationsmöglichkeiten zu gehen. Ein Teilnehmer kam schließlich auf die Bühne, ersetzte die Tochter und begann die Nachbar/innen anzusprechen (in Gestalt der anderen Teilnehmenden des Workshops). Immer mehr, auch jugendliche Bewohner/innen des Stadtteils, wurden mobilisiert, sich nach Einbruch der Dunkelheit auf dem Marktplatz zu versammeln und so quasi einen Akt zivilen Ungehorsams zu leisten. Schließlich betraten die beiden Figuren der Paramilitärs die Szene und es entspann sich eine heftige Diskussion mit den Anwohner/innen. Diese Szene wurde mehrmals wiederholt, da es immer wieder neue Ideen aus dem Publikum gab, welches Auftreten den beiden „bewaffneten Akteuren" gegenüber möglich und angemessen erschien. Andere Figuren wurden herbeigerufen und schalteten sich in die Diskussion ein: der Priester des Dorfes, Menschenrechtsaktivist/innen aus dem Stadtzentrum, die Vertreter/innen einer internationalen Nichtregierungsorganisation. Im Dialog unter den Teilnehmenden entstanden immer neue Ideen, die in die Tat umgesetzt wurden. Manche wurden verworfen, andere weiterentwickelt. Beispiele von ähnlichen Ereignissen wurden erzählt, bei denen sich ganze Dörfer der paramilitärischen Beherrschung widersetzten. Es war spürbar, dass diese Szene eine Möglichkeit bot, sich mit verschiedenen Handlungsansätzen in einem Szenario zu erproben, das sonst nicht einfach herzustellen ist. Auch wenn die Aufführung einer solchen Szene im öffentlichen Raum vermutlich zu gefährlich gewesen wäre, so hat sie doch im vertrauten Rahmen der Gruppe einen Prozess angestoßen, der einen zeitweiligen Ausstieg aus dem lähmenden Kreislauf von Angst und Einschüchterung ermöglichte, der sonst das Thema des paramilitärischen Alltagsterrors in Kolumbien umgibt.

Das Beispiel aus Bogotá mag einen Eindruck von der zentralen Rolle des dritten Raums im Theater der Unterdrückten vermitteln. Für Augusto Boal ist der dritte Raum immer auch ein „ästhetischer Raum" – Ästhetik im bereits weiter oben erwähnten und ursprünglichen Sinne der „aesthesis", der sinnlichen Wahrnehmung. Boal schreibt dem ästhetischen Raum drei wesentliche Eigenschaften zu: Plastizität, Dichotomie und einen telemikroskopischen Charakter. Seine Bedeutung liege in

> „1) der Plastizität, die die freie Erprobung von Erinnerung, Imagination und Gestaltungswissen sowie das freie Spiel mit Vergangenheit und Zukunft gestattet;
>
> 2) der Teilung oder Verdopplung des Selbst, die sich im auf der Bühne agierenden Subjekt vollzieht; diese Dopplung ist Ergebnis der dichotomischen und „dichotomisierenden" Bühnenrolle, die Selbstbeobachtung erlaubt und zugleich dazu befähigt;
>
> 3) der telemikroskopischen Eigenschaft, die alles in vergrößerter Form präsent macht und uns in die Lage versetzt, Dinge zu sehen, die sich in einem kleineren, entfernteren Format unseres Blicks entziehen würden." (Boal 2006a, 42)

Der ästhetische Raum wird zum Schauplatz und Laboratorium der Darstellung und gemeinsamen Transformation unterdrückerischer Realitäten. Im ästhetischen Raum findet dabei niemals eine bloße Abbildung oder Reproduktion von Realität statt, es handelt sich vielmehr immer um eine Metapher – eine Repräsentation von Realität, die sich der Eigenschaften des ästhetischen Raumes bedienen kann. Wer gemeinsam mit anderen und mit Hilfe des Theaters Bilder der eigenen Realität entwirft, die beispielsweise in Form einer Forumtheater-Szene dargestellt werden, gehört für einen Moment zwei unterschiedlichen Wirklichkeiten an: dem Bild der Realität und der Realität des Bildes.[41] Diese Realität des Bildes ist es, an der beispielsweise in einer Forumtheater-Szene gearbeitet wird. Das Bild der Realität als theatrale Form des dritten Raumes eröffnet nun die Möglichkeit, in den dritten Raum zu intervenieren und die dargestellte Realität handelnd zu verändern. Letztlich sind es die Interventionen der „espectatores"/„spect-actors" („Zuschauspieler/innen"), die den dritten Raum zu einem

[41] Boal nennt dieses Phänomen „Metaxis", sie ist neben der „Osmose" und der „Analogen Induktion" eine der drei grundlegenden Hypothesen, die im Einleitungskapitel seines „Regenbogens der Wünsche" vorgestellt werden (Boal 2006a, 27ff.). Leider gehen bei der Übersetzung des Wortes „imagem" (Portugiesisch) oder „image" (Englisch) ins Deutsche wichtige Bedeutungsebenen verloren. In der Originalterminologie schwingt immer auch die Bedeutungswelt des Wortes „imaginação"/„imagination" mit, im Sinne von Fantasie und Vorstellungskraft, und geht somit über den Bedeutungsrahmen des deutschen Wortes „Bild" hinaus.

Experimentierraum zwischen Realität und Fiktion werden lassen. Die Erfahrung von Selbstwirksamkeit und gemeinsamem (Probe-)Handeln kann besonders dort heilsam wirken, wo Angst und Misstrauen sonst ihre lähmende Wirkung verbreiten. Theater ist dabei nicht selbst Therapie, kann aber durchaus therapeutische Wirkung haben. Bei aller Autonomie der Realität des Bildes sind die emanzipatorischen Impulse im dritten, ästhetischen Raum jedoch nicht mehr zu trennen von der Realität der Menschen, durch deren Dialog dieser künstlerisch-emanzipatorische Prozess erst möglich geworden ist. Wenn jemand in der Lage ist, „eine autonome Bilderwelt zu seiner eigenen Realität zu erfinden und seine Befreiung in der besonderen Realität dieser Bilder darzustellen, dann wird er aus allem, was er in der Fiktion vollbracht hat, für sein eigenes Leben Schlüsse ziehen können. Szene und Bühne können so Übungsraum für das reale Leben sein." (Boal 2006a, 56)

Schlussbetrachtung

Die Dimensionen der Kunst in der psychosozialen Arbeit können angesichts erfahrener Verletzung und Traumatisierung neue Wege zur Stärkung aufzeigen. Indem nicht an der Gewalttat angesetzt wird, sondern Umwege der Erfahrung im „dritten Raum" ermöglicht werden, kann eine langsame Annäherung an die schmerzvolle Situation erfolgen, in der der verletzte Mensch Subjekt seines/ihres Heilungsprozesses ist. Die Schaffung und Stärkung neuer sozialer Erfahrungsnetze können die Voraussetzung dafür sein, dass sich die leidende Person ihrem Schmerz nähert und ihn akzeptieren lernt bzw. überwindet.

Orte der Erinnerung an gewaltvolle Vergangenheit können zu Übergangsräumen werden, in denen Vertrauen erfahren und Mut gefasst werden kann. Durch den Umweg über literarische Metaphern werden erneut gemeinsame Bilder erfahrbar, in denen Identität gestärkt wird und das, was die Gewalt an Vertrauen oder Beziehung zerstört hat, erneut verbunden werden kann. Bei der Arbeit mit Forumtheater-Szenen geht es um die Schaffung und Transformation eines Bilds der Realität als Übergangsraum für das reale Leben.

Die drei Zugänge, in vielen Jahren in der Arbeit des Paulo Freire Instituts zwischen Lateinamerika und Europa entwickelt, zeigen, dass Kunstansätze eine besonders behutsame Annäherung ermöglichen, in der Vertrauen und Beziehung wachsen und zum Motor gesellschaftlicher Veränderung werden können.

Literatur

Bhabha, Homi (1987): Nation and Narration. London

Baumann, Till (2001/2006): Von der Politisierung des Theaters zur Theatralisierung der Politik. Theater der Unterdrückten im Rio de Janeiro der 90er Jahre. Stuttgart: ibidem-Verlag

Boal, Augusto (1989): Theater der Unterdrückten. Übungen und Spiele für Schauspieler und Nicht-Schauspieler. Hg.: Thorau, Henry; Spinu, Marina. Frankfurt am Main: Suhrkamp Verlag

Boal, Augusto (2006a): Der Regenbogen der Wünsche. Methoden aus Theater und Therapie. Uckerland: Schibri Verlag

Boal, Augusto (2006b): The Aesthetics of the Oppressed. London: Routledge Verlag

Bosse, Hans (1979): Diebe, Lügner, Faulenzer. Frankfurt am Main: Syndikat Verlag

Fanon, Frantz (1968): Die Verdammten dieser Erde. Reinbek bei Hamburg: rororo

Freire, Paulo (1968): Cultural Action and Conscientization. In: Freire, Paulo; Veloso, Ricardo; Fiori, Luis: Educação e Conscientização, Extensionismo Rural. Cuernavaca

Freire, Paulo (1971): Pädagogik der Unterdrückten. Stuttgart, Berlin: Herder Verlag

Neue Gesellschaft für Bildende Kunst (NGBK) (2010): Friedensschauplätze/Theatre of Peace. Frieden und Sichtbarkeit in der asymmetrischen Welt. Berlin: argobooks

Isla, Alejandro (1992): Sosiedad y articulación. Las tierras altas Jujeñas. Crisis Terminal de un Modelo de Desarrollo. Buenos Aires: Edición MIAL

Schimpf-Herken, Ilse (1978): Erziehung zur Befreiung? Paulo Freire und die Erwachsenenbildung in Lateinamerika. München: AG Spak Verlag

Schimpf-Herken, Ilse (2008): Erinnerung braucht Zukunft, Zukunft braucht Erinnerung. In: Grasse, Renate; Gruber, Bettina; Gugel, Günther (Hg.): Friedenspädagogik. Reinbek bei Hamburg: rororo. S. 155–188

Winnicott, Donald W. (1971): Vom Spiegel der Kreativität. Stuttgart: Ernst Klett Verlag

Winnicott, Donald W. (2006): Die Lokalisierung des kulturellen Lebens. In: Wohlfahrt, Ernestine; Zaumseil, Manfred (Hg.): Transkulturelle Psychiatrie – interkulturelle Psychotherapie. Heidelberg: Springer Verlag

Wohlfahrt, Ernestine; Özbek, Tülay (2006): Die Suche nach den offenen Türen. Eine ethnopsychoanalytische Kasuistik über das Phänomen der Besessenheit. Psyche – Z Psychoanalyse 60 (1). In: Wohlfahrt, Ernestine; Zaumseil, Manfred (Hg.): Transkulturelle Psychiatrie – interkulturelle Psychotherapie. Heidelberg: Springer Verlag

Zelik, Raul (2009): Die kolumbianischen Paramilitärs. „Regieren ohne Staat?“ oder terroristische Formen der Inneren Sicherheit. Münster: Verlag Westfälisches Dampfboot

Ulrich Sachsse

Der Dritte Raum als Gestaltung der therapeutischen Beziehung bei komplex Traumatisierten

Zusammenfassung

Veränderungen sind in Psychotherapien daran gebunden, dass state dependant learning möglich wird. Regressive und pathologische States müssen so herbeigeführt werden, dass die Verarbeitung dieser Zustände durch die kognitiven, erwachsenen Anteile möglich bleibt. Therapeuten tragen die Verantwortung für die Etablierung veränderungsrelevanter Bühnen und Rituale, auf und in denen sich regressive und pathologische States im optimalen Stresslevel gesteuert aktualisieren lassen und sicher bearbeitet und verändert werden können.

Die therapeutische Beziehung selbst ist dafür nur ausnahmsweise die optimale Matrix. Versteht man den innerseelischen Bereich als einen ersten Raum und die therapeutisch-zwischenmenschliche Beziehung als einen zweiten Raum, dann wird in sehr vielen Therapien ein „Dritter Raum" erforderlich, damit pathologische Prozesse aus dem ersten Raum nicht destruktiv den zweiten Raum überschwemmen, verfälschen und destruieren. Das Kind inszeniert sowohl innerseelische als auch interpersonelle Konflikte in seinem Dritten Raum, dem Spiel-Raum. Menschen, die aufgrund von schweren Belastungen in ihren Kindheitsbeziehungen (traumatisierende Beziehungserfahrungen) und durch Einzelereignisse (Monotraumata, sequenzielle Traumatisierungen) zu Spontanregressionen in nahen Beziehungen neigen und darüber hinaus keine Mentalisierungsfähigkeit entwickeln konnten, brauchen einen Dritten Raum als Spiel-Raum in der Therapie. Das können Imaginationen sein, Kunst, Gestaltung, Bewegung, Drama, Spiel oder andere Formen ritualisierter Selbst- und Objekt-Inszenierungen.

1. Psychotherapie als Arbeit

Ich verstehe Psychotherapie als eine Arbeit, die einen Arbeitsinhalt mit einem Arbeitsziel hat, und diese Arbeit geschieht in einer Zweierbeziehung oder als Gruppenarbeit ambulant oder auf einer Station in einer Klinik. Typische Arbeitsinhalte wären etwa der Umgang mit Symptomen oder Beziehungsstörungen, mit Alkohol oder Medikamenten, mit Vorgesetzten oder mit Schulden. Arbeitsziel wäre es, Symptomfreiheit oder Symptomreduktion zu erreichen, „trocken" oder „clean" zu werden und zu bleiben und sein Leben befriedigender strukturieren und gestalten zu können. Die Arbeitsbeziehung der Psychotherapie hat wie jede andere Arbeitsbeziehung eine Arbeitsatmosphäre, die der Arbeit förderlich oder hinderlich ist. Arbeitsbeziehungen sind belastungsanfällig. Auch im üblichen Arbeitsleben tendieren Menschen dazu, unter Stress zu regredieren. Dann wird die Arbeitsatmosphäre plötzlich adoleszent, pubertär oder infantil. Weil jede Arbeitsleistung unmittelbar mit der Arbeitsatmosphäre zusammenhängt, wird Personalführung optimiert. Ist schon im Alltagsleben eine Arbeitsbeziehung unter Stress regressionsanfällig, so gilt dies für eine Psychotherapie umso mehr.

2. Die Arbeitsbeziehung in der psychoanalytischen Psychotherapie

Die Arbeitsbeziehung ist in der Psychoanalyse seit Sterba (1934) in der Diskussion. Er hat herausgearbeitet, dass eine Psychoanalyse eine Arbeitsbeziehung einerseits und eine Übertragungsbeziehung andererseits beinhaltet. Da in der Psychoanalyse beide Beziehungsebenen permanent interagieren, muss der Analysand in der Lage sein, sich zwischen beiden Ebenen flexibel bewegen zu können. Dies wird als Fähigkeit zur „therapeutischen Ich-Spaltung“ konzeptualisiert. König (1997) führt dazu aus:

> „Unter einer Arbeitsbeziehung verstehe ich den relativ übertragungsfreien, kooperativen Beziehungsanteil zwischen Patient und Therapeut und zwischen Therapeut und Patient. (...) Ich-psychologisch gesehen verbindet sich in der Arbeitsbeziehung das vernünftige Ich des Patienten mit dem analysierenden Ich des Analytikers. (...) Heute würde man eher sagen, dass das Ich sich in verschiedenen Ich-Zuständen befindet, mehr oder weniger erlebend und handelnd, mehr oder weniger reflektierend. (...) Entsprechend kann auch der Einzelne, in einer Gruppe oder in einer Einzeltherapie, regredieren, und die Beziehung zum Therapeuten kann wesentlich durch den regressiven Zustand seines Ich bestimmt sein. Er ist der Regression aber nicht passiv ausgeliefert. Ein Patient kann sich durchaus entschließen, der Aufforderung des Analytikers zu folgen, über sein regressionsbestimmtes Erleben und Verhalten nachzudenken, oder selbst, ohne dass der Analytiker ihn dazu auffordert, diesen Entschluss fassen und ihn unter Einsatz seiner in Zusammenarbeit mit dem Analytiker entwickelten selbstanalytischen Funktion ausführen. (...) Regression kann Ausmaße annehmen, die ein Reflektieren nicht mehr gestatten. Z. B. kann die Arbeitsbeziehung durch regressive Übertragungswünsche, die sich auf den Therapeuten richten, ganz überwuchert sein; es geht dem Patienten dann nur darum, diese Wünsche erfüllt zu bekommen. Aufgabe des Therapeuten ist es, solchen Entwicklungen entgegenzuwirken.“ (König 1997, 33-35)

Sehr viel mehr als im Alltagsleben ist das Problem der Psychotherapie darin zu sehen, dass die Problematik der Arbeitsbeziehung zum ausschließlichen Arbeitsinhalt werden kann. Viele Patientinnen und Patienten sind permanent, sehr viele zumindest passager nicht oder nur schwer in der Lage, im Rahmen einer Psychotherapie eine erwachsene Arbeitsbeziehung aufrechtzuerhalten. Mit einiger Übung werden auch Anfänger in der Psychotherapie bald merken, ob sie quasi einem Kindergarten-Kind, quasi einem Schulkind, quasi einem Jugendlichen, quasi einem Adoleszenten oder wirklich einem erwachsenen Vertrags- und Arbeitspartner gegenübersitzen.

3. Die therapeutische Arbeit in und an der Übertragung

In Belastungssituationen tendieren wir also dazu, in regressive Zustände, neudeutsch „States" (Watkins/Watkins 2003) zurückzugleiten. Sigmund Freud hatte Anfang des 20. Jahrhunderts entdeckt, dass viele Verhaltensweisen und Symptome des Erwachsenenlebens gut verstehbar sind als unzeitgemäße Manifestationen von Erlebnisweisen, die in einer bestimmten Kindheitsphase einmal normal waren (Freud 1905). Diese zweifelsfrei richtige Entdeckung wurde leider verabsolutiert. Es entwickelte sich eine schon axiomatische Glaubensgewissheit, dass alles das, was ein Erwachsener als Pathologie entwickeln oder erleben kann, irgendwann in der Kindheit einmal normal gewesen sein muss. Dies hat zu rückblickend grotesken Hypothesen darüber geführt, was ein Säugling in der präverbalen Zeit erlebt und empfindet, zu den merkwürdigen Konstrukten der präverbal-psychotischen Phase oder der intrauterin-psychotischen Phase. Heute ist klar, dass es viele Symptome gibt, die in jedem Alter genuin pathologisch sind und nicht Ausdruck einer Regression auf eine irgendwann einmal normale Entwicklungsstufe. Dazu gehören alle Symptome der Psychosomatosen, der akuten und chronifizierten posttraumatischen Belastungsstörung, dazu gehören aber auch die wesentlichen Symptome der schizophrenen oder der manisch-depressiven Psychosen. Das lange Zeit im psychodynamischen Denken gültige Postulat „Pathologie ist immer Regression" ist natürlich nicht falsch, sondern nur relativ. Die Entwicklung eines Symptoms wird oft begleitet von einer Regression und einem regressiven Verhalten.

Technisch arbeitete die Psychoanalyse anfangs so, dass die Regression in die Übertragung gefördert und dann gedeutet wurde. Damit waren die klassischen Übertragungsneurosen mit ihrem strengen Über-Ich und ihren starren Abwehrmechanismen damals besser zu verändern als mit jeder anderen Therapiemethode, insbesondere besser und dauerhafter als mit hypnotischen Methoden. Auf der Basis der festen Überzeugung, dass Pathologie stets Regression ist, hat die amerikanische psychiatrische Psychoanalyse und die „Londoner Schule" angestrebt, Regressionen in frühkindliche, evtl. sogar präverbale Prägungsphasen durch langfristige, hochfrequente Psychoanalysen zu ermöglichen. Durch solche Regressionen sollte an die Ursprünge der Entwicklungsstörung herangegangen werden. Die Beziehungsverzerrungen und Beziehungstraumata (Schore 2001) sollten sich als Beziehungsstörung in der konkreten therapeutischen Beziehung zum Analytiker inszenieren und aktualisieren, um gedeutet werden zu können und dadurch eine Nachreifung in und an der Übertragung, besser noch der konkreten therapeutischen Beziehung zu ermöglichen. Erforderlich geworden war dieser Schritt, weil mit der traditionellen Deutungstechnik Persönlichkeitsstörungen, psychosomatische Erkrankungen und psychotische Erkrankungen unbehandelbar waren.

4. Grenzen der therapeutischen Arbeit in und an der Übertragung

Dieses Behandlungsexperiment war in den 50er-, 60er- und 70er-Jahren des letzten Jahrhunderts uneingeschränkt sinnvoll, weil es keine ernst zu nehmende Alternative zu diesen Versuchen gab. Es ist bei großen Krankheitsgruppen aber gescheitert. Dies gilt sicherlich für die Psychosomatosen. Niemand hat heute mehr die Hoffnung, eine Colitis ulcerosa, ein Magengeschwür oder eine Allergie in eine *Übertragungs-Psychosomatose* umwandeln zu können, um etwa eine allergische Objektbeziehung aufzulösen und damit kausal die Allergie zu erreichen.

Gescheitert ist dieses Vorgehen ebenfalls bei den Psychosen. Heute arbeitet kaum noch jemand mit dem Konzept, psychotische Erkrankungen in *Übertragungspsychosen* zu verwandeln. Die Pionierarbeiten von Rosenfeld (1981), Searles (1974) oder Benedetti (1983) sind faszinierende Zeitdokumente, die auf die heutige Psychotherapie keinen Einfluss mehr haben. Die geniale Fähigkeit Benedettis, psychotisch Erkrankte so umfassend zu erreichen und zu fördern, wie er das beschrieben hat, war wahrscheinlich an persönliche Fähigkeiten gebunden. In den letzten Jahren seines Wirkens hat er ein Behandlungsmodell gelehrt, bei dem ausdrücklich mit einem Dritten Raum außerhalb der therapeutischen Arbeitsbeziehung und außerhalb der ganz persönlichen Zwei-Personen-Beziehung gearbeitet wurde. Die therapeutische Beziehung wurde dadurch behandlungstechnisch bewusst entlastet.

5. Die Gestaltung der therapeutischen Beziehung unter Einbeziehung neurobiologischer Forschungsergebnisse

Ich kann eine therapeutische Beziehung, genau wie jede andere Beziehung, nicht nicht gestalten. Das Watzlawick'sche Axiom für das biologische Herdentier Mensch „Man kann nicht nicht kommunizieren" (Watzlawick/Beavin et al. 1969) ist heute Bestandteil der Allgemeinbildung. Es liegt nahe, neben der inzwischen mehr als hundertjährigen klinischen Erfahrung auch die aktuellen neurobiologischen Forschungsergebnisse für die Gestaltung der therapeutischen Beziehung zu nutzen. Wesentlicher Bezugspunkt für meine Überlegungen ist mir die Psychotherapie von komplexen Psychotraumata geworden (Sachsse 2004).

Für jede *Therapieplanung* ist es wichtig, dass wir uns einen Eindruck davon zu verschaffen versuchen, wie sich die therapeutische Arbeit gestalten lässt. Ein *anamnestischer Rückblick* auf den bisherigen Lebensweg eines Patienten unter Leistungsgesichtpunkten hat eine hohe prognostische Aussagekraft: Was ist der höchste bisher erreichte berufliche Status gewesen? Hat die Patientin/der Patient einen Schulabschluss, einen Lehrabschluss, einen Studienabschluss, Zeiten der Berufstätigkeit? Wie war die Arbeitsleistung in zwischenmenschlichen Beziehungen? Auch in Partnerschaften und in der Erziehung von Kindern gibt es eine

Arbeitsebene, und die Beziehungskonstanz in solchen Bezügen ist ein wichtiger prognostischer Faktor für das, was auf der Arbeitsbeziehungsebene in der Therapie auf die Beteiligten zukommen wird.

Patienten mit strukturellen Ich-Störungen oder einem niedrigen Strukturniveau weisen meist eine sehr widersprüchliche Anamnese auf. Einerseits können sie beruflich recht erfolgreich gewesen sein, vielleicht auch mehrere Jahre lang eine unauffällige Partnerschaft aufrechterhalten haben. Dann sind sie phasenweise oder abrupt dauerhaft „eingebrochen", „abgestürzt" und weisen Symptome auf, die zu ihrem vorherigen Leben überhaupt nicht passen: selbstverletzendes Verhalten, Abusus, Suchtverhalten, destruktive Beziehungsmuster und eine Kette gescheiterter Therapieversuche. Eine genaue Exploration erweist dann, dass diese Patienten unkontrolliert in Kind- oder Jugendlichen-Zustände regredieren, in denen sie ihre erwachsenen Kompetenzen nicht zur Verfügung haben. Die Entwicklung von Therapiemethoden für diese komplex traumatisierten Menschen hat sich auch auf die Behandlung höher strukturierter Patienten ausgewirkt.

5.1. Psychotherapie als state dependent learning

Inzwischen ist es das Ziel fast aller psychotherapeutischer Behandlungsverfahren und -methoden, die *Arbeitsebene in einem so erwachsenen Zustand (State) wie irgend möglich und so lange wie irgend möglich* aufrechtzuerhalten. In der Gestaltung der Arbeitsbeziehung gilt für die meisten Therapieempfehlungen inzwischen übereinstimmend, dass diese Arbeitsebene eher antiregressiv zu gestalten und gegen regressive Tendenzen zu verteidigen ist.

Ausschließlich auf einer Arbeitsebene ist Veränderung in der Psychotherapie aber wahrscheinlich nicht erreichbar. Sonst wäre Psychotherapie etwa ein sokratischer Dialog, der ja auch sehr anregend und sogar verändernd sein kann, weil er wichtige Einsichten bringt, aber meist eben doch nicht genug verändert. Die Hirnforschung und die Psychotherapieforschung wenden sich zunehmend der Frage zu, wie Veränderung hirnphysiologisch erfolgt, und wie Veränderungen dauerhaft herbeigeführt werden können – bei Tier und Mensch. Ein besonders häufig vertretenes Modell hebt hervor, dass Psychotherapie als Veränderungsversuch wohl nur dann wirksam werden kann, wenn sie *state dependent learning* ist[42]. Es ist erwiesen, dass viele Lernerfahrungen und Beziehungserfahrungen sehr eng mit dem Zustand verbunden sind, in dem sie gelernt worden sind.

Es ist klinisches Alltagswissen, dass es *veränderungsfördernde und veränderungshindernde States* gibt. Der erste psychotherapeutisch veränderungsfördernde State ist die *Anwesenheit der therapeutischen Bezugsperson*. Wer als

[42] „State depending learning" bedeutet, dass fast alle wesentlichen Erfahrungen in einem bestimmten emotionalen State gemacht werden.

Therapeut seinen Beruf nicht völlig verfehlt hat, wird durch seine Anwesenheit für die meisten Patienten per se schon beruhigend wirken. Dies hat biologische Wurzeln. Wir sind Herdentiere, und die Anwesenheit befreundeter Anderer aus der Horde, Herde oder Familie wirkt primär beruhigend. Die Anwesenheit eines anderen Menschen ist eines der wichtigsten stabilisierenden und verändernden Elemente. Vertraute Mitmenschen wie Therapeutinnen und Therapeuten sind hoch wirksame Antidepressiva und Anxiolytica. Der Rückgriff auf den Anderen ist biologisch natürlich.

Bei einer größeren Patientengruppe wird rasch deutlich, dass die Inhalte zwischenmenschlicher wie psychotherapeutischer Gespräche für etwa 24 bis 48 Stunden präsent und wirksam bleiben und dann „wieder weg" sind. Dies werden häufig Patientinnen und Patienten mit schweren Persönlichkeitsstörungen, komplexen Posttraumatischen Störungen oder dissoziativen Zuständen sein. Bei ihnen kann nicht davon ausgegangen werden, dass Gesprächsinhalte aus der Beziehungssituation mitgenommen und dann auch behalten werden können. Gerade für diese Klientel hat die Anwesenheit therapeutischen Personals den Charakter einer Beziehungsfalle. Diese Patienten behalten nur: „Es ging mir schlecht, jemand war für mich da, da ging es mir besser." Das führt dann zu langfristigen, manchmal lebenslangen Abhängigkeiten von Therapeutinnen und Therapeuten, Stationen und Kliniken. Wahrscheinlich wird es nie ganz erreichbar sein, dass nicht eine größere Gruppe von Menschen in solcher Form begleitet oder betreut werden muss. Nicht jeder ist veränderungsfähig, manche können nur betreut werden. Gerade hier machen sich aber Patienten und Therapeuten oft gegenseitig etwas vor. Viele langjährige therapeutische Beziehungen sind längst zu Betreuungs-Verhältnissen geworden, in denen sich kaum noch etwas entwickelt. Die Beziehungsstruktur wird aufrechterhalten in der Illusion, sie sei noch veränderungsrelevant. Dabei ist der Therapeut nichts anderes mehr als ein Suchtmittel, das nicht abgesetzt werden kann, aber nur noch substituierende Wirkung entfaltet.

Der zweite veränderungsrelevante State ist derjenige der *Trance, des Hypnoids und der Suggestion.* Schamanen aller Kulturen, Priester und Psychotherapeuten arbeiten immer auch suggestiv. Dieses Element ist von der Hypnotherapie nach Milton Erickson und dem neurolinguistischen Programmieren NLP besonders intensiv bearbeitet und erforscht worden, und suggestive Elemente finden sich in fast allen psychotherapeutischen Vorgehensweisen (Fürstenau 2002).

Zu den veränderungsrelevanten States gehört sicher auch derjenige der erwachsenen *Reflektion*, des Nachdenkens und der kognitiven Verarbeitung. Was durch gute kognitive Arbeit verändert werden kann, hat insbesondere die kognitive Verhaltenstherapie VT konzeptualisiert.

Die Psychoanalyse hat frühzeitig vertreten, dass gerade der regressive State der Übertragung besonders veränderungsfördernd ist, und Sigmund Freud war vermutlich zu Recht überzeugt, dass es nicht möglich ist, den Vater in absentia et effigie[43] zu erschlagen. Es bedarf der atmosphärisch dichten, regressiven, spürbaren Vater-Übertragung, um in diesem State therapeutisch wirksam Veränderungen herbeiführen zu können. Unverzichtbar bleibt aber, dass der Erwachsenenzustand danach jederzeit sicher wieder erreicht werden kann. – Verhaltenstherapeutische Methoden aktualisieren den zu behandelnden Angst-Zustand, weil praktisch alle Angst-Symptome nur behandelbar, desensibilisierbar sind, wenn die ängstigende Situation in vivo oder in vitro aufgesucht wird. – Auch die traumazentrierte Psychotherapie beinhaltet als wesentliches Element die Traumaexpositionen, die natürlich nur wirksam werden können, indem der Trauma-State aktualisiert, therapeutisch getriggert wird.

Alle primär pathologischen States wie Psychose, Major Depression, Posttraumatische States genauso wie die Intoxikations-States durch Alkohol oder Drogen sind hirnphysiologische Zustände, in denen eine Veränderung unmöglich ist. Hier liegt gerade das psychotherapeutische Dilemma. Viele pathologische States sind dadurch gekennzeichnet, dass in ihnen die Arbeitsfähigkeit aufgehoben ist, der erwachsene State nicht mehr existiert und Arbeit und Lernen ausgeschlossen sind. Das Frontalhirn ist inaktiv, limbische Strukturen dominieren. Mit einem alkoholintoxikierten Patienten kann nicht sinnvoll an seiner Kindheitsgeschichte gearbeitet werden, auch wenn dieser das vielleicht vom Therapeuten wünscht, weil er grade in diesem Zustand am Tresen schon viele tief schürfende Gespräche geführt hat.

Allenthalben überlegen Therapieverfahren, wie sie in diesem Dilemma einen Schritt weiter kommen können. Gerade die traumazentrierte Psychotherapie hat hier in den letzten Jahren Pionierarbeit leisten können. Durch differenzierte Techniken gelingt es, den pathologischen Trauma-State bei der *Traumaexposition* zu aktivieren und gleichzeitig den Erwachsenen-State, die Arbeitsfähigkeit aufrechtzuerhalten. Dadurch sind Entwicklungen möglich geworden, die in der Vergangenheit so nicht erreichbar waren (Sachsse 2004). Im Suchtbereich wird aktuell ebenfalls überlegt, ob der Intoxikationszustand wie ein Trauma-State therapeutisch sinnvoll zu triggern sei, um diesen Zustand im nüchternen Zustand zu erreichen und zu therapieren (Lüdecke/Sachsse et al. 2010). Aus den Traumaexpositionsbehandlungen lässt sich sagen, dass besonders wirksam offenkundig Vorgehensweisen sind, bei denen im Gehirn die Frontalhirn-Programme für erwachsene Arbeit, Reflektion und Kognition einerseits und die limbisch-basalhirnig dominierten pathologischen Zustände andererseits gleichzeitig oder aber in rasch alternierendem Wechsel aktualisiert werden. Weniger wirksam

[43] lat.: in Abwesenheit oder auf der Flucht

scheint es zu sein, die pathologischen States gar nicht zu aktivieren und ausschließlich auf einer erwachsenen, kognitiven Gesprächs- und Arbeitsebene zu bleiben, oder erlebniszentriert bewusstlos in das Erleben einzutauchen, es erneut möglichst heftig zu durchleben und dabei den Verstand quasi abzuschalten (das alte Konzept von der „Abreaktion“). Auf Hirnebene ist wahrscheinlich die dichte Interaktion von Frontalhirn und limbischem System unverzichtbar für die Wirksamkeit dieser Form der Psychotherapie.

Gerade dieser Situation der gleichzeitigen Aktivierung der bewussten Erwachsenen-Ebene und der regressiv-erlebenden kindlich-pathologischen Ebene versuchen die Patienten sich zu entziehen. Sehr viele sind entweder erwachsen oder regressiv, entweder arbeitsfähig oder in einem pathologischen Zustand, denn die gleichzeitige Aktivierung und Wahrnehmung dieser beiden Zustände führt zu Schmerzen, Leid, Ambivalenz und Zwie-Spalt. Ein wichtiges Element der Indikation zur Psychotherapie war es früher, ob ein Patient *leidensfähig oder leidensbereit* war. Diese Worte sind in unserer süchtig-hedonistischen Gesellschaft so unpopulär geworden, dass sie aktuell nicht mehr den Status eines wissenschaftlichen Begriffes beanspruchen können. Inhaltlich entscheidet sich hier aber häufig die Therapierbarkeit: Ist eine Patientin, ein Patient leidensfähig und leidensbereit? Dann besteht eine gewisse Aussicht auf Erfolg, sonst wahrscheinlich nicht.

5.2. Therapeutische Arbeit im optimalen Stresslevel

Der *Stresslevel* hat auf Arbeit zweifelsfrei einen erheblichen Einfluss. Ein Element der psychotherapeutischen Veränderung sind Lernprozesse. Aus der Lerntheorie ist bekannt, dass es für kognitive Lernerfahrungen einen optimalen Stress-Level gibt. Unterhalb einer bestimmten Erregungskurve wird nicht viel gelernt, und im Spitzenbereich ebenso wenig. Für die Psychotherapie hat sich die Dialektisch Behaviorale Therapie DBT in der Nachfolge Marsha Linehans besonders intensiv den unterschiedlichen Stress-Levels gewidmet (Bohus 2002). Unterschieden werden drei Level: Der Bereich niedrigen Stresses, in dem ich meditieren kann, achtsam bin, auftanke, gelassen und ruhig die Welt wahrnehme (Achtsamkeit). Im mittleren Stressbereich bin ich in einem noradrenergen Zustand (Hüther 1997), in dem ich Stress bewältigen kann und aus Schaden klug werde. In diesem Zustand muss ich mit mir selbst und meinen Emotionen umgehen können (Umgang mit Emotionen), und ich muss mit meinen lieben Mitmenschen umgehen können, um mein Arbeitsziel erreichen zu können (Regulierung zwischenmenschlicher Beziehungen). Im dritten Bereich, dem Hochstressbereich, habe ich nur noch die physische Empfindung: Gefahr! Ich kann kaum noch denken, schlecht wahrnehmen, meine Lernfähigkeit ist gering, und ich habe nur ein Ziel: Der Stress soll aufhören! (Stresstoleranz)

Der Umgang mit den States des Patienten liegt in der Verantwortung der Therapeutinnen und Therapeuten. Insbesondere dann, wenn wir in einer Psychotherapie nicht nur stabilisieren oder betreuen, sondern Veränderungen herbeiführen wollen, werden wir um die Aktualisierung veränderungsrelevanter States im Rahmen der Therapie nicht umhinkommen. Damit machen wir unseren Patienten Stress. Die meisten psychotherapeutischen Verfahren verfügen über gute Techniken und Methoden, um States auszulösen, in denen Psychotherapie wirksam werden kann. Nicht alle psychotherapeutischen Verfahren haben aber ausreichend reflektiert, wie solche States dann wieder sicher beendet werden können. Gerade im Umgang mit regressiven und pathologischen Zuständen gibt es eine weit verbreitete psychotherapeutische Fahrlässigkeit. Diese Zustände werden zwar induziert, aber sie können dann nicht sicher wieder beendet werden. Psychotherapeuten werden dann zu Zauberlehrlingen, die jene Geister nicht mehr loswerden, die sie riefen. Dies gilt für unreflektierte Induktion regressiver Übertragungssituationen in Psychoanalysen und tiefenpsychologisch fundierten Psychotherapien genauso wie für nicht genügend vorbereitete und abgesicherte Traumaexpositionen, nach denen die Patientinnen und Patienten nicht mehr aus dem Trauma-State herauskommen. Dies gilt genauso für regressionsfördernde Körpertherapien wie für manche Verfahren der humanistischen Psychologie, die früher einem Kult besinnungsloser Erlebnisintensität gefrönt haben. Der Umgang mit solchen States liegt ganz in der Verantwortung von uns Therapeuten. Wir können uns dieser Verantwortung nicht dadurch entziehen, dass wir auf den therapeutischen Prozess, die heilsame Krise oder die Selbstheilungskräfte verweisen und damit die Verantwortung abgeben. Es gibt inzwischen Methoden, Psychotherapie antiregressiv zu gestalten und Menschen aus regressiven Zuständen herauszuholen. Diese Methoden müssen genauso gelehrt werden und allgemein bekannt sein wie diejenigen, regressive oder pathologische States auszulösen oder auch nur zuzulassen.

5.3. Die Wahl des Dritten Raumes als optimale Bühne für Veränderungen durch Psychotherapie

Versteht man den innerseelischen Bereich als einen ersten Raum und die therapeutisch-zwischenmenschliche Beziehung als einen zweiten Raum, dann wird in sehr vielen Therapien ein „Dritter Raum" erforderlich, damit pathologische Prozesse aus dem ersten Raum nicht destruktiv den zweiten Raum überschwemmen, verfälschen und destruieren. Das Kind inszeniert sowohl innerseelische als auch interpersonelle Konflikte in seinem Dritten Raum, dem Spiel-Raum. Menschen, die aufgrund von schweren Belastungen in ihren Kindheitsbeziehungen (traumatisierende Beziehungserfahrungen) und durch Einzelereignisse (Monotraumata, sequenzielle Traumatisierungen) zu Spontanregressionen in nahen Beziehungen neigen und darüber hinaus keine Mentalisierungsfähigkeit entwickeln konnten, brauchen einen Dritten Raum als Spiel-Raum in der Therapie. Das können Imaginationen sein, Kunst, Gestaltung, Bewegung, Drama, Spiel oder andere Formen ritualisierter Selbst- und Objekt-Inszenierungen.

Hilfreich bei der Regulation regressiver oder pathologischer States zur Aufrechterhaltung der Arbeitsbeziehung kann es werden, bewusst jene therapeutische Bühne zu wählen, auf der sich die Pathologie und die Regression darstellen und inszenieren soll.

Am natürlichsten ist es sicherlich, wenn sich therapeutische Arbeitsbeziehung und Übertragungs-Gegenübertragungs-Beziehung in ein und derselben Dyade ganz natürlich darstellen wie in der Psychoanalyse und in sehr vielen tiefenpsychologisch fundierten Psychotherapien. Die therapeutische Dyade wäre damit gleichzeitig der zweite und der dritte Raum. Patient und Therapeut würden ständig changieren zwischen diesen beiden unterschiedlichen Ebenen. Diese Methode der therapeutischen Arbeit ist aber gleichzeitig auch besonders schwierig. Die therapeutische Ich-Spaltung, das Einnehmen einer Meta-Ebene und das distanzierte Betrachten des eigenen Interaktionsverhaltens erfordern viel seelische Reife und die Möglichkeit, sich vom aktuellen Stress-Level jederzeit zu distanzieren und eine kognitive Ebene einzunehmen – bei Patienten wie bei Therapeuten. Mentalisierungsfähigkeit ist hierfür unentbehrlich.

Viele Therapieverfahren strukturieren die therapeutische Arbeit, indem sie einen Erlebnis- und Erfahrungs-Raum von einem Arbeits-Raum in der Therapie trennen. Diese Methoden greifen zurück auf das kindliche Entwicklungsmuster des Spiels. Im Spiel kann das Kind Beziehungserfahrungen, Wünsche, Hoffnungen und Erwartungen durchspielen, verändern, imaginativ herbeiführen oder kaputt machen. Die Trennung der Therapie in einen Raum, in dem Regression und Pathologie sich kontrolliert reinszenieren können, und der getrennt bleibt vom Raum der erwachsenen Arbeitsbeziehung, ermöglicht vielen Patienten erst eine therapeutische Arbeit.

Mit Imaginationen arbeiten Therapieverfahren wie die Katathym Imaginative Psychotherapie KIP (Kottje-Birnbacher/Sachsse et al. 2010) oder die Psychodynamisch Imaginative Traumatherapie PITT (Reddemann 2004), und mit dem Medium des Spiels arbeiten die Gestalttherapie und das Psychodrama. Die Gestaltungstherapie und die Kunsttherapie nutzen das Medium der künstlerischen Gestaltung. Art Therapy für Traumatisierte hat in den USA einen viel höheren Status als bei uns.

Psychotherapie mit einem Dritten Raum ist also Spieltherapie für Erwachsene.

Literatur

Benedetti, Gaetano (1983): Todeslandschaften der Seele. Psychopathologie, Psychodynamik und Psychotherapie der Schizophrenie. Göttingen: Vandenhoeck & Ruprecht

Bohus, Martin (2002): Borderline-Störungen. Göttingen: Hogrefe

Freud, Sigmund (1905): Drei Abhandlungen zur Sexualtheorie. GW. Frankfurt am Main: Fischer. 5 S. 27–145

Fürstenau, Peter (2002): Psychoanalytisch Verstehen, systemisch Denken, suggestiv Intervenieren. Stuttgart: Klett-Cotta

Hüther, Gerald (1997): Biologie der Angst: wie aus Streß Gefühle werden. Göttingen: Vandenhoeck & Ruprecht

König, Karl (1997): Therapien in Gang bringen und konzentrieren. Göttingen: Vandenhoeck & Ruprecht

Kottje-Birnbacher, Leonore; Sachsse, Ulrich et al. (Hg.) (2010): Imagination in der Psychotherapie. Bern: Huber

Lüdecke, Christel; Sachsse, Ulrich et al. (Hg.) (2010): Sucht – Bindung – Trauma. Psychotherapie von Sucht und Traumafolgen im neurobiologischen Kontext. Stuttgart: Schattauer

Reddemann, Luise (2004): Psychodynamisch Imaginative Traumatherapie. PITT – Das Manual. Stuttgart: Klett-Cotta

Rosenfeld, Herbert (1981): Zur Psychoanalyse psychotischer Zustände. Frankfurt am Main: Suhrkamp

Sachsse, Ulrich (2004): Traumazentrierte Psychotherapie. Stuttgart, New York: Schattauer

Schore, Allan N. (2001): The effects of early relational trauma on right brain development, affect regulation, and infant mental health. Infant Mental Health Journal 22: S. 201–269

Searles, Harold F. (1974): Der psychoanalytische Beitrag zur Schizophrenieforschung. München: Kindler

Sterba, Richard (1934): The fate of the ego in analytic therapy. International Journal of Psychoanalysis 15: S. 117–126

Watkins, John; Watkins, Helen H. (2003): Ego-States – Theorie und Therapie. Heidelberg: Carl-Auer-Systeme Verlag

Watzlawick, Paul; Beavin, Janet H. et al. (1969): Menschliche Kommunikation, Formen, Störungen, Paradoxien. Bern: Huber

Die Figur des Dritten

Die Figur des Dritten geht auf soziologische Untersuchungen von Georg Simmel aus dem Jahre 1908 zurück. Im Gegensatz zu den dyadischen Gegensatzpaaren Ich und Du, Ego und Alter oder System und Umwelt werden soziale Beziehungen von ihm als Triade gesehen. Unter den Überschriften „Der Unparteiische und der Vermittler“, „Der Tertus gaudens“ und „Divide et impera“ handelt er die verschiedenen Funktionen des Dritten ab (Simmel 1908). Neben dem „Schiedsrichter“ und dem „Herrscher“ tritt hier beispielsweise der „lachende Dritte“ als Figur in Erscheinung, die ihren Lustgewinn aus der Differenz von Zweien bezieht (Fischer 193). Gemeint ist hier der personale (anwesende oder abwesende) Dritte, der seinen Platz gewissermaßen zwischen der Beziehung von Zweien hat.

Die Figur des Dritten, die dyadische Modelle der Beziehung von „Ich und dem Anderen“ abgelöst hat, ist in den letzten Jahren in der Sozialtheorie aktualisiert worden (Esslinger et al. 2010, Bedorf et al. 2010, Fischer 2006) und hat in der Soziologie, der Ethnologie, der Literaturwissenschaft und Philosophie neue Zugänge zu einem Verständnis von Intersubjektivität, Beziehung und Erkenntnis eröffnet.

Als dritte Figur spielt der Beobachter, ein durch Luhmann in der Systemtheorie verwendeter Begriff, in der Ethnologie und in der Folge forschungsmethodisch in den Sozialwissenschaften eine wichtige Rolle: So wird in der qualitativen Sozialforschung der Forscher selbst als teilnehmender Beobachter in die Untersuchung sozialer Interaktionen aktiv einbezogen. Sie geht davon aus, dass es keinen objektiv-neutralen Standpunkt gibt, und damit das Forschen wie das Schreiben an das Subjekt des Beobachters gebunden ist.

Die Figur des Beobachters wird in den folgenden Beiträgen aus rezeptionsästhetischer bzw. psychotherapeutischer Perspektive untersucht. Sie entwickeln dabei triadische Modelle, in deren Mittelpunkt das künstlerische Werk steht und in dem der Beobachter als dritte Figur in den Blick kommt.

Hartmut Kraft stellt an einem Beispiel die Beziehungen zwischen Künstler, Kunstwerk und Betrachter dar und erläutert den Terminus „Dyaden zu Dritt“. Dabei geht er von einer dritten, nicht anwesenden Figur aus: Betrachte ich ein Bild, ist es der nicht anwesende Künstler, male ich ein Bild, ist es der nicht anwesende Betrachter. Die zwischen Betrachter und Bild entstehenden Bezüge werden in dem Beitrag mit dem begrifflichen Instrumentarium aus der Psychotherapie wie Übertragung und Gegenübertragung, Abwehr oder projektive Identifizierung dargestellt. Damit kommt der Dritte zur Sprache: Der Autor.

Hans-Dieter Huber untersucht aus einem rezeptionsästhetischen Blickwinkel eine systemische Dreierkonstellation, bei der neben dem Beobachter und dem Bild die Situation, in der sich beide begegnen, als ein weiterer Faktor eine Rolle spielt.

Literatur

Bedorf, Thomas; Fischer, Joachim; Lindemann, Gesa (Hg.) (2010): Theorien des Dritten. Innovationen in Soziologie und Sozialphilosophie. München: Wilhelm Fink Verlag

Fischer, Joachim (2006): Der Dritte. Zum Paradigmenwechsel in der Sozialtheorie. In: Soziologische Revue (H. 4), S. 435–442

Fischer, Joachim (2010): Der lachende Dritte. In: Eßlinger, Eva; Schlechtriemen, Tobias; Schweitzer, Doris; Zons, Alexander (Hg.) (2010): Die Figur des Dritten – Ein kulturwissenschaftliches Paradigma. Frankfurt am Main: Suhrkamp

Simmel, Georg (1908): Soziologie. Untersuchungen über die Formen der Vergesellschaftung. Erstausgabe. Berlin: Duncker & Humblot

Hartmut Kraft

„Dyaden zu dritt“

Die Interaktionen zwischen Künstler, Kunstwerk und Betrachter am Beispiel einer Collage von Karl Junker (1850–1912)

Zusammenfassung

Das „Kunstwerk an sich“ können wir nicht wahrnehmen und beurteilen. Wir können immer nur unsere Beziehung zu ihm beschreiben und dabei den Standpunkt unserer Argumentation so klar wie möglich darstellen. Unsere Lebensgeschichte und unsere aktuelle Lebenssituation lassen uns bestimmte Aspekte eines Werkes hervorheben, andere als unbedeutend vernachlässigen oder sogar übersehen. Zu einer anderen Zeit, unter anderen Bedingungen kann sich unsere Einschätzung eines Kunstwerkes dementsprechend wandeln.

Was für den Betrachter gilt, lässt sich auch auf den Künstler und das Kunstwerk selbst beziehen. So haben z.B. auch Bilder ihre jeweils eigenen Lebensgeschichten mit Restaurierungen, Übermalungen und eventuell auch Beschneidungen des Formats. Diese Zusammenhänge und Beeinflussungen werden innerhalb des Konzepts der „Dyaden zu dritt“ eingehend dargestellt und dienen als Grundlage für eine Analyse einer Collage von Karl Junker (1850–1912). Dabei werden die wissenschaftlichen Diskussionen um das Werk des Künstlers ebenso reflektiert wie der persönliche Werdegang und die Position des Autors. Auf diese Weise wird der Leser in die Lage versetzt, der vorgetragenen Argumentation Schritt für Schritt zu folgen und seine eigene Beziehung zum Kunstwerk zu reflektieren.

1. Einführung

In der Kunsttherapie wird von der „kunsttherapeutischen Triade“ gesprochen, also vom Zusammenspiel zwischen Patient/Künstler, seinem Bild und dem Kunsttherapeuten. Der Begriff verdeutlicht, wie wichtig es im Entstehungsprozess eines Bildes sowie im Gespräch über ein Bild ist, stets den Einfluss des Kunsttherapeuten mit zu reflektieren.

Die kunsttherapeutische Situation ist ein Spezialfall innerhalb der vielfältigen Möglichkeiten unserer Auseinandersetzung mit Kunstwerken. Statt von einer Triade müssen wir in den meisten Fällen zunächst von einer Dyade, einer Zweiheit von Kunstwerk und Betrachter ausgehen: Der Betrachter beschäftigt sich mit einem Kunstwerk, während der Künstler zumeist nicht anwesend ist. Oft ist der Künstler nicht einmal bekannt, wenn es sich um ältere Kunstwerke, gar um Werke aus anderen, uns fremden Kulturen handelt. Und doch: „Irgendwie“ ist der Künstler in unseren Vorstellungen anwesend. Wir schauen ein von einem

Menschen geschaffenes Bild anders an als eine von der Natur wunderschön gemaserte Holz- oder Steinplatte. Wir haben Vorstellungen von der Entstehungszeit des Kunstwerks, den Stilen und Themen dieser Zeit, manchmal wissen wir Bruchstücke aus der Biografie des Künstlers. Aus den genannten Gründen macht es Sinn, den von uns mitgedachten Künstler konzeptuell in die Dyade von Bild und Betrachter einzuführen. Ich habe dafür den Begriff „Dyaden zu dritt" vorgeschlagen (Kraft 1996, 2008, 2010b).

Exakt die gleiche Betrachtungsweise gilt natürlich auch für den Herstellungsprozess eines Kunstwerkes. Zunächst ist der Künstler zwar mit seinem Bild allein im Atelier (Dyade: Künstler und Kunstwerk) – in seinen Gedanken ist er aber sehr wohl mit dem zukünftigen Betrachter beschäftigt, überlegt die Wirkung seines Bildes, möchte beeindrucken, fürchtet Kritik etc. Also können wir auch hier zutreffend von einer „Dyade zu dritt" sprechen (siehe Abb. 1).

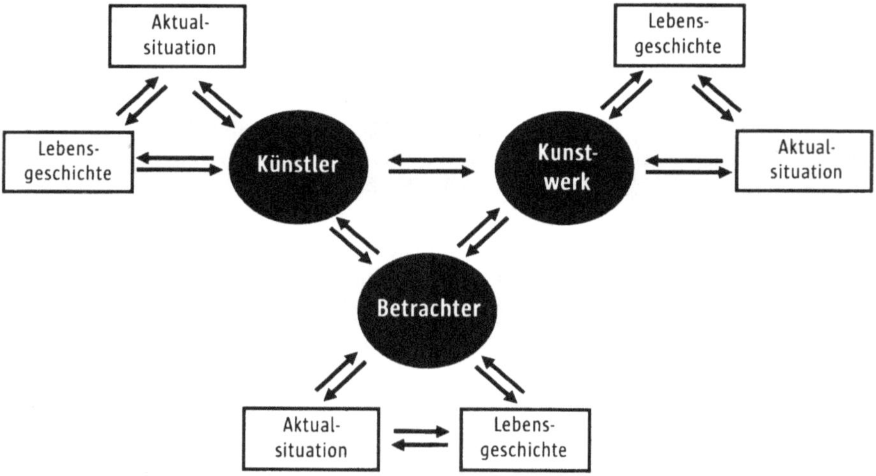

Abbildung 1: *Schemazeichnung zu den „Dyaden zu dritt"*

Komplettiert wird das Dreieck der „Dyaden zu dritt" durch die direkte Beschäftigung des Betrachters mit der Person des Künstlers, wie es bei der Erarbeitung oder beim Lesen einer Künstlerbiografie geschieht.

Diese Dreieckssituation wird sinnvollerweise dadurch ergänzt, dass wir die Lebensgeschichten und die Aktualsituationen der drei Akteure des Dreiecks mit hinzunehmen. Die Beziehungen zwischen Künstler, Kunstwerk und Betrachter werden – wie alle Objektbeziehungen – von unserer Lebensgeschichte mit ihren individuellen Themen, Vorlieben und Abneigungen geprägt. Zwischen einer narzisstischen Objektbeziehung („ein Herz und eine Seele“) und einer reifen Objektbeziehung, wobei der oder das Andere in seiner Eigenständigkeit und Unabhängigkeit wahrgenommen wird, bestehen alle Arten von Übergängen. Sie sind in unterschiedlichem Ausmaß von unbewussten Abwehr- und Bewältigungsmechanismen wie projektiven Identifizierungen, Verdrängung, Verleugnung, Rationalisierung etc. geprägt. Erst wenn wir diese Aspekte – so weit als möglich – bedenken und auch benennen (!), können wir uns nachvollziehbar darüber austauschen, was wir warum und vor welchem Hintergrund derzeit in einem Bild zu erkennen glauben.

Diese Zusammenhänge möchte ich im Folgenden anhand einer Collage von Karl Junker (1850–1912) aufzeigen, wobei ich zwei weitere Bilder des Künstlers zur Verdeutlichung des Gesagten vergleichend hinzuziehen werde. Theoretische Überlegungen werden im Wechsel mit den konkreten Bildbeispielen, der Biografie des Künstlers und meiner Annäherung an das Bild beschrieben.

2. Das Bild, seine Lebensgeschichte und Aktualsituation

Lassen Sie mich zunächst einige Anmerkungen zum „Untersuchungsgegenstand Bild“ machen. Für Kunsthistoriker gehören derartige Aspekte zum beruflichen Alltag, nicht aber für Kunsttherapeuten, erst recht nicht für Psychotherapeuten oder Psychoanalytiker. Es geht um

- die materielle Lebensgeschichte des Bildes,
- die immaterielle Lebensgeschichte des Bildes, nämlich seine Provenienz,
- und um die Aktualsituation des Bildes, seine Präsentation.

Alle diese Faktoren nehmen Einfluss auf unseren Kunstgenuss (vgl. Kraft 2010b). Beginnen wir mit einigen Überlegungen zum Bild: Wie sicher ist überhaupt der „Untersuchungsgegenstand Bild“ (vgl. hierzu z. B. Belting et al. 1996, 47–145)? Können wir uns auf das verlassen, was uns vor Augen liegt?

Selbst wenn ein Kunstwerk den Lauf der Zeit überhaupt überstanden hat, so entspricht es doch lediglich einer Fantasie, wenn der Psychoanalytiker Heinz Kohut zum Beispiel generell behauptet, „dass ein Kunstwerk, wenn es einmal vom Künstler vollendet ist, (…) sacrosanct geworden ist und im Prinzip von niemandem mehr verändert werden kann, was immer seine Unvollkommenheiten und die denkbaren Verbesserungen auch sein mögen“ (Kohut 1973, 349). Kohut wiederholt hier die Hoffnungen und für den kreativen Prozess notwendigen Größenfantasien lebender Künstler (Kraft 1999). Die Auseinandersetzungen der Kunsthistoriker und vor allem der Gemälderestauratoren mit beschnittenen, teilweise übermalten oder später ergänzten Bildern erzählen von einem oft rüden Umgang mit Kunstwerken.

Bevor wir uns hier und heute mit einem Kunstwerk beschäftigen, hat es also eine Lebensgeschichte, die ihre Spuren mehr oder weniger deutlich auf dem Bild hinterlassen und seinen ursprünglichen Eindruck möglicherweise verändert hat.

Neben den materiellen Veränderungen ist hinsichtlich der Lebensgeschichte schließlich auch eine weitere Frage zu stellen, nämlich die nach der Provenienz, der Herkunft des Bildes. Dies gilt vor allem, wenn sich unter den Vorbesitzern bekannte Persönlichkeiten befunden haben. Für Sammler kann dies den Reiz eines Kunstwerkes erhöhen. Diese Vorgeschichte ist aber auch hinsichtlich der Frage von Fälschungen des Kunstwerks von Bedeutung, wie es der letzte große Fälschungsskandal um die „Sammlung Jäger" im Jahre 2010 verdeutlicht hat.

Dem Wissen um die Provenienz kann darüber hinaus noch eine ganz andere Bedeutung zukommen. Gerade in Deutschland haben wir gelernt, auf die Provenienz zu achten, da es bei vielen Bildern in unseren Museen und im Kunsthandel um die Frage geht, ob sie während der Zeit des Nationalsozialismus unrechtmäßig jüdischen Sammlern abgepresst wurden. Unsere Wahrnehmung und Wertschätzung eines Bildes wird unweigerlich von derartigem Wissen um die Lebensgeschichte des Bildes beeinflusst. Im Extremfall kann die Vorgeschichte eines Bildes gar zur Ursache werden, das Kunstwerk der Öffentlichkeit vorzuenthalten! So wurde – um ein Beispiel zu nennen – zumindest bis zum Jahre 2000 das Gemälde „Venus und Amor" von Paris Bordone (1500–1571) in die Depots der Bayerischen Staatsgemäldesammlung verbannt. Es gehörte zu den Lieblingsbildern von Adolf Hitler. Das 1936 von Hitler erworbene Bild hing bis zum Kriegsende auf dem Obersalzberg (FAZ vom 5. Juli 2000, 49).

Nicht zu vernachlässigen ist schließlich auch die „Aktualsituation", die aktuelle Präsentationsform eines Bildes: Wie ist es gerahmt, wie ausgeleuchtet, vor allem aber: Wo wird es präsentiert? Die Ausstellung eines Bildes in einer anerkannten Galerie oder in einem berühmten Museum verleiht einem Bild eine andere „Aura" als das zufällige Zusammentreffen auf dem Dachboden bei einer Wohnungsauflösung. Das „Kunstwerk an sich" können wir gar nicht wahrnehmen, unsere Wahrnehmung, unser Kunstgenuss ist immer an den Kontext der Präsentation gebunden und wird entscheidend von diesem Kontext beeinflusst. Ganz in diesem Sinne wird dem Museum als Erfahrungsraum auch von kunstwissenschaftlicher Seite Aufmerksamkeit gewidmet. Jüngst erschien ein Buch zur Geschichte der Museumsraumgestaltung (Klonk 2009). So banal es klingen mag: Für eine längere Kunstbetrachtung ist es zum Beispiel mit entscheidend, ob Sitzmöbel vorhanden und wie bequem sie sind.

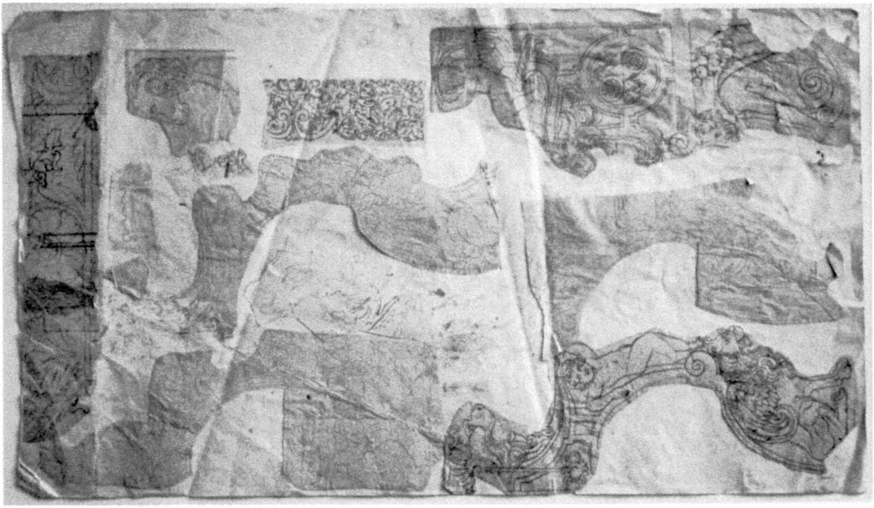

***Abbildung 2:** Karl Junker: „Ohne Titel“ (Collage) (unsigniert und undatiert, möglicherweise entstanden Ende der 1970er-, Anfang der 1980er-Jahre). Ausgeschnittene Federzeichnungen auf Papier, 49 x 28 cm.*

3. Annäherung an das Bild, Teil 1

Betrachten wir aus dieser Perspektive nun das hier in Frage stehende Bild (Abb. 2). Die Papierarbeit, eine Collage, hat das Format 49 x 28 cm. Ob es sich um ein Hoch- oder Querformat handelt, lässt sich allerdings nicht sicher entscheiden, da eine Signatur, ein Titel oder eine Jahreszahl fehlen. Für die Präsentation der Collage sind wir auf unser ästhetisches Gespür angewiesen. Ich habe mich für ein Hochformat entschieden und dieses Blatt im gerahmten Zustand auch so erworben.

Es handelt sich offensichtlich um eine Collage – eine höchst ungewöhnliche Collage, wie sich bei näherer Betrachtung zeigt. Zeichnungen von Ornamenten, Tierköpfen und menschlichen Figuren sind unregelmäßig ausgeschnitten und auf ein Blatt geklebt worden. Besonders auffällig sind die Darstellungen mehrerer Fabelwesen wie z. B. Sphinx oder Löwe mit Flügeln (vgl. Mode 1983).

Es könnte sich um Federzeichnungen von Architekturelementen oder Möbelteilen handeln, wie sie für die 2. Hälfte des 19. Jahrhunderts typisch waren. Eine übergeordnete gestalterische Absicht im Sinne des „Prinzips Collage“, also der Gestaltung einer Gesamtkomposition aus Papierteilen, ist nicht zu erkennen. Die ausgeschnittenen Papierstücke wirken wie nebeneinander abgelegt. Also vielleicht eine Mustersammlung von Entwürfen? Zu dieser Annahme passt nun so

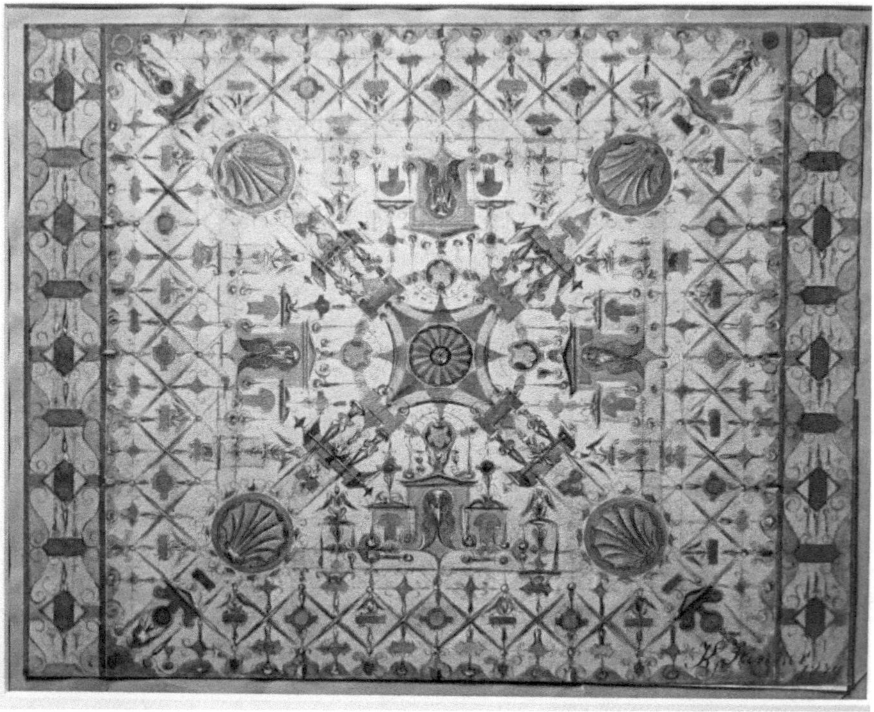

Abbildung 3: *Karl Junker: „Ohne Titel" (Entwurf für ein Deckengemälde?), rechts unten signiert K. Junker und datiert 1874, Gouache auf Papier, 29 x 35 cm.*

gar nicht die Entdeckung, dass einige der Zeichnungen mit der Zeichnungsseite auf den Untergrund geklebt worden sind! Zum Teil ist die Zeichnung dadurch kaum erkennbar.

Wenn wir den Bildhintergrund mit seiner Bräunung des Papiers, den Flecken, Randeinrissen und Knicken betrachten, so können wir von einer längeren und wechselvollen Lebensgeschichte des Bildes ausgehen. Dieses Blatt ist nicht gehegt und gepflegt worden, hatte seinen Platz sicherlich längere Zeit weder in einem Grafikschrank noch – wie jetzt – in einem Passepartout unter Glas gerahmt. Aktuell befindet sich diese Arbeit in meiner Sammlung. Erworben habe ich das Blatt in der Galerie Zander in Köln als eine Collage von Karl Junker. Zuvor war das Bild ausgestellt auf der Art Cologne 2005 am Stand der genannten Galerie. Aus dieser Quelle stammen auch die beiden anderen Bilder, die später noch zum Vergleich herangezogen werden sollen.

Die Zuschreibung der Collage als eine unsignierte Arbeit von Karl Junker ist erst durch zusätzliche Fakten zu belegen. Zum einen kommt diese Arbeit zu-

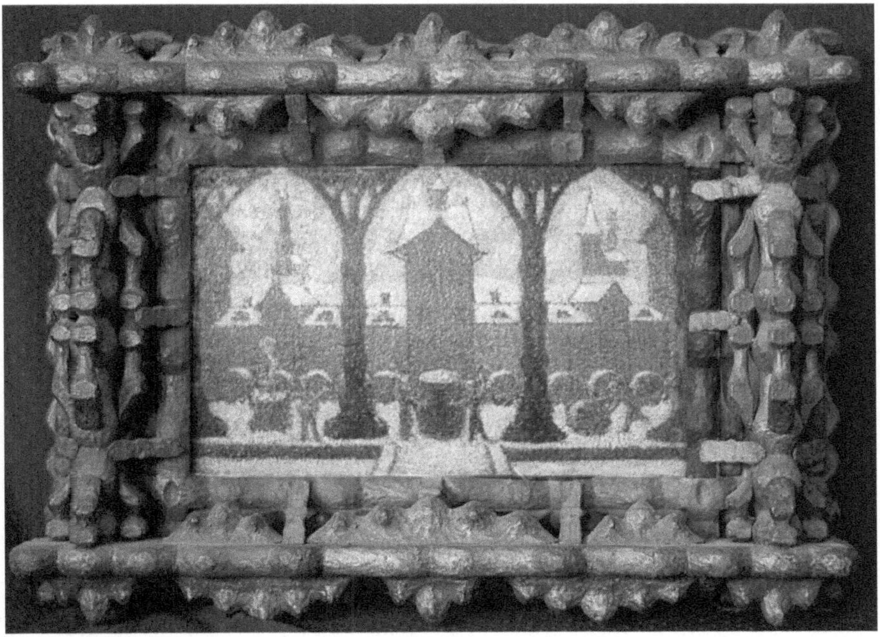

Abbildung 4: *Karl Junker: „Ohne Titel“ (unsigniert, ohne Jahresangaben, entstanden vermutlich zwischen 1890 und 1911), Öl auf Holz mit geschnitztem und bemaltem Holzrahmen, Gesamtmaß 41 x 46,5 x 10 cm.*

sammen mit anderen Bildern von Karl Junker aus ein und derselben Sammlung. Zwei der anderen Arbeiten sind eindeutig zuzuordnen: Eine frühe, im Handel extrem seltene Gouache (Abb. 3) ist signiert und sogar datiert; ein in einem opulenten geschnitzten Rahmen befindliches Gemälde (Abb. 4) ist zwar ebenfalls unsigniert, aus formalen Gründen aber unzweideutig dem bekannten Werk von Karl Junker zuzuordnen. Schließlich und endlich befinden sich gut ein Dutzend vergleichbarer Collagen im Bestand des Museums Junkerhaus in Lemgo. Sie sind bislang noch nicht publiziert worden. Im Kontext des Gesamtwerkes des Künstlers nehmen diese Collagen eine Sonderstellung ein, auf die ich noch zurückkommen werde.

4. Der Betrachter, seine Lebensgeschichte und Aktualsituation

Bevor wir als Betrachter unseren Blick auf ein Kunstwerk richten, hat unsere Lebensgeschichte uns geprägt, sodass wir bestimmte Stile und Malweisen besonders anziehend, andere eher belanglos finden. Neben frühen psychischen Erfahrungen sind hier aber auch soziologische und sozialpsychologische Themen angesprochen (vgl. hierzu N. Schneider 1996, Schuster 2000, Spickernagel

1996). Diese Einflüsse sind weder infrage zu stellen, noch reichen sie im Einzelfall zu einem Verständnis individueller Vorlieben und Reaktionsweisen aus.

Um ein Bild in seiner Bedeutung für uns zu verstehen, tun wir gut daran, das Kunstwerk auf uns wirken zu lassen, uns Zeit zu geben – erheblich mehr als die drei Sekunden, die ein durchschnittlicher Museumsbesucher pro Bild erübrigt (Schäfer 2006, 56; vgl. auch Schneider 1999b, 225; Kraft 2010b). Es ist meines Erachtens durchaus stimmig, bei einer Bildbetrachtung an die Situation eines Erstinterviews in der Psychotherapie zu denken und von Übertragung und Gegenübertragung zu sprechen. Folgende Fragen können wir aus dieser Perspektive stellen:

- In welche Betrachterposition versetzt uns das Bild?
- Wie präsentiert es sich uns?
- Was zeigt es uns vordergründig, was entdecken wir erst bei genauerem Hinsehen?
- Was müssen wir uns dazudenken, auf welche Spuren setzt uns das Bild?

Und im Gegenzug:

- Wie reagieren wir auf diese (Übertragungs-)Angebote?
- Was wird dadurch in uns ausgelöst?
- Mit welchen Gefühlen, Fantasien, Assoziationen, mit welcher Gegenübertragung also antworten wir?
- Und sind wir überhaupt bereit, die Rolle zu übernehmen, die der Künstler uns vermittelt, die das Bild uns andient (vgl. Sandler/Sandler 1999, 72–82)?

Was nun zuerst kommt – das Angebot des Bildes oder die vorgefasste Sichtweise und Stimmung des Betrachters („was ist Henne, was ist Ei") – bleibt im Einzelfall zu klären (vgl. hierzu auch Greve 1996, 137f.). Am ehesten ist von einer immer wieder wechselseitigen Beeinflussung, von kreisförmig ablaufenden Prozessen auszugehen, die ich als „mehrfache zirkuläre Selbst-Objekt-Passagen" bezeichnet habe (Kraft 2008, 7). Sie reichen von einer narzisstischen Objektbeziehung bis zu einer reifen Objektbeziehung und sind neben bewussten Vorlieben und Abneigungen von den uns bekannten, unbewusst ablaufenden Abwehr- und Bewältigungsmechanismen wie projektive Identifizierung, Verdrängung, Rationalisierung etc. geprägt.

5. Dyaden zu dritt: Künstler, Kunstwerk und Betrachter

Ich möchte diese theoretischen Überlegungen noch ein Stück weiterführen. Zu der geschilderten Dyade, der „Zweiheit" oder gar „Zwei-Einheit" von Kunstwerk und Betrachter, die wir hier in den Vordergrund gerückt haben, tritt selbstverständlich der schon genannte Dritte hinzu: der Künstler. So entstehen „Dyaden zu dritt" (Abb. 1).

Bevor wir unsere Aufmerksamkeit auf unbewusste Themen des Künstlers richten, gilt es nachzuforschen – vor allem bei Kunsthistorikern nachzufragen und nachzulesen –, wie Künstler ganz bewusst reflektierend mit der Herstellung von Bildern umgehen: Die Komposition, die Auswahl der Farben, der Bildausschnitt, die Maltechnik, das Rollenangebot an den Betrachter, einen bestimmten Blickwinkel einzunehmen – all das und vieles mehr wird im Hinblick auf Vorläufer, Vorbilder und Konkurrenten bewusst reflektiert und oft sehr ausführlich in Künstlerkreisen diskutiert. Hier geht es um bewusste Ich-Funktionen und geschulte künstlerische Fähigkeiten.

Trotz dieser Anerkenntnis der bewussten Anteile der Bilderarbeitung gilt – zumal für mich als Psychoanalytiker – unbestritten die Annahme, dass über das Bewusste hinaus auch unbewusste Themen in ein Kunstwerk einfließen. Ich finde es eine hilfreiche Vorstellung, das Kunstwerk dabei als eine Art „Container“ zu verstehen. Es handelt sich um einen Container, der viele bewusste und zusätzlich auch unbewusste Anteile des Künstlers aufgenommen hat. Ich habe die Vorstellung des Kunstwerkes als eine Art Container auch bei Gerhard Schneider gefunden, der von einem „Quasi-Container“ spricht (Schneider 1999a, 23f., Schneider 2009). Bezüglich tiefgreifender emotionaler Erfahrungen und bedrängender Aspekte besteht eine enge Verbindung zum Container-Contained-Modell von Bion (1990). Es macht aber Sinn, das Bild als Container (oder auch „Quasi-Container“) nicht auf die zunächst unbewussten Aspekte einzuschränken. In seiner Arbeit „Der Moses des Michelangelo“ (Freud 1914) beschreibt Freud selbst bereits dieses Container-Modell, ohne es aber schon mit diesem prägnanten Begriff belegt zu haben: „Was uns so mächtig packt, kann nach meiner Auffassung doch nur die Absicht des Künstlers sein, insofern es ihm gelungen ist, sie in dem Werk auszudrücken und von uns erfassen zu lassen. Ich weiß, dass es sich um kein bloß verstandesmäßiges Erfassen handeln kann; es soll die Affektlage, die psychische Konstellation, welche beim Künstler die Triebkraft zur Schöpfung abgab, bei uns wieder hervorgerufen werden“ (Freud 1914, 173). Am ehesten mit Muße und Ruhe lässt sich empfinden, was ein Künstler in sein Bild als „Container“ hineingelegt hat. Wir erleben und beschreiben also nie „das Bild an sich“ oder auch „den Künstler an sich“, sondern immer die Beziehungen zwischen den drei Protagonisten: Künstler, Bild und Betrachter. Und diese Protagonisten sind zudem keine feststehenden Größen, sondern ändern sich je nach Lebensgeschichte und Aktualsituation.

Derartig mit einigen theoretischen Überlegungen zum Verhältnis von Kunstwerk, Betrachter und Künstler gestärkt, wollen wir uns wieder der Collage zuwenden.

6. Annäherung an das Bild, Teil 2

Meine Beschäftigung mit dieser Collage von Karl Junker hat eine lange Vorgeschichte, die bis in das Jahr 1972 zurückreicht, also jetzt fast vier Jahrzehnte umfasst. In dem genannten Jahr famulierte ich als junger Medizinstudent im Krankenhaus von Lemgo. Schon damals beschäftigte ich mich in meiner Freizeit ausgiebig mit zeitgenössischer Kunst. Wohl aus diesem Grunde, daran erinnere ich mich noch genau, machte mich eine Oberärztin der Klinik auf Karl Junker aufmerksam. Sie erzählte mir von diesem 1912 verstorbenen Künstler, der in Lemgo ein ganzes Haus über und über mit seinen Schnitzereien und seiner Malerei bedeckt hatte. Er sei ein Sonderling gewesen, ein Einzelgänger im Leben wie in der Kunst. Dieses Haus – heute ein Museum der Stadt Lemgo[44] – war seinerzeit frei zugänglich, nachdem man sich den Schlüssel zu dem unbewohnten Gebäude in einem Haus gegenüber abgeholt hatte. Ich befand mich also nur wenige hundert Meter von diesem besonderen, inzwischen weltweit bekannten Hause entfernt – und ging nicht hin! Warum sollte ich mir, so dachte ich damals, die Werke eines versponnenen Provinzmalers anschauen? Was sollte daran künstlerisch bedeutend, gar aufregend sein? Ich hatte noch nie von einem Karl Junker in irgendeinem Zusammenhang gehört. So versäumte ich für mehr als ein Jahrzehnt eine aufregende Entdeckung! Ich musste erst meinen inneren Weg gehen vom Medizinstudenten mit Interessen für organmedizinische Fächer wie Innere Medizin oder Gynäkologie hin zum jungen Assistenzarzt für Neurologie und Psychiatrie. Die Entscheidung für dieses Fachgebiet war die Folge meines Entschlusses Psychoanalytiker zu werden. Vor diesem Hintergrund begann ich um das Jahr 1974, mich mit der „Bildnerei der Geisteskranken" zu beschäftigen, wie das 1922 erschienene berühmte Buch von Hans Prinzhorn heißt. Dieses Grenzgebiet war für mich ein Bindeglied zwischen meiner beruflichen Arbeit als Arzt und meiner umfangreichen Beschäftigung mit bildender Kunst in der Freizeit. Das Grenzgebiet zwischen Kunst und Psychiatrie wurde zu einem meiner Spezialgebiete sowohl hinsichtlich der theoretischen Beschäftigung als auch hinsichtlich der eigenen Sammlung (Kraft 1982, Kraft 1986/2005, Kraft 2010a).

Als ich mich Anfang der 1980er-Jahre entschloss, ein Buch zu den „Grenzgängern zwischen Kunst und Psychiatrie" (1986/2005) zu schreiben, erinnerte ich mich an Karl Junker und besuchte nun endlich das Haus in Lemgo. Ich widmete dem Künstler ein eigenes Kapitel in meinem Buch. Bedingt durch meine Publikation wurden mir von privater Seite zwei typische Arbeiten von Karl Junker zum Kauf angeboten. Auf dieser Grundlage forschte ich stets nach weiteren Arbeiten des Künstlers, um ihn in Ausstellungen meiner Sammlung besser und umfangreicher präsentieren zu können. Es dauerte aber noch bis zum Jahre 2005, bis ich fündig wurde und gleich vier weitere Arbeiten im Kunsthandel erwerben

[44] www.junkerhaus.de

konnte – Bilder, die ich ohne den geschilderten Teil meines Lebenslaufes sicherlich ebenso wenig beachtet hätte wie im Jahre 1972, als ich den Besuch des Junkerhauses versäumte. Nun aber faszinierte mich unter allen erworbenen Bildern besonders diese Collage.

Durch meine langjährige Beschäftigung mit dem Werk Junkers war mir der Meinungsstreit über ihn und seine Lebens- und Krankheitsgeschichte bestens bekannt: War er nur ein Einzelgänger und Sonderling, der ein beachtliches künstlerisches Gesamtwerk geschaffen hatte – oder war er ein herausragender Vertreter jener heterogenen Kunstrichtung, die unter Begriffen wie „art brut“ (Dubuffet 1949) oder „Kunst der Outsider“ (Cardinal 1972) gezeigt, ausgestellt und gehandelt wird (vgl. Brugger et al. 1997, Weinhart/Hollein 2010)? Ich war von der Collage elektrisiert. Nicht wegen ihrer künstlerischen Qualität, sondern ganz im Gegenteil von ihrer fehlenden Qualität, von ihrem Gestaltzerfall! Dies ist es, was dieses Bild als „Container“ mir vermittelt. Hier, so schien und scheint es mir bis heute, lag eine Arbeit vor mir, die mit an Sicherheit grenzender Wahrscheinlichkeit Ausdruck einer psychotischen Krise ist. Um dies zu belegen, möchte ich neben der später zu schildernden Lebensgeschichte auf zwei andere Bilder des Künstlers zum Vergleich zurückgreifen. Eine der wenigen signierten und sogar datierten Arbeit ist die hier abgebildete Gouache aus dem Jahre 1874 (Abb. 3). Sie entstand im Jahr vor dem Eintritt des Künstlers in die Münchener Kunstakademie. Es ist eine zeittypische, unauffällige Arbeit, mehr das Werk eines Kunsthandwerkers als eines Künstlers. Und es ist sicherlich eine in psychischer Hinsicht unauffällige kleine Arbeit. Es könnte sich um den Entwurf für ein Deckengemälde handeln. Es ist sicherlich kein sonderlich aufregendes Bild. Als Arbeit eines mir ansonsten unbekannten Künstlers oder Kunsthandwerkers hätte ich sie sicherlich nicht für meine Sammlung erworben. Ganz anders verhält es sich mit dem Gemälde mit seinem überreich geschnitzten Holzrahmen (Abb. 4). Vor dem Hintergrund des Lebenswerkes stellt diese Arbeit ein beeindruckendes, typisches Werk von Karl Junker dar, dessen Gesamtwerk mich als künstlerische Lebensleistung tief beeindruckt. Hierauf wird bei der Schilderung der Lebensgeschichte noch einzugehen sein.

Wie die beiden zum Vergleich gezeigten Bilder andeuten, fällt die Collage im Kontext des Gesamtwerkes aus dem Rahmen. In der Zusammenschau mit einer kleinen Gruppe anderer Collagen, die sich im Museum im Junkerhaus in Lemgo befinden, stellt sich die Frage nach der Interpretation. Aus einer anderen Sicht als der des Psychiaters und Sammlers von art brut/Kunst der Outsider ist diese Collage wohl leicht zu übersehen. Hierzu passt, dass die vergleichbaren Collagen seitens des Museums Junkerhaus noch nicht publiziert wurden. Weil für mich dieses Blatt/diese Blätter die Annahme (zumindest) einer psychotischen Krise des Künstlers untermauern, wies ich erstmalig 2010 auf die Collagen hin (Kraft 2010a). Wie anders soll dieses Blatt zu verstehen sein denn als Ausdruck einer Zerfahrenheit, einer Verwirrung? Die Collage ist in dieser Sichtweise eine stimmige Darstellung des zerrissenen seelischen Zustandes des Künstlers zu diesem Zeitpunkt, zu dieser Aktualsituation.

Eine andere, ebenfalls zu diskutierende Hypothese könnte lauten, dass wir hier mit dem Ausdruck eines wahnhaften, für uns nicht nachvollziehbaren Konzeptes zu tun haben. So könnte zum Beispiel rein hypothetisch ein Versündigungswahn eine Rolle spielen, bei welchem der Künstler sich eine Buße auferlegt, indem er alte Zeichnungen zerschneidet, die Fragmente dann aber rettet. Wir können diese Frage nicht entscheiden, sondern lediglich feststellen, dass hier ein ausgebildeter Künstler alte Werke zerstört hat, ohne daraus stimmig etwas Neues gestalten zu können, dessen Sinn sich uns mitteilt. Für mich ist dieses Blatt ein Beleg für die immer wieder angenommene psychotische Krise des Künstlers, auf deren Stellung im Leben und Werk von Karl Junker noch zurückzukommen sein soll.

7. Annäherung an den Künstler aus psychiatrischer Sicht

Sicherlich nur verkürzt können hier nun Angaben zu Leben, Krankheit und Werk von Karl Junker gemacht werden, wobei ich als Psychiater und Psychoanalytiker den Blick gerade auch auf Symptome seiner zu vermutenden Krankheit richten werde. Diese Angaben erlauben eine weitere Bestimmung des Stellenwertes der Collage im Gesamtwerk des Künstlers.

Karl Junker wurde am 30. August 1850 als Sohn eines Schmiedemeisters in Lemgo geboren. Nach dem frühen Tod der Eltern an Tuberkulose – die Mutter verstarb 1853, der Vater 1857 – wuchs er im Hause des Großvaters auf. Er besuchte das Gymnasium bis zum Einjährigen und machte anschließend eine Lehre als Schreiner. Als er seine Lehrzeit beendet hatte, ging er 1869 auf Wanderschaft nach Hamburg und Berlin. 1871 hielt er sich in München auf. Er schrieb sich in die Kunstgewerbeschule in München ein, um Architekt zu werden. Durch den Tod des Großvaters gelangte er mit 25 Jahren in den Besitz eines nicht unbeträchtlichen Vermögens und vertauschte daraufhin im Jahre 1875 die Kunstgewerbeschule mit der Kunstakademie. Als gut 30-Jähriger kehrte Junker zwischen 1881/1883 in seine Heimatstadt Lemgo zurück, wo er nach einem Bauantrag im Jahre 1889 an der Hamelner Straße in Lemgo begann, sein Haus zu bauen, an dessen äußerer und innerer Ausgestaltung er bis zu seinem Tode arbeitete. Junker lebte allein in diesem großen Haus.

Der Psychiater Kreyenberg (1928) schieb postum dazu: „Stets trug er sich mit dem Gedanken, in dieses Haus eine Gattin einzuführen; aber wie schon in München seine tiefe Herzensneigung nicht erfüllt wurde, was wohl schon dort auf seinen Seelenzustand nachteilig einwirkte, so erlebte er auch in seiner Heimatstadt eine Enttäuschung nach der anderen. Wenn er auch meinte, dass seine Herkunft die angesehenen Bürgertöchter von einer Verheiratung mit ihm abhielt, so war es wohl sein absonderliches Wesen, das verhinderte, dass eine Frau ihm in sein eigenartiges Reich folgte (…). Sicher und verbürgt ist aber noch folgendes: er glaubte, den Namen Junker mit vollem Recht zu führen. Oft hat er geäußert, dass er von vornehmer Abstammung sei und dass er nicht umsonst den Namen Junker trage. Die Leute in der Stadt erblickten ihn nur, wenn es dunkelte, zu welcher Zeit er seine notwendigen Gänge besorgte. Aber je mehr Ablehnung er erfuhr, desto mehr steigerte sich seine Energie und sein Selbstbewusstsein ins Maßlose. Meier berichtet, Junker habe sich einem Jugendfreund gegenüber geäußert: ‘Ich werde einen neuen Stil erfinden; man wird mich vielleicht nicht gleich verstehen; es wird mir ergehen wie Richard Wagner mit seiner Musik. Aber später, nach 50, vielleicht erst nach 100 Jahren wird man erkennen, was ich war.’“ (Kreyenberg 1928). Kreyenberg berichtet weiterhin von Angaben Junkers gegenüber einem ihn besuchenden Oberarzt der psychiatrischen Anstalt Bethel. Junker sei der Überzeugung gewesen, die feinsten Fäden der Politik in Händen zu halten. Er habe geglaubt, als Einziger zu wissen, was Bismarck vorhabe und welches die geheimsten Pläne des Papstes und des Kaisers seien. Er selbst habe sich in der Politik eine maßgebliche Rolle zugemessen, was sich vor allem darin zeigte, dass er sich in seinem Haus einen Empfangsraum mit einem erhöhten Thron anfertigte.

Eine Krankenakte mit einer Anamnese, Symptombeschreibung, Diagnose oder Verlaufsbeschreibung einer Erkrankung existiert nicht. Erst recht fehlen Informationen zu einer „kunsttherapeutischen Triade“, die uns etwa Aufschluss zur Entstehung der Collage(n) liefern könnten. Neben einer Analyse der Kunstwerke haben wir nicht mehr in der Hand als einige verstreute Ausstellungsrezensionen, Zeitungsberichte, die postumen Mitteilungen des Psychiaters Kreyenberg sowie Angaben aus Interviews mit älteren Bürgern der Stadt Lemgo (Enke 2000). Erst vor kurzer Zeit ist ein Briefwechsel zwischen Karl Wilmanns, dem Direktor der Psychiatrischen Universitätsklinik Heidelberg, und einem Psychiater aus Lemgo aufgetaucht, worin im Jahre 1920 die beiden Psychiater darin übereinstimmen, Karl Junker habe an einer chronischen Verlaufsform einer Schizophrenie gelitten (persönliche Mitteilung von Dr. Thomas Röske, dem Leiter der Sammlung Prinzhorn, Heidelberg, vom 18.1.2011).

Wenn wir die Berichte zusammenfassend werten, können wir von einer Wahnsymptomatik sprechen („„…die geheimsten Pläne des Papstes...“), wie sie im Rahmen einer schizophrenen Psychose denkbar ist. Auch Größenfantasien, möglicherweise gesteigert bis zu einem Größenwahn, können diskutiert werden. Die Verhaltensweisen („wortkarg, zurückgezogen lebend“) sind unspezifisch, fügen sich jedoch nahtlos in dieses Krankheitsbild ein.

Karl Junker verstarb am 25. Januar 1912 an den Folgen einer Lungenentzündung.

Das heute bekannte Werk des Künstlers umfasst neben der Durchgestaltung des Wohnhauses 193 Bilder und knapp 800 Skizzen, Handzeichnungen und Fragmente (vgl. Salber 1978). Formal fällt in seinen Arbeiten die Integration von Architektur, Holzskulptur und Malerei auf, Aspekte eines „Gesamtkunstwerkes“, wie sie beim Merzbau von Kurt Schwitters oder beim „Palais ideal“ des französischen Briefträgers Cheval ebenfalls zu erkennen sind. Durchaus diskutieren lässt sich auch der Gesichtspunkt eines Künstlerhauses als standesgemäßer Künstlerresidenz (Bergmann 2000). Vor allem in München entstanden zwischen 1830 und 1914 allein vierzig derartige Künstlervillen – man denke nur an das heute noch bekannte Lehnbachhaus oder die Villa Stuck –, davon allein zwölf während Junkers Aufenthalt in dieser Stadt! Diese Häuser dienten der Repräsentation der eigenen Kunst- und Antiquitätensammlungen, daneben auch der Zurschaustellung der eigenen Werke, die einen Käufer finden sollten. Bei aller Zurückgezogenheit zeigte sich auch Junker stets aufgeschlossen gegenüber Besuchern, die seine Bilder sehen wollten, auch wenn er diese Kontakte angeblich immer rasch hinter sich brachte (Enke 2000, 19). Im Nachruf der Lippischen Landeszeitung, die wenige Tage nach dem Tod des Künstlers erschien, hieß es: „Mit ihm ist ein Mann verschieden, der in völliger Zurückgezogenheit lebte und nur seinen Ideen nachging. Als Junggeselle bewohnte er sein Haus, welches er vor etwa 20 Jahren erbaut und mit Schnitzereien und selbst gemalten Bildern ausstattete, ganz allein. Er verließ seine Wohnung nur zur Mittagszeit, um sein Mittagessen in einem Gasthaus in der Stadt einzunehmen. Wenn Fremde kamen, seine Gemälde zu besichtigen, so übernahm er selbst die Führung.“ (zitiert nach Fritsch 2004)

Neben dem Aspekt des Künstlerhauses lassen sich Beziehungen zum Jugendstil, besonders zur Architektur eines Antonio Gaudi aufzeigen (Huppelsberg 1983). Der Gesamteindruck des Junkerhauses entspricht aber nicht der Eleganz, Leichtigkeit und auch Verspieltheit, die den Jugendstil kennzeichnet. Dies gilt gerade auch für die bedrückenden, die Bilder manchmal erdrückenden, vom Künstler selbst geschnitzten Rahmen (Abb. 4). Wie das gesamte Haus, so wirken auch diese Rahmen wie Schutzmauern. Ein Betrachter, der diese Arbeiten auf sich wirken lässt, kann zunächst nur beeindruckt sein von der enormen künstlerischen Leistung Junkers. Dann aber bekommt er auch eine Ahnung von dem immer enger, immer bedrückender werdenden Lebensgefühl, das diesen Mann dazu trieb, sich sein Haus wie eine Fluchtburg, eine mit nichts zu vergleichende, höchst individuelle, schützende Wohnhülle zu gestalten. Darin sollte man allerdings in erster Linie nicht ein Krankheitssymptom sehen, sondern vor allem den Aspekt des Selbstschutzes erkennen, also eine Fähigkeit.

Die im Zentrum unseres Interesses stehende Collage steht somit in einem nachvollziehbaren Zusammenhang mit der Lebensgeschichte: Karl Junker hat – aller Wahrscheinlichkeit nach – eigene frühere Zeichnungen aus der Studienzeit (?)

zerschnitten und zu einer Collage verarbeitet. Gerade die Darstellung der kunsthistorisch bekannten Fabelwesen zeugt von der soliden künstlerischen Ausbildung Junkers. Im Zusammenhang mit einer kleinen Werkgruppe ähnlicher Arbeiten steht dieses Blatt isoliert im Gesamtwerk des Künstlers, dessen bekannter Teil durch das Wohnhaus und die Gemälde (Abb. 4) repräsentiert wird. Die Collage(n) lassen sich in Beziehung setzen zu den geschilderten psychischen Auffälligkeiten.

8. Zusammenfassung

Ob ein Bild uns anspricht oder von uns links liegen gelassen wird, hängt von unserer Lebensgeschichte und Aktualsituation ab. Ich habe dies anhand meines versäumten Besuches des Junkerhauses im Jahre 1972 dargelegt. Speziell die hier ins Zentrum der Betrachtung gerückte Collage wäre mir ohne die Zuordnung zum Werk von Karl Junker wohl kaum ins Auge gefallen, – und ohne die anhaltende Diskussion um eine psychische Erkrankung des Künstlers hätte ich sie nicht erworben. So aber sehe ich in ihr eine Art „missing link“ zwischen dem psychopathologisch unauffälligen Frühwerk (Abb. 2) und dem beeindruckenden Spätwerk (Abb. 4).

Im Unterschied zu berühmten schizophren erkrankten Künstlern wie zum Beispiel Adolf Wölfli (1864–1930) oder Aloise Corbaz (1886–1964) besaß Karl Junker eine fundierte handwerkliche und künstlerische Ausbildung. Daraus erklären sich seine künstlerische Reflexion von zeittypischen Stilen wie des Symbolismus und des Jugendstils sowie auch die Darstellung von Fabelwesen. Darüber hinaus verfügte Junker über ein ererbtes Vermögen, das ihm überhaupt erst die Möglichkeit eröffnete, ein eigenes Künstlerhaus zu gestalten. Sein ungewöhnliches künstlerisches Gesamtwerk ist folglich am ehesten zu verstehen als eine Mischung von Krankheitseinflüssen mit gesunden und geübten künstlerischen und handwerklichen Fähigkeiten bei wirtschaftlicher und somit auch sozialer Absicherung. Alle genannten Faktoren wirken sich – wie wir heute wissen (vgl. Häfner 2005) – günstig auf Langzeitverläufe schizophrener Erkrankungen aus.

Der Aspekt einer angenommenen schizophrenen Erkrankung wird gestützt durch die Analyse der Gruppe der Collagen. Weiterhin eröffnet uns die Annahme einer Erkrankung ein Verständnis für die Tatsache, dass Karl Junker keine Schüler, keine Nachahmer hatte. Die Werke der schizophren Erkrankten bilden „Bilder eigener Welten“, es sind „Ein-Personen-Kulturen“ (Kraft 1986/2005). Dementsprechend wurde Karl Junker vollkommen zu Recht zusammen mit Adolf Wölfli, Aloise Corbaz, Friedrich Schröder-Sonnenstern u. a. in den beiden großen Übersichtsausstellungen „Kunst und Wahn“ (Brugger et al. 1997) im Kunstforum Wien und in der Ausstellung „Weltenwandler“ (Weinhart/Hollein 2010) in der Schirn Kunsthalle in Frankfurt gezeigt. Heute wird diesen Bildern Wertschätzung entgegengebracht, unsere gemeinsame Aktualsituation hat sich gegenüber der Zeit von Karl Junker erheblich gewandelt. Die bedeutenden Publikationen von Prinzhorn (1922), Dubuffet (1949), Cardinal (1972) und vielen anderen haben den Weg geebnet (Übersicht bei Kraft 1986/2005).

Die Lebensgeschichte der Collage, ihr schlechter Erhaltungszustand, verweist auf eine eher geringe Wertschätzung des Bildes im Verlauf der letzten 100 Jahre. Aber immerhin hat das Blatt „überlebt", wenn es auch im Zusammenhang mit dem guten Dutzend vergleichbarer Blätter lange Zeit nicht für wert erachtet wurde, publiziert zu werden.

9. Umkehrschluss als Schluss

Wenn es zum Verständnis von Kunstwerken Sinn macht, nach einer psychiatrischen Erkrankung eines Künstlers zu fragen, so macht dies im Umkehrschluss aber auch Sinn, um die Krankheit zu entdämonisieren! Dies ist mein Interesse als Psychiater und Psychoanalytiker. Jenseits einer akuten Erkrankungsphase, die im Falle Junkers meines Erachtens durch die Collagen eindrucksvoll belegt wird, besteht kein Widerspruch zwischen einer schizophrenen Erkrankung und bedeutender künstlerischer Arbeit. Trotz der, gegen die und mit der Erkrankung hat Karl Junker ein beeindruckendes Œuvre hinterlassen, ein eindrucksvolles Lebenswerk, das 100 Jahre nach seinem Tode immer größere Beachtung findet – so, wie er selbst es vermutet und gehofft hatte.

Karl Junker war schizophren. Ja und?

Literatur

Belting, Hans; Dilly, Heinrich; Kemp, Wolfgang; Sauerländer, Willibald (Hg.) (1996): Kunstgeschichte – Eine Einführung. 5. Auflage. Berlin: Dietrich Reimer Verlag

Bergmann, Eckart (2000): Das Junkerhaus als Künstlerhaus und Gesamtkunstwerk. In: Fritsch, Regina; Scheffler, Jürgen (Hg.) (2000): Karl Junker und das Junkerhaus. Bielefeld: Verlag für Regionalgeschichte. S. 127–149

Bion, Wilfred (1990): Lernen durch Erfahrung. Frankfurt am Main: Suhrkamp

Brugger, Ingried; Gorsen, Peter; Schröder, Klaus Albrecht (Hg.) (1997): Kunst und Wahn. Wien: Kunstforum und Köln: DuMont

Cardinal, Roger (1972): Outsider Art. London: Studio Vista

Dubuffet, Jean (1949): L'art brut préféré aux arts culturels. Paris: Galerie Drouin

Enke, Bernd (2000): Biografische Anmerkungen zur Künstlerpersönlichkeit: Karl Junker (1850-1912). In: Fritsch, Regina; Scheffler, Jürgen (Hg.) (2000): Karl Junker und das Junkerhaus. Bielefeld: Verlag für Regionalgeschichte. S. 13–20

Freud, Sigmund (1914): Der Moses des Michelangelo. GW X, S. 172–201

Fritsch, Regina (2004): Das Junkerhaus in Lemgo. Lippische Kulturlandschaften. Detmold: Lippischer Heimatbund. Heft 1.

Greve, Gisela (1996): Der Betrachter im Bild. Zu Adolph Menzels Gemälde „Das Balkonzimmer“. In: Greve, Gisela (Hg.): Kunstbefragung. Dreißig Jahre psychoanalytische Werkinterpretation. Tübingen: Edition diskord. S. 135–153

Häfner, Heinz (2005): Das Rätsel Schizophrenie – Eine Krankheit wird entschlüsselt. München: Beck

Huppelsberg, Joachim (1983): Karl Junker, Architekt, Holzschnitzer, Maler 1850-1912. Lemgo: Wegener

Klonk, Charlotte (2009): Spaces of Experience – Art Gallery Interiors from 1800 to 2000. London: Yale University Press

Kohut, Heinz (1973): Narzißmus. Eine Theorie der psychoanalytischen Behandlung narzißtischer Persönlichkeitsstörungen. Frankfurt am Main: Suhrkamp

Kraft, Hartmut (1982): Die Kopffüßler. Eine transkulturelle Studie zur Psychologie und Psychopathologie künstlerischen Gestaltens. Stuttgart: Hippokrates

Kraft, Hartmut (1986/2005): Grenzgänger zwischen Kunst und Psychiatrie. Köln: Deutscher Ärzteverlag

Kraft, Hartmut (1996): Dyaden zu dritt: Der (analytisch-)kunstpsychologische Ansatz. In: Belting, Hans et al. (Hg.): Kunstgeschichte – Eine Einführung. Berlin: Dietrich Reimer Verlag. S. 281–305

Kraft, Hartmut (1999): Größenphantasie und Kreativität. Köln: Salon Verlag

Kraft, Hartmut (2008): Dyaden zu dritt: Der (analytisch-)kunstpsychologische Ansatz. In: Kraft, Hartmut (Hg.): Psychoanalyse, Kunst und Kreativität. Die Entwicklung der analytischen Kunstpsychologie seit Freud. 3. Auflage. Berlin: Medizinisch wissenschaftliche Verlagsgesellschaft. S. 3–11

Kraft, Hartmut (2010a): Karl Junker war schizophren. Ja und? In: Weinhart, Martina; Hollein, Max (Hg.) (2010): Weltenwandler. Katalog der Schirn Kunsthalle Frankfurt. Ostfildern: Verlag Hatje Cantz: S. 115–125

Kraft, Hartmut (2010b): Kunstgenuß – Eine Analyse. In: Münch, Karsten; Manz, Dietrich; Springer, Anne (Hg.) (2010): Die Psychoanalyse im Pluralismus der Wissenschaften. Giessen: Psychosozial-Verlag. S. 227–252

Kreyenberg, Gerhard (1928): Über das Junkerhaus in Lemgo – Ein Beitrag zur Bildnerei der Schizophrenen. Zeitschrift für Neurologie 114. S. 152–172

Mode, Heinz (1983): Fabeltiere und Dämonen in der Kunst. Die fantastische Welt der Mischwesen. Stuttgart: W. Kohlhammer Verlag

Prinzhorn, Hans (1922): Bildnerei der Geisteskranken. Heidelberg: Springer

Salber, Wilhelm (1978): Drehfiguren. Karl Junker, Maler, Architekt, Bildhauer. Lemgo: Selbstverlag

Sandler, Joseph und Sandler, Anne-Marie (1999): Innere Objektbeziehungen: Entstehung und Struktur. Stuttgart: Klett-Cotta

Schäfer, Herrmann (2006): Besucherforschung und Psychologie. In: Schuster, Martin; Ameln-Haffke, Hildegard (Hg.): Museumspsychologie. Erleben im Kunstmuseum. Göttingen: Hogrefe. S. 49–60

Schneider, Gerhard (1999a): Zum psychoanalytisches Verstehen bildender Kunst-Fragmente einer Annäherung. In: Schneider, Gerhard (Hg.) (1999): Psychoanalyse + Bildende Kunst. Tübingen: edition diskord. S. 11–31

Schneider, Gerhard (1999b): Das Schwarze Quadrat auf weißem Grund von Kasimir Malewitsch – ein identitätstheoretisch fundierter psychoanalytischer Zugang zum Suprematismus. In: Schneider, Gerhard (Hg.) (1999): Psychoanalyse + Bildende Kunst. Tübingen: edition diskord. S. 223–247

Schneider, Gerhard (2009): Container-Contained. In: Gehrig, Gerlinde; Pfarr, Ulrich (Hg.).: Handbuch psychoanalytischer Begriffe für die Kunstwissenschaft. Gießen: Psychosozial-Verlag. S. 85–93

Schneider, Norbert (1996): Kunst und Gesellschaft: Der sozialgeschichtliche Ansatz. In: Belting, Hans et al. (Hg.): Kunstgeschichte – Eine Einführung. Berlin: Dietrich Reimer Verlag. S. 306–335

Schuster, Martin (2000): Kunstpsychologie. Kreativität – Bildkommunikation – Schönheit. Hohengehren: Schneider Verlag

Spickernagel, Ellen (1996): Geschichte und Geschlecht: Der feministische Ansatz. In: Belting, Hans et al. (Hg.): Kunstgeschichte – Eine Einführung. Berlin: Dietrich Reimer Verlag. S. 336–356

Weinhart, Martina; Hollein, Max (Hg.) (2010): Weltenwandler. Katalog der Schirn Kunsthalle Frankfurt. Ostfildern: Verlag Hatje Cantz

Abbildungen

Hans Dieter Huber

Das Bild im Spannungsfeld zwischen Beobachter und Situation

Zusammenfassung

Die Wahrnehmung eines Bildes ist von drei Elementen bestimmt, die miteinander interagieren: Bild, Beobachter und Situation. Diese Trialektik ist unauflösbar. Die Begegnung mit einem Bild findet immer an einem bestimmten Ort, zu einer bestimmten Zeit und in einem bestimmten sozialen Milieu statt. Der Beitrag untersucht die Einheiten und ihre Interaktionen in räumlicher, zeitlicher und sozialer Hinsicht.

Exposition

Systemische Bildwissenschaft geht davon aus, dass die Begegnung eines Beobachters mit einem Bild in einer Situation stattfindet. Aus diesen Gründen haben wir drei Hauptelemente, nämlich das Bild, den Beobachter und die Situation, in der sich beide begegnen. Diese drei Bereiche lassen sich nicht auf zwei reduzieren. Um ein Bild wahrzunehmen zu können, benötigt es einen Beobachter. Diese Beobachtung wiederum findet nicht in einem luftleeren, bedeutungslosen Vakuum statt, sondern in einer bestimmten Situation. Die Trialektik von Bild, Beobachter und Situation ist daher unauflösbar. Bei jeder Begegnung mit einem Bild gibt es einen Beobachter und eine Situation, in der sich beide befinden. Die Situation wiederum lässt sich in räumlicher, zeitlicher und sozialer Hinsicht differenzieren. Bild und Beobachter befinden sich stets in räumlicher, zeitlicher und sozialer Kopräsenz.

Ein System besteht aus Einheiten, die miteinander interagieren. Was als die Einheiten eines Systems und was als seine Grenze aufgefasst wird, ist das Resultat der Unterscheidung und Bezeichnung eines wissenschaftlichen Beobachters. Die Beschreibung der Einheiten und ihrer Interaktionen ergibt die Struktur des Systems zu einem gegebenen Zeitpunkt (vgl. hierzu ausführlicher: Huber 2004, 2005, 2007, 2008). Die Differenzierung der Interaktionen in räumlicher, zeitlicher und sozialer Hinsicht ergibt eine Beschreibung der Situation, in welcher das System operiert.

Analyse

Ich werde mich im Folgenden nun den einzelnen Bereichen des Bildes, des Beobachters und der Situation detaillierter zuwenden und deren Funktionen differenzierter herausarbeiten.

1.

Bilder können als Systeme aufgefasst werden. In dieser Sichtweise bestehen sie aus Einheiten, die miteinander interagieren. Welches die spezifischen Einheiten eines Bildes sind und welches die spezifische Art und Weise ihrer Interaktion ist, wird durch die Unterscheidungen und Bezeichnungen eines wissenschaftlichen Beobachters erzeugt. Für viele Fälle erscheint es sinnvoll, drei Ebenen von Einheiten und Interaktionen voneinander zu unterscheiden. Die erste Ebene ist die der *Materialität* eines Bildes. In dieser Unterscheidung sind Bilder physische Gegenstände wie alle anderen Objekte der Welt auch. Die Materialität eines Bildes besteht in dem Bildträger, sei es Papier, Leinwand, Holz, Stein oder Metall, dann in den Pigmenten und den Bindemitteln. Bildträger, Pigmente und Bindemittel verkörpern auf dieser Ebene die Einheiten des Systems und interagieren auf eine spezifische Art und Weise miteinander, die von einem wissenschaftlich geschulten Beobachter beschrieben werden kann. Die Materialität des Bildes ist die Bedingung der Möglichkeit für seine ästhetische Erfahrung. Sie erzeugt die Präsenz des Bildes in der ästhetischen Wahrnehmung (vgl. Gumbrecht 2003). Eine Veränderung in der Materialität verändert diese Präsenz und damit auch seine ästhetische Erfahrung.

Die zweite Ebene von Einheiten sind die *Formen* eines Bildes. Formen fasse ich nach George Spencer-Brown als Zwei-Seiten-Formen auf, von denen eine Seite, nämlich die Innenseite, vom Beobachter in seiner Wahrnehmungstätigkeit unterschieden und mit einem sprachlichen Begriff bezeichnet wird (vgl. Spencer Brown 1997; Luhmann 1990; 1995, 49–65). Auch die Unterscheidung von Formen ist die Leistung eines wissenschaftlichen Beobachters, der sie in seiner aktiven Wahrnehmungsexploration hervorbringt. Jede Form, das heißt jeder Punkt, jede Linie, jeder Farbklecks und jede Figur steht in einem dialektischen Verhältnis zu dem, was mit diesem Punkt, dieser Linie, dieser Farbe verschwindet, unsichtbar und verdeckt wird. Kunst macht also nicht nur sichtbar, wie Paul Klee meinte, sondern sie macht auch unsichtbar. Sie bringt Welt zum Verschwinden. Welcher Bereich wichtiger ist, das Sichtbargemachte oder die *Präsenz* des Bildes beziehungsweise das Ausgeschlossene oder die *Absenz* des Bildes, hängt wieder von den wissenschaftlichen Interessen des Beobachters ab.

Die dritte Ebene von Einheiten, die auf einem Bild miteinander interagieren und die von einem wissenschaftlichen Beobachter beschrieben werden können, sind *Bedeutungseinheiten*. Sie werden durch Begriffe oder Beschreibungen definiert wie zum Beispiel: „die gelb gekleidete Frau mit dem breitkrempigen Hut in der linken Bildhälfte mit dem japanischen Fächer in ihrer rechten Hand". Dies wäre eine Bedeutungseinheit in einem Bild, die von einem wissenschaftlichen Beobachter als solche beschrieben werden kann. Die Beschreibung der Interaktionen zwischen den einzelnen Bedeutungseinheiten ergibt die Bedeutungsstruktur des Bildes. Interessant an dieser Ebene ist der Übergang von der Wahrnehmung zur

Sprache. Die Bedeutungseinheiten des Bildes geraten in ein semantisches Netz aus Sprachbeziehungen. Damit wird die wahrgenommene Präsenz des Bildes in eine sprachliche Bedeutungsstruktur übersetzt, die im emotional-kognitiven System des Beobachtens erzeugt und hervorgebracht wird. Die Materialität wird vollständig durch sprachliche Bedeutung substituiert. Statt einer physisch-materiellen Präsenz hat man es nun mit der mentalen Präsenz einer Bedeutungsstruktur zu tun, deren Ort das emotional-kognitive System eines lebenden Organismus ist.

2.

Damit kommen wir zum zweiten Bestandteil in der systemischen Trilogie, dem Beobachter. Im deutschen Sprachgebrauch lassen sich verschiedene Begriffe für die Teilnahme an einer visuellen Wahrnehmung unterscheiden. Der Zuschauer, der Betrachter, der Beobachter und der Teilnehmer dürften die wichtigsten sein. Es gibt noch speziellere Begriffe wie Augenzeuge, Gaffer, Schaulustiger, Kiebitz, Spanner oder Voyeur, die aber in der allgemeinen Exposition des Systems keine große Rolle spielen.

Die aufmerksamste und am intensivsten an einem Geschehen beteiligte visuelle Aktivität ist das *Beobachten*. Der Sozialpsychologe Carl Friedrich Graumann hat den Begriff der Beobachtung 1966 wie folgt definiert:

> „Die absichtliche, aufmerksam-selektive Art des Wahrnehmens, die ganz bestimmte Aspekte auf Kosten der Bestimmtheit von anderen beobachtet, nennen wir Beobachtung. Gegenüber dem üblichen Wahrnehmen ist das beobachtende Verhalten planvoller, selektiver, was eine Suchhaltung bestimmt und von vorneherein auf die Möglichkeit der Auswertung des Beobachteten im Sinne der übergreifenden Absicht gerichtet." (Graumann 1966, 86)

Beobachten als eine aktive, sensomotorische Tätigkeit bezeichnet also eine längere, aufmerksame, selektive und vor allem auf ein Ergebnis hin ausgerichtete Tätigkeit. Im *Beobachten* ist also ein besonders aufmerksamer, wachsamer, kontrollierender oder überwachender Aspekt vorhanden.

Die Tätigkeit des *Betrachtens* ist hinsichtlich ihrer Semantik eine entspanntere und kontemplativere Tätigkeit. Betrachten ist ein Vorgang, der wie das Beobachten zwar ebenfalls längere Zeit benötigt, aber stärker als das aufmerksame, gespannte und ergebnisorientierte Beobachten in sich gekehrt ist und mit *überlegen*, *einschätzen* und *beurteilen* zu tun hat. *Betrachten* hängt eng mit den lateinischen Verben *contemplari* und *considerare* zusammen, besitzt also eine deutlich kontemplativere und nachdenklichere Konnotation.

Wie steht es mit der Tätigkeit des *Blickens*? Das deutsche Universalwörterbuch charakterisiert das Substantiv als ein kurzes Anschauen oder Hinschauen, als einen Ausdruck der Augen, einen Ausblick oder eine Aussicht und als eine Form der Urteilskraft im Sinne von *ein sicherer Blick* oder *einen Blick für etwas haben*.[45] Auffällig ist, dass es sich beim Blicken um einen zeitlich gesehen relativ kurzen Vorgang handelt, während Beobachten, Betrachten und Zuschauen als zeitlich länger andauernde Tätigkeiten verstanden werden. Ein Blick ist also etwas Kurzes und etwas Aktives.

Schauen ist ein Begriff, der vorwiegend im süddeutschen, österreichischen oder schweizerischen Sprachraum Verwendung findet. Der *Zuschauer* wird im Universalwörterbuch der deutschen Sprache als jemand definiert, der einem Vorgang, etwa einer Aufführung, einer Vorführung oder etwas Ähnlichem zusieht.[46] Das Entscheidende am Zuschauer ist, dass er nicht aktiv in das von ihm beobachtete Geschehen eingreift, sondern passiv bleibt. Er bleibt unbeteiligt. Zuschauer sind zwar ebenfalls relativ aufmerksame Beobachter, aber nicht alle Beobachter sind Zuschauer. Der Psychologe Bernd Strauß definiert Zuschauer folgendermaßen:

> „Zuschauer sind Beobachter, die erstens während des Ereignisses, das sie beobachten, nicht immanenter Bestandteil des beobachteten Geschehens sind und in diesem Sinne inaktiv sind und die zweitens im wesentlichen aus personinternen Gründen und nicht aus personexternen Gründen beobachten und die drittens relevante Kosten für das Beobachten aufwenden müssen." (Strauß 1998, 16)

Der Begriff *Sehen* ist das am meisten und im umfassendsten Sinne gebrauchte Wort für die visuelle Tätigkeit eines Beobachters. Das Wort bedeutete wohl ursprünglich *mit den Augen verfolgen*. Es ist mit dem lateinischen *sequi* (folgen) verwandt. Wahrscheinlich liegt hier ein altes Wort der Jägersprache zugrunde, das sich auf den verfolgenden und spürenden Hund bezog.

Von einem *Publikum* spricht man dagegen, wenn man ein Personenkollektiv vor sich hat, das durch den gleichzeitigen Konsum eines bestimmten Erlebnisangebotes wie ein Konzert, eine Vernissage, ein Kinofilm oder ein Fußballspiel gekennzeichnet ist (vgl. Schulze 1992, 460). Die zeitliche Dauer des Zuschauens kann unterschiedlich lange währen. Je nach Länge der Veranstaltung kann sie von wenigen Minuten bis zu mehreren Stunden dauern. Meistens lässt sich der Zeitpunkt, an dem ein Publikum entsteht oder zusammenkommt, durch das Erlebnisangebot selbst relativ genau bestimmen, während sein Ende und das Zerstreuen von Publika schwerer abzugrenzen sind. Publika stellen jedenfalls temporär verdichtete Szenen dar, die sich aus Anlass des kollektiven Konsums eines

---

[45] Dudenredaktion (Hg.) 2003: Duden. Das Stilwörterbuch. 8. völlig neu bearb. Auflage. Mannheim [u.a.]: Dudenverlag, S. 298.

[46] Dudenredaktion 2003, S. 1881.

Erlebnisangebotes an einem bestimmten Ort treffen und versammeln, um gemeinsam als soziale Gruppe das Ereignis zu erleben.

Die wissenschaftliche Beobachtung von Beobachtern lässt sich ebenfalls bezüglich drei verschiedenen Ebenen oder Perspektiven unterscheiden. Einmal kann man sie hinsichtlich ihrer individuellen Differenzen beschreiben, zum zweiten hinsichtlich ihrer sozialen Differenzen und drittens hinsichtlich ihrer kulturellen Differenzen.

Auf der *individuellen Ebene* unterscheiden sich Beobachter hinsichtlich ihres Alters, ihres Geschlechtes und ihrer Biografie. Hier spielt der individuelle Bildungsgrad eine wichtige Rolle. Ob jemand selbst künstlerisch begabt ist, ob er gut zeichnen, malen, bildhauern, fotografieren oder filmen kann, erzeugt einen wichtigen Unterschied bei der Beobachtung und Analyse von Bildern. Auch die sprachliche Artikulationsfähigkeit, die persönliche Erfahrung bei der Versprachlichung visueller Unterschiede in Bildern, spielt für die Interpretation der Bedeutung eines Bildes eine zentrale Rolle. Man muss aber festhalten, dass diese Differenzierungen letztlich analytische Unterscheidungen darstellen, die für die wissenschaftliche Analyse von Bildern sinnvoll erscheinen. In Wirklichkeit ist jede Person zugleich ein Individuum, ein Mitglied einer sozialen Gruppe und ein Angehöriger einer bestimmten Kultur. Indem wir als wissenschaftliche Beobachter diese Ebenen differenzieren, können wir unsere Aufmerksamkeit einem dieser Interaktionsbereiche genauer zuwenden und bestimmte Aspekte der Situation deutlicher beobachten und herausarbeiten.

Wenn man verschiedene Beobachter *in sozialer Hinsicht* voneinander unterscheidet, kann man zum Einen Unterschiede in ihrer sozialen Lage beobachten und gelangt damit zu einer vertikalen Gesellschaftsgliederung, die sich im Prinzip in Oberschicht, Mittelschicht und Unterschicht differenziert. Zusätzlich kann man innerhalb der einzelnen Schichten noch genauer differenzieren, und beispielsweise eine obere, mittlere und untere Mittelschicht voneinander unterscheiden. Die einzelnen sozialen Schichten lassen sich relativ zuverlässig anhand der Kriterien Einkommen, Beruf und Bildungsgrad unterscheiden. In den sechziger Jahren des 20. Jahrhunderts ist diese vertikale Gliederung zusätzlich durch eine horizontale Differenzierung ergänzt worden. Sie äußert sich in unterschiedlichen Lebensstilen und hängt mit der zunehmenden Ästhetisierung der Lebenswelt und der damit einhergehenden, freien Wählbarkeit ästhetischer Präferenzen und Abneigungen zusammen. So kann es möglich sein, dass sich zwei verschiedene Beobachter, die sich hinsichtlich Einkommen, Beruf und Bildungsgrad nicht voneinander unterscheiden, sich dennoch hinsichtlich ihres Lebensstils und der damit zusammenhängenden ästhetischen Präferenzen und Abneigungen deutlich voneinander differenzieren lassen.

In kultureller Hinsicht sind Beobachter am schwersten zu fassen. Es gibt zwar eine große Menge an Literatur über interkulturelle Kommunikation, aber so gut wie keine Untersuchungen über die Frage, wie sich der kulturelle Habitus einer Person, die aus Europa stammt, von einer Person gleichen sozialen Status' aus Asien, Afrika oder Südamerika unterscheidet. Aber der Streit um die Mohammed-Karikaturen in Dänemark zeigt deutlich, mit welchen erheblichen kulturellen Differenzen hier zu rechnen ist.

Diese individuellen, sozialen und kulturellen Differenzen, welche in die Beobachtung, Beschreibung und Interpretation von Bildern hineinwirken, legen die Schlussfolgerung nahe, dass jeder etwas anderes sieht und unterscheidet. Erst über die Versprachlichung der Wahrnehmung findet so etwas wie eine Verallgemeinerung oder Konsensualisierung statt. Für die Generalisierung von Bildbeobachtungen und -analysen stellt daher die Verbalisierung eine zentrale Schnittstelle dar.

3.

Das dritte wichtige Feld ist die Situation, in welcher die Begegnung zwischen Beobachter und Bild stattfindet. Sie lässt sich in mindestens dreierlei Hinsicht näher differenzieren und zwar räumlich, zeitlich und sozial. Mit der *räumlichen Situation* ist vor allem der Ort angesprochen, an dem die Auseinandersetzung mit einem Bild stattfindet. Das kann ein Atelier sein, eine Werkstatt, aber auch die Praxis eines Therapeuten, ein Gefängnis, ein Museum, eine Kunstgalerie oder einfach die Straße oder der öffentliche Raum. Die räumliche Organisation der Situation hat einen großen Einfluss auf die Dynamik und Struktur der Begegnung zwischen Bild und Beobachter. Sie kann Kommunikation ermöglichen, aber auch verhindern. Die räumliche Anordnung erzeugt eine Atmosphäre, eine Stimmung oder einen Kontexteffekt für die Interpretation eines Bildes. Es ist nicht immer möglich, diesen atmosphärischen Kontexteffekt aus der Bedeutungsinterpretation herauszuhalten.

Die Situation der Begegnung ist auch *in zeitlicher Hinsicht* von großer Relevanz. Dies beginnt bereits bei der Länge der Auseinandersetzung mit einem bestimmten Bild. Während man in einem Museum oft nur drei Sekunden vor einem Bild steht, kann der Auseinandersetzungsprozess in einer therapeutischen Sitzung bis zu einer Stunde dauern. Noch länger kann sich der Herstellungsprozess eines Bildes hinziehen. Über Stunden, Tage, Wochen hinweg kann es unter Umständen Monate dauern, bis ein Bild fertig wird. Auch auf Seiten der Beobachter gibt es unterschiedliche Zeitsysteme, die aufeinandertreffen. So gibt es einmal die irreversible Lebenszeit, die linear abläuft. Und es gibt verschiedene reversible, sich wiederholende Zeitrhythmen wie Herzschlag, Atem, Hunger, Durst, Schlaf, Hormone, Sexualität oder den Menstruationszyklus. Jeder Beobachter kann in einer unterschiedlichen Phase seiner Lebenszeit und seiner zyklischen Zeitrhythmen auf Bilder treffen. Auch die Jahreszeit oder die spezifische Zeitorganisation der Gesellschaft stellen solche zeitlichen Aspekte der Situation dar.

Darüber hinaus kann die Begegnungssituation auch *in sozialer Hinsicht* charakterisiert werden. Dies wird vor allem durch die Anwesenheit anderer Personen erreicht. Wenn eine weitere Person, zum Beispiel der Therapeut, in der Begegnungssituation zwischen Bild und Patient anwesend ist, entsteht eine neue Situation, die sich als eine soziale Aktivität beschreiben lässt. Die gesamte Situation wird zu einer sozialen Interaktion, in der alle Einheiten (das Bild, der Patient, der Therapeut) in räumlicher und zeitlicher Kopräsenz anwesend sind. Soziale Interaktion verlangt die physische Anwesenheit aller Kommunikationspartner.

Synthese

Fassen wir noch einmal die einzelnen Elemente zusammen. Die Trialektik von Bild, Beobachter und Situation ist unauflösbar. Die Begegnung mit einem Bild findet immer an einem bestimmten Ort, zu einer bestimmten Zeit und in einem bestimmten sozialen Milieu statt. Diese Trialektik relativiert die Objektivität der Befunde. Sie müssen zunächst bildspezifisch, beobachterspezifisch und situationsspezifisch aufgefasst werden. Erst über die Allgemeinheit sprachlicher Begriffe, über Beschreibung und sprachliche Interpretation, kann diese objektive Relativität in eine relative Objektivität überführt werden.

Literatur

Graumann, Carl Friedrich (1966): Grundzüge der Verhaltensbeobachtung. In: Meyer, Ernst; Maier, Hans (Hg.): Fernsehen in der Lehrerbildung, Neue Forschungsansätze in Pädagogik, Didaktik und Psychologie. München: Manz

Gumbrecht, Hans-Ulrich (2003): Diesseits der Hermeneutik. Über die Produktion von Präsenz. Frankfurt am Main: edition suhrkamp

Huber, Hans Dieter (2004): Bild Beobachter Milieu. Entwurf einer allgemeinen Bildwissenschaft. Ostfildern-Ruit: HatjeCantz Verlag

Huber, Hans Dieter (2005): Systemische Bildwissenschaft. In: Sachs-Hombach, Klaus (Hg.): Bildwissenschaft zwischen Reflexion und Anwendung. Köln: Herbert van Halem Verlag. S. 155–162

Huber, Hans Dieter (2007): Kunst als soziale Konstruktion. München: Wilhelm Fink Verlag

Huber, Hans Dieter (2008): Das Bild als System. In: kritische berichte. Zeitschrift für Kunst- und Kulturwissenschaften, Jg. 36, Heft 4/2008. S. 28-31

Luhmann, Niklas (1990): Weltkunst. In: Luhmann, Niklas/ Bunsen, Frederick D./ Baecker, Dirk: Unbeobachtbare Welt. Über Kunst und Architektur. Bielefeld. S. 7–45

Luhmann, Niklas (1995): Die Kunst der Gesellschaft. Frankfurt am Main: Suhrkamp

Schulze, Gerhard (1992): Die Erlebnis-Gesellschaft. Kultursoziologie der Gegenwart. 8. Auflage 2000. Frankfurt am Main, New York: Campus-Verlag

Spencer Brown, George (1997): Laws of Form. Gesetze der Form. Übersetzung Thomas Wolf. Lübeck: Bohmeier Verlag

Strauß, B. (Hrsg.).(1998). Zuschauer. Göttingen: Hogrefe

Autorinnen und Autoren

Ulf Aminde ist Künstler. In seiner Arbeit verbindet er Elemente aus Theater, Performance, Bildender Kunst und Film. Studium der Bildenden Kunst an der Universität der Künste Berlin, 2004 Meisterschüler bei Lothar Baumgarten. Diverse Gruppen-/Einzelausstellungen und Produktionen, darunter: Macht Geschichte! X Wohnungen, 16. Internationale Schillertage, Nationaltheater Mannheim, 2011; the hidden chapters of my lost insistence (mit Daniel Knorr), Kunstverein Arnsberg, 2010; Wenn ich Musik hören will, mache ich das Fenster auf, Folkwang Museum Essen, 2010; Sehstück, Volksbühne Berlin, 2009; Strasse ist Strasse und keine Konzeptkunst, GAK Bremen, 2007.

Till Baumann ist Theatermacher und Dipl.-Pädagoge; Workshops, Theaterprojekte und Fortbildungen zu emanzipatorischer Theaterpraxis in Europa und Lateinamerika; Lehraufträge an der FU Berlin und HS Merseburg; Theaterprojekte in JVAs in Berlin, Halle/Saale und Buenos Aires. Er forschte und lernte an Augusto Boals Zentrum des Theaters der Unterdrückten (CTO-Rio). Gemeinsam mit Ilse Schimpf-Herken ist er aktiv am Paulo Freire Institut Berlin. Weitere Informationen: www.tillbaumann.de

Wolfgang Eirund, Dr. med., ist Facharzt für Psychiatrie und Psychotherapie, Chefarzt der Abteilung Psychosomatische Medizin und Psychotherapie an der Rheingau-Taunus-Klinik Bad Schwalbach. Berufliche Schwerpunkte: Psychotherapie in Lebenskrisen; Therapie bei Persönlichkeitsstörungen und Suchterkrankungen. Interessengebiete: Synopsis natur- und geisteswissenschaftlicher Aspekte in psychiatrischen und psychotherapeutischen Berufsfeldern.

Hans-Dieter Huber, Prof. Dr., ist seit 1999 Professor für Kunstgeschichte der Gegenwart, Ästhetik und Kunsttheorie an der Akademie der Bildenden Künste Stuttgart. Studium der Malerei und Grafik an der Akademie der bildenden Künste in München sowie der Kunstgeschichte, Philosophie und Psychologie. Promotion zum Thema „System und Wirkung. Interpretation und Bedeutung zeitgenössischer Kunst“. 1994 Habilitation mit der Arbeit „Paolo Veronese. Kunst als soziales System“. Seit 2006 Leiter des Master-Studiengangs „Medienkonservierung“ an der Staatlichen Akademie der Bildenden Künste Stuttgart sowie assoziierter Professor am Graduiertenkolleg „Bild, Körper, Medium“ HfG Karlsruhe. Zahlreiche Veröffentlichungen im Bereich Kunsttheorie und Mediengeschichte, darunter: „Bild, Beobachter, Milieu. Entwurf einer allgemeinen Bildwissenschaft“ (2004)

Paolo J. Knill, Prof. Dr. phil., Dr. h.c., ist Professor Emeritus der Lesley University Cambridge USA. Rektor der European Graduate School, Leuk, (Internationale Universität für interdisziplinäre Studien). Gründer der Institute für künstlerische Therapien ISIS in Europa. Neben seinem Lehr- und Supervisionspensum in Europa, Israel, Kanada und USA wirkt er auch als aufführender Künstler. Studium in Naturwissenschaften, Musikwissenschaft und Psychologie. Weiterbildungen in Musik, Tanz, Theater, Malerei und Poesie. Zahlreiche Veröffentlichungen, darunter: Lösungskunst - Lehrbuch der kunst- und ressourcenorientierten Arbeit, Göttingen 2009.

Hartmut Kraft, Dr. med., ist Facharzt für Nervenheilkunde und psychotherapeutische Medizin, seit 1984 niedergelassen als Psychoanalytiker in Köln-Lövenich. Seit 1999 Lehranalytiker DPG und DGPT. Studium der Medizin in Köln und Göttingen (1968–1974), 1975 dort Promotion. Zahlreiche Publikationen im Grenzbereich von Medizin, Psychoanalyse, Kunst und Ethnologie.

Annika Niemann, ist Kunstvermittlerin und Kuratorin; Mitarbeiterin am Institut für Kunsttherapie und Forschung der Fachhochschule Ottersberg. Studium der Kunsttherapie/-pädagogik an der Fachhochschule Ottersberg sowie der Kunstgeschichte, Politik und Lateinamerikanistik an der FU Berlin. Seit 2004 Leitung der Kunstvermittlung der ifa-Galerie Berlin/ Institut für Auslandsbeziehungen sowie seit 2011 im Kunst-Raum des Deutschen Bundestags. Diverse kuratorische Projekte.

Peter Petersen, Prof. em. Dr. med., ist Professor für Psychiatrie und Psychotherapie, gynäkologische Psychosomatik an der Medizinischen Hochschule Hannover, Facharzt für Psychiatrie, Psychotherapie, Psychoanalyse, Träger des BVK/BRD und des estnischen Marienland Kreuzes; mehr als 500 Publikationen zu den Themen endokrinologische Psychiatrie, Psychologie der Familienplanung und des Schwangerschaftsabbruchs; Psychologie und Anthropologie Künstlerischer Therapien.

Ulrich Sachsse, Prof. Dr. med., ist wissenschaftlicher Berater des Asklepios Fachklinikum Göttingen und Honorarprofessor der Universität Kassel. Autor und Herausgeber wissenschaftlicher Bücher zu Selbstverletzendem Verhalten SVV, Traumazentrierter Psychotherapie und zur Borderline-Persönlichkeitsstörung. Weiterbildungsangebote in traumazentrierter Psychotherapie (DeGPT).

Ilse Schimpf-Herken ist Soziologin, Professorin und Dozentin in Berlin, Bremen, Kassel und Greifswald und Gründerin des Paulo Freire Instituts in der Internationalen Akademie an der Freien Universität Berlin. Themenschwerpunkte: Biografiearbeit, Diskursanalyse, kritische Pädagogik, Menschenrechtsarbeit, Kultur des Schweigens und Gewalt; Fortbildungen für Lehrer/innen und Vertreter/innen von Menschenrechtsorganisationen aus Chile, Peru, Kolumbien und Zentralamerika im Rahmen der staatlichen Entwicklungszusammenarbeit.

Eva Schürmann, Prof. Dr., ist seit 2009 Professorin für Kulturphilosophie und Ästhetik an der HAW Hamburg. Studium der Philosophie, Kunstgeschichte und Literaturwissenschaft an der Ruhruniversität Bochum mit Aufenthalten in Paris, Cambridge, Bologna. 1998 Promotion über James Turrell und Merleau-Ponty. 2007 Habilitation zum Thema Sehen als Praxis. 2001–2009 wissenschaftliche Mitarbeiterin am Institut für Philosophie der TU Darmstadt. Diverse Veröffentlichungen zur Philosophie der Ästhetik, darunter: Sehen als Praxis. Ethisch-ästhetische Studien zum Verhältnis von Sicht und Einsicht. Frankfurt a. M. 2008.

Peter Sinapius, Prof., Ph.D., ist seit 2003 Professor für Kunsttherapie und Malerei an der Fachhochschule Ottersberg, seit 2005 Leiter des Instituts für Kunsttherapie und Forschung der Fachhochschule Ottersberg. Studium der Malerei an der Hochschule für bildende Künste Kassel und dem San Francisco Art Institute, sowie Studium der Kunsttherapie an der Heilpädagogischen Fakultät der Universität zu Köln. Advanced Graduate Studies in Expressive Arts: Therapy, Education and Consulting/ European Graduate School (EGS). Promotion zum Thema „Ästhetik therapeutischer Beziehungen – Therapie als ästhetische Praxis".

Bernhard Waldenfels, Prof. em. Dr., ist Professor Emeritus für Philosophie an der Ruhr-Universität Bochum. Studium der Philosophie, Psychologie, klassischen Philologie und Geschichte in Bonn, Innsbruck und München, Promotion 1959 in München. Habilitation 1967 in München. Forschungsschwerpunkte: Phänomenologische Arbeit an Themen wie Leiblichkeit, Lebenswelt, Ordnung, Fremdheit, Interkulturalität, Sinne und Künste, Ethos der Sinne, Aufmerksamkeit. Zahlreiche Veröffentlichungen. Zuletzt: Sinne und Künste im Wechselspiel/ Modi ästhetischer Erfahrung. Frankfurt a. M. 2010.

Elisabeth Wellendorf ist Malerin und Psychotherapeutin; Gründerin und langjährige Leiterin des Ausbildungsinstituts für psychoanalytische Kunsttherapie in Hannover. Achtjährige Arbeit in der Psychiatrie sowie zwölfjährige Tätigkeit in der Kinderklinik der Medizinischen Hochschule Hannover im Transplantationsbereich. Heute arbeitet Elisabeth Wellendorf auf psychoanalytischem und kunsttherapeutischem Gebiet in freier Praxis. Zahlreiche Bücher zur Kunsttherapie.

Wissenschaftliche Grundlagen der Kunsttherapie

Die Publikationsreihe „Wissenschaftliche Grundlagen der Kunsttherapie" ist ein Forum für den wissenschaftlichen Dialog über zentrale Themen und Begriffe der therapeutischen Praxis mit dem Ziel einer den vielfältigen kunsttherapeutischen Ansätzen und den damit verbundenen heterogenen Begriffsbildungen übergeordneten Theoriebildung.

Die einzelnen Bände der Publikationsreihe sind jeweils auf einen thematischen Schwerpunkt ausgerichtet. Mit der Zusammenführung von Sichtweisen und Konzepten aus der Kunsttherapie und ihren Bezugswissenschaften sollen die einzelnen Bände dazu beitragen für das mehrdimensionale und komplexe Geschehen in der Kunsttherapie eigene, fachspezifische Darstellungsformen und Begründungen zu entwickeln und dafür eine gemeinsame Sprache zu finden.

Wissenschaftliche Grundlagen der Kunsttherapie

Herausgegeben von Peter Sinapius, Marion Wendlandt-Baumeister und Harald Gruber

Band 1 Peter Sinapius / Michael Ganß (Hrsg.): Grundlagen, Modelle und Beispiele kunsttherapeutischer Dokumentation. 2007.

Band 2 Michael Ganß / Peter Sinapius / Peer de Smit (Hrsg.): *Ich seh dich so gern sprechen.* Sprache im Bezugsfeld von Praxis und Dokumentation künstlerischer Therapien. 2008.

Band 3 Peter Sinapius / Marion Wendlandt-Baumeister / Annika Niemann / Ralf Bolle (Hrsg.): Bildtheorie und Bildpraxis in der Kunsttherapie. 2010.

Band 4 Peter Sinapius / Annika Niemann (Hrsg.): Das Dritte in Kunst und Therapie. 2011.

www.peterlang.de

FSC
www.fsc.org
MIX
Papier | Fördert gute Waldnutzung
FSC® C083411

Kolibri 360 GmbH
Ferdinand-Jühlke-Straße 7
99095 Erfurt, Deutschland
produktsicherheit@kolibri360.de